Prematuridade

Desenvolvimento Neurológico e Motor
Avaliação e Tratamento

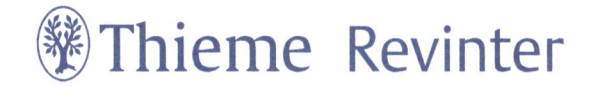

Thieme Revinter

Prematuridade

Desenvolvimento Neurológico e Motor
Avaliação e Tratamento

Segunda Edição

Maria do Céu Pereira Gonçalves

Doutora em Clínica Médica em Pediatria pela Universidade Federal do Rio de Janeiro (UFRJ)
Mestre em Ciência da Motricidade Humana pela Universidade Castelo Branco (UCB)
Graduação em Fisioterapia pela Universidade Católica de Petrópolis (UCP)
Especialização em Fisioterapia Neurofuncional pelo Conselho Federal de Fisioterapia e Terapia Ocupacional (COFFITO)
Especialização em Técnicas Osteopáticas Kinésicas pela HDL – Serviços Médicos e Consultoria
Especialização em Psicomotricidade – Educação e Reabilitação Psicomotora pelo Instituto Brasileiro de Medicina de Reabilitação (IBMR), RJ
Especialização em *Neurodevelopmental Treatment*
Instrutora do Conceito Bobath, *The Bobath Center*, BOBATH – Inglaterra
Aperfeiçoamento em Baby Course – CRN, Brasil

Thieme
Rio de Janeiro • Stuttgart • New York • Delhi

Dados Internacionais de Catalogação na Publicação (CIP)
(eDOC BRASIL, Belo Horizonte/MG)

G635p
   Gonçalves, Maria do Céu Pereira
   Prematuridade: desenvolvimento neurológico e motor: avaliação e tratamento/ Maria do Céu Pereira Gonçalves. – 2.ed. – Rio de Janeiro, RJ: Thieme Revinter, 2023.

   16 x 23 cm
   Inclui bibliografia.
   ISBN   978-65-5572-190-4
   eISBN 978-65-5572-191-1

   1. Prematuros – Desenvolvimento. 2. Capacidade motora em lactentes. 3. Neurologia pediátrica. I. Título.

                       CDD: 618.92011

Elaborado por Maurício Amormino Júnior –
CRB6/2422

Contato com a autora:
neuroceu23@gmail.com

© 2023 Thieme. All rights reserved.

Thieme Revinter Publicações Ltda.
Rua do Matoso, 170
Rio de Janeiro, RJ
CEP 20270-135, Brasil
http://www.ThiemeRevinter.com.br

Thieme USA
http://www.thieme.com

Design de Capa: © Thieme
Ilustrações: Ivana Tereza Sardaux Peres Castanhola Gurgel (Capítulos: 2, 3, 6 e 8) e Fernanda Gonçalves Abrantes (Capítulo 4)

Impresso no Brasil por Forma Certa Gráfica Digital Ltda.
5 4 3 2 1
ISBN 978-65-5572-190-4

Também disponível como eBook:
eISBN 978-65-5572-191-1

Nota: O conhecimento médico está em constante evolução. À medida que a pesquisa e a experiência clínica ampliam o nosso saber, pode ser necessário alterar os métodos de tratamento e medicação. Os autores e editores deste material consultaram fontes tidas como confiáveis, a fim de fornecer informações completas e de acordo com os padrões aceitos no momento da publicação. No entanto, em vista da possibilidade de erro humano por parte dos autores, dos editores ou da casa editorial que traz à luz este trabalho, ou ainda de alterações no conhecimento médico durante o processo de produção deste livro, nem os autores, nem os editores, nem a casa editorial, nem qualquer outra parte que se tenha envolvido na elaboração deste material garantem que as informações aqui contidas sejam totalmente precisas ou completas; tampouco se responsabilizam por quaisquer erros ou omissões ou pelos resultados obtidos em consequência do uso de tais informações. É aconselhável que os leitores confirmem em outras fontes as informações aqui contidas. Sugere-se, por exemplo, que verifiquem a bula de cada medicamento que pretendam administrar, a fim de certificar-se de que as informações contidas nesta publicação são precisas e de que não houve mudanças na dose recomendada ou nas contraindicações. Esta recomendação é especialmente importante no caso de medicamentos novos ou pouco utilizados. Alguns dos nomes de produtos, patentes e design a que nos referimos neste livro são, na verdade, marcas registradas ou nomes protegidos pela legislação referente à propriedade intelectual, ainda que nem sempre o texto faça menção específica a esse fato. Portanto, a ocorrência de um nome sem a designação de sua propriedade não deve ser interpretada como uma indicação, por parte da editora, de que ele se encontra em domínio público.

Todos os direitos reservados. Nenhuma parte desta publicação poderá ser reproduzida ou transmitida por nenhum meio, impresso, eletrônico ou mecânico, incluindo fotocópia, gravação ou qualquer outro tipo de sistema de armazenamento e transmissão de informação, sem prévia autorização por escrito.

DEDICATÓRIA

Aos meus queridos pais, Alípio e Fernanda, por terem iluminado minha vida com amor, carinho, dedicação, determinação, responsabilidade, ética e honestidade.

À minha amada filha, Fernanda, que soube compreender meus inúmeros fins de semana confinada nos estudos, e que muito me ensina, no dia a dia, na arte de viver.

A meu marido, Sergio, que sempre se mostrou disponível, compreensivo e carinhoso durante esta trajetória cujo percurso é muito solitário.

Aos meus queridos irmãos, Helena, Jose e Antonio; aos amigos do trabalho, que compartilharam comigo deste momento, ajudando-me em todas as horas que necessitei.

Maria do Céu Pereira Gonçalves

AGRADECIMENTOS

A Deus, por me conceder o dom da vida e a não aceitação das "coisas" incorretas, a sensibilidade de perceber a angústia de quem é prisioneiro do próprio corpo, a motivação e o desejo de ser instrumento de auxílio na libertação das amarras da vida.

Ao meu orientador do Mestrado, Professor Dr. Vernon Furtado da Silva, por sua sabedoria de como encaminhar a pesquisa científica sempre nos liames do rigorismo, sem perder a paixão movedora do entusiasmo necessária à continuidade da pesquisa.

Aos bebês, tão singelos, tão frágeis, e ao mesmo tempo tão fortes, que têm que lutar para nascerem vivos e vivos se manterem. A eles, minha eterna gratidão por me permitirem em seus corpos tocar, e sua motricidade modificar, através da plena e total entrega.

Aos bebês, aos quais não fui capaz de desamarrar-lhes os nós em que continuaram presos, minhas desculpas!

A todas as mães que incansavelmente não se deixaram vencer pelas dificuldades da vida, dos dias chuvosos, dos dias frios que assolam o inverno de Petrópolis. A essas mães que confiaram seus pequenos tesouros à minha responsabilidade, que seguiram todas as orientações e que, também, dividiram comigo a angústia da incerteza e da dor.

Muito obrigada!

A todas as equipes intermultitransdisciplinares nas quais estive engajada para a realização deste precioso estudo.

Ao Hospital Municipal Alcides Carneiro, em particular a todos os amigos da UTI neonatal que, além de me receberem de braços abertos, também tiravam as pedras que surgiam durante essa minha estada na UTIN.

Ao Centro de Saúde Coletiva de Petrópolis, aos diretores, coordenadores, fisioterapeutas, e a meus queridos estagiários que, sempre, em todos os momentos, viabilizaram a realização deste estudo.

A todos os pacientes da Clínica Neuroceu, que não estavam tão envolvidos nesta pesquisa, mas colaboraram mostrando paciência nas trocas súbitas dos horários de atendimento.

A todos que, através de qualquer colaboração e oportunidades oferecidas, me permitiram crescer.

Meus sinceros agradecimentos ao amigo José Antonio Nunes, que conheci ao longo da trajetória para a efetivação desta obra. José Antonio fez a revisão ortográfica da obra e quando concluiu foi pego pelas novas normas da ortografia, o que, de prontidão, o levou a revisar toda obra; e José Antonio o fez com o maior carinho, dedicação e senso de responsabilidade.

A você, pequena Ester, por quem tudo começou...
"A vida nos é dada para que realizemos grandes ações".

Maria do Céu Pereira Gonçalves

PREFÁCIO DA PRIMEIRA EDIÇÃO

A Dra. Maria do Céu Pereira Gonçalves Abrantes, fisioterapeuta de renome na cidade de Petrópolis, no Estado do Rio de Janeiro, honrou-me com o convite para apresentar sua obra "Prematuridade: desenvolvimento neurológico e motor, avaliação e tratamento". As breves palavras que aqui colocarei são por demais singelas diante da qualidade do trabalho.

O leitor que não conheça a autora, por certo confirmará que este livro, por sua abrangência e profundidade, traz importantes contribuições científicas e técnicas para a prática da fisioterapia neurológica na população de prematuros. Aqueles, contudo, que a conheçam e ao seu trabalho, poderão identificar, além deste aspecto material, aqui impressos, em letras e palavras que os olhos não leem, sua trajetória de esforço, curiosidade científica, amor pelos seus pequeninos pacientes e familiares, a verve de educadora, enfim, a paixão que a move e se consubstancia neste primoroso volume.

Os avanços das últimas três décadas nos cuidados neonatais se, por um lado, permitiram o aumento da sobrevida de prematuros extremos, por outro apontaram para a necessidade de nos debruçarmos para uma atenção não só às necessidades imediatas de vida, mas também posteriores quanto ao saudável desenvolvimento neuropsicomotor. Se o sistema nervoso central de uma criança guarda peculiaridades desenvolvimentais que o distingue de um adulto, o que diremos do prematuro, em especial o que sofreu agravos perinatais. O desafio, ao analisarmos a expressão clínica de um sistema ainda imaturo, em termos de mielinização, sinapses e neuroquímica, é de compreender os padrões normais de comportamento e atividade sensoriomotora e a expressão precoce de agravos, a fim de intervir e contribuir para a restituição do desenvolvimento saudável e, quando não possível, diminuir os déficits e melhorar a qualidade de vida.

Todos estes aspectos são atendidos pela obra, que discorre em leitura fácil e didática, sobre as bases teóricas do desenvolvimento e da intervenção terapêutica.

Primeiramente são apresentadas reflexões sobre a base de intervenção fisioterapêutica, ou seja, a capacidade plástica do sistema nervoso que, na interface da genética e da influência do ambiente, possibilita que a intervenção precoce do especialista contribua de forma positiva para a reestruturação de vias neurais.

Em seguida, a autora apresenta o desenvolvimento sensoriomotor saudável e, mais à frente as suas particularidades no prematuro e a identificação de aspectos anormais, com priorização da identificação de sinais precoces. Neste sentido, a metodologia traz contribuição importante, pois prevê uma otimização de encaminhamentos de reabilitação, fora da ótica convencional de acompanhamento de marcos gerais do desenvolvimento em que escapam sutilezas. Passa-se também pela descrição das principais doenças do prematuro que contribuem negativamente com agravos ao desenvolvimento neuromotor.

Por fim, a autora descreve, de forma profunda, uma proposta de intervenção sensoriomotora precoce, objeto de seus antigos estudos que se desdobraram em sua dissertação de Mestrado e agora também no Doutorado.

Em resumo, a obra terá grande utilidade para diversos profissionais que lidam com os cuidados ao prematuro em risco. De maior utilidade para fisioterapeutas, mas não só para eles (também fonoaudiólogos, terapeutas ocupacionais, enfermeiros e médicos). Maria do Céu brinda-nos com um material que terá como principal fruto mais qualidade no atendimento aos pequeninos que, chegando mais cedo ao mundo, necessitam de nossos cuidados para alcançarem qualidade de desenvolvimento.

Heber de Souza Maia Filho
Neuropediatra
Professor Adjunto da Universidade Federal Fluminense
Pesquisador do Programa de Pós-Graduação em Neurologia
e Neurociências da UFF e Unidade de Pesquisa Clínica

PREFÁCIO DA SEGUNDA EDIÇÃO

Em seu processo evolutivo, a Neurociência trilhou caminho árduo e milenar. Dos entendimentos intuitivos dos primórdios, passando por estudos muitas vezes dúbios, essa disciplina por fim efetivou-se como verdadeira Ciência. Ouso afirmar que é ainda por pequena fresta que temos o vislumbre da imensa complexidade do SNC (Sistema Nervoso Central).

Lidando com grandes dificuldades, os primeiros estudiosos cultivaram uma compreensão primária. Por largo período subsistiu o entendimento de que um ser humano, embora pequenino, gerado no útero materno, já vinha ao mundo com todos os seus órgãos e sistemas formados. A suposição era de que, com o passar do tempo, tais órgãos simplesmente se desenvolviam em tamanho e aprimoramento de funções já dadas.

Mas a evolução do conhecimento mostrou o contrário disso. O SNC, ao nascimento de um ser humano, chega à vida extrauterina sem plenitude de funções. No decorrer de meses e anos, em paralelo ao crescimento, seguia-se um aprimoramento que capacitava o corpo do novo ser à plena funcionalidade.

Devemos ao grande Galeno, precursor e pai da difusão do conhecimento médico, as primeiras noções sobre o funcionamento do corpo humano. Seu nome é justamente honrado e seu trabalho, respeitado e ensinado por muito mais de mil anos. Mas o fato é que os métodos de investigação de uma época mais de dois mil anos no passado, cheia de precariedades, pouco trouxeram de efetivo ao desenvolvimento específico da Neurociência.

Por isso, necessário foi à ciência percorrer muitos caminhos. Vários desbravadores, por métodos inovadores e pelas formas mais inusitadas, foram esquadrinhando cada centímetro do cérebro. Seu funcionamento foi verificado, suas funções, detalhadas, aferiu-se sua capacidade de regeneração e readaptação, para o suprimento de funções perdidas ou não desenvolvidas.

Entretanto, somente em meados do século XX, um importante segmento de tais estudos teve o início de sua compreensão. São as lesões neonatais e perinatais complexas, decorrentes das mais diversas causas. Delas decorrem danos cerebrais com consequências graves por vezes irreversíveis. As primeiras tentativas de tratamento trouxeram resultados ainda precários e pobre sobrevida.

Já nos últimos 40 anos, a notável evolução do conhecimento médico, e o avanço magnífico da tecnologia aplicada ao diagnóstico e tratamento, permitiram animadores resultados. A sobrevivência de crianças prematuras e de extrema prematuridade. Crianças com vinte e poucas semanas de gestação, antes fadadas à inviabilidade, passaram a ter uma possibilidade de vida e sobrevivência prolongada. De todo modo, ainda com prejuízos à sua qualidade de vida e baixas possibilidades de melhoria de seu desenvolvimento ou independência.

Com esse avanço, tornou-se mais agudo o desafio de tratar e proporcionar a melhor evolução neurológica possível e desejada às crianças portadoras de lesões neurológicas complexas. Notadamente porque tais lesões se tornaram mais acentuadas e frequentes em prematuros – ainda em fase inicial da formação de seu SNC.

Na resposta a esse grande desafio, muitos se dedicaram ao estudo, pesquisa, e tratamento dessas lesões. E uma das mais destacadas militantes nessa disciplina é, sem dúvida, a Professora Maria do Céu Pereira Gonçalves. Graduada em Fisioterapia pela Universidade Católica de Petrópolis, possui Mestrado em Ciência da Motricidade Humana pela Universidade Castelo Branco, e Doutorado em Clínica Médica pela UFRJ. Tais qualificações a tornaram uma pesquisadora relevante, com contribuições as mais marcantes.

Este livro alia vasto conhecimento acadêmico à vivência de anos de trabalho, observação e pesquisa. Ao mesmo tempo, resgata técnicas pioneiras dos tratamentos iniciais, e traz observações e avaliações inovadoras. Isso permite não só uma abordagem diferenciada, como propostas terapêuticas com otimização da eficácia.

É certo que esta obra se tornará grande fonte de pesquisa e instrumento de aprimoramento didático para alunos e professores que se dedicam a essa difícil missão. Proporcionar uma nova perspectiva na vida de crianças que venham a sofrer as dificuldades da prematuridade, oferecendo alento e esperança a seus familiares. Minorar sofrimentos é o objetivo da ciência médica. E também deste livro. Não há missão mais nobre.

Dinizar de Araújo Filho
Médico Neurocirurgião e Neurologista
Diretor da Clínica Neurocenter – Petrópolis, RJ
Ex-Presidente da Sociedade Médica de Petrópolis
Ex-Neurocirurgião S.S. Estado do Rio de Janeiro

APRESENTAÇÃO

Foi um presente o pedido de Maria do Céu para que eu a apresentasse aos leitores. Conheço-a de perto, não há muitos anos, mas intensamente.

Maria do Céu Pereira Gonçalves é fisioterapeuta em Petrópolis, cidade onde moramos. Seu trabalho, centrado principalmente na avaliação e no tratamento das disfunções sensório-motoras, com foco na prematuridade, é conhecido, reconhecido, admirado muito além da Serra.

Entre 1998 e 2010, o atendimento diário a seus pacientes foi complementado por um estudo clínico feito no Hospital Alcides Carneiro e no Centro de Saúde, ambos em Petrópolis, introduzindo o método ISME (Efeitos do Programa de Intervenção Sensório-Motor na Reabilitação Motora de Prematuros Recém-Nascidos com Disfunção Neuromotora). A descrição deste trabalho e avaliação dos resultados obtidos neste período resultaram em sua dissertação de mestrado que, aprovada com louvor, e com indicação de publicação, é a origem desta obra.

Seu senso de responsabilidade e seriedade levou, de certa forma, ao atraso do envio desta para publicação, porque Maria do Céu quis agregar informações que não foram resultados da dissertação, mas que, segundo ela, são fundamentais para a contribuição na assistência fisioterapêutica adequada ao prematuro, visto que foi a precursora da assistência motora dentro da unidade de terapia intensiva neonatal, quis então adicionar dois instrumentos: o de avaliação e o de tratamento, que o fez após a publicação dos dois em artigos científicos e aprovados como tema livre em congresso internacional.

Creio que a tarefa de escrever um livro é um empreendimento complexo, um processo criativo num caminho exigente de conhecimento, dedicação, seriedade e entrega. Maria do Céu trilha essa estrada há muito tempo e esta publicação é, ao mesmo tempo, um reconhecimento da importância de sua capacitação profissional e competência científica, e um preciosíssimo guia para os profissionais de saúde.

Teresinha Perez
Psicóloga – Psicoterapeuta

DEFINIÇÃO DE TERMOS

Aprendizagem motora – são mudanças internas do indivíduo ocorridas no comportamento motor em relação a um nível anteriormente apresentado e motivado por mudanças de processos e de estruturas orgânicas, decorrentes da prática e/ou experiência motora (Silva V, 2001).

Astasia – é uma reação primitiva que se manifesta no 3º/4º mês de vida do bebê. Caracteriza-se pelo não suporte de peso corporal nos membros inferiores quando se coloca o bebê de pé, mantido pelo tórax logo abaixo das axilas (apostila do curso Bobath, 1983).

Capacidade – desenvolvimento e manutenção das habilidades ao longo da vida (ABRz, 2002).

Ciência da Motricidade Humana – é a área do saber que estuda as múltiplas possibilidades intencionais de interpretação do Ser do Homem, e de suas condutas e comportamentos motores, no âmbito da fenomenologia existencial transubjetiva e da filosofia dos valores, ou seja, a partir da complexidade cultural de uma vida existencial inserida em um contexto de circunstância, de facticidade, e de corporeidade de um "ser humano", do "ente" (do Ser do Homem), em permanente estado de necessidades oriundas de carências, privações ou vacuidades de natureza física/biológica, psicológica/emocional, moral/humana, sócio-histórica e transcendente/cósmica. Tais possibilidades de interpretação são operacionalizadas de forma multidisciplinar, interdisciplinar e transdisciplinar, através dos mecanismos cognoscitivos da pré-compreensão, da compreensão axiológica, da compreensão fenomenológica, da explicação fenomênica e da ordenação axiológica (Beresford H, 2002).

Conceito de risco – perigo ou exposição ao perigo. Implica um aumento da probabilidade de consequências adversas pela presença de algumas características ou fatores. Em escala de avaliação de risco perinatal, o termo risco geralmente é usado para caracterizar tantos fatores ambientais quanto pessoais ou individuais, que podem contribuir para problemas de saúde (Blackburn S, 1986).

Cognição – toda esfera de funcionamento psicológico, intelectivo, que implica uma ação, um comportamento. É a habilidade de sentir, pensar, perceber, lembrar, raciocinar, formar estruturas complexas a respeito do meio ambiente, e a capacidade de produzir respostas aos estímulos externos (ABRz, 2002).

Cuidador – pessoa que se dedica à tarefa de cuidar, seja familiar, voluntária ou não, que assume esta atividade, ou pessoa contratada para esse fim (ABRz, 2002).

Dependência – incapacidade de a pessoa funcionar satisfatoriamente sem ajuda, quer devido a limitações físico-funcionais, quer devido a limitações cognitivas, quer à combinação entre elas (ABRz, 2002).

Diagnóstico – identificação ou determinação da natureza ou da causa de uma doença, através da utilização de meios científicos competentes (raciocínio clínico e exames complementares) (ABRz, 2002).

Diplegia – quadro motor manifestado nas lesões encefálicas, decorrentes da síndrome hipóxico-isquêmica, caracterizando-se pela falta de controle motor, principalmente nos membros inferiores (Bobath B. & Bobath K, 1975),

Estresse – conjunto de reações do organismo em resposta às agressões de ordem física, emocional, social, econômica etc., capazes de afetar o equilíbrio físico e emocional do indivíduo (ABRz, 2002).

Hemiplegia – quadro motor manifestado nas lesões encefálicas, decorrentes da síndrome hipóxico-isquêmica, caracterizando-se pela falta de controle motor em um dos dimídios corporais (Bobath B & Bobath K, 1975).

Hipoxemia isquêmica – redução de oxigênio com diminuição ou supressão do fluxo sanguíneo arterial em determinada região do cérebro (Wajnsteijn, 1999).

Hipóxia perinatal – também conhecida como síndrome hipóxico-isquêmica perinatal, que pode ocorrer *in utero* e ser detectada no feto após o nascimento, pelo índice de Apgar, no 1º e 5º minutos de vida, ou minutos subsequentes.

ISME – Intervenção Sensório-Motora Essencial (Gonçalves Céu, 1999).

Idade gestacional – considerada pela informação com relação à data da menstruação, porém, confirmada com a avaliação do RN pelo método de Ballard.

Kickings – movimentos de flexoextensão dos membros inferiores realizados pelos bebês aproximadamente até o 5º mês de vida, podendo ocorrer de forma simétrica ou assimétrica (apostila do curso Bobath, 1983).

Maturação ou maturidade neurológica – a maturação neurológica normal é um estado pleno de aperfeiçoamento de neurônios e células gliais, que depende do processo de neurodesenvolvimento fetal, incluindo o embrionário, em que ocorre grande desdobramento, ampliação e detalhamento do sistema nervoso (Melo-Araújo, 2001).

Memória – capacidade de conservar e experimentar, de novo, estados de consciência do passado; capacidade de armazenar informações e aprendizado para uso posterior (quando solicitados) (ABRz, 2002).

Motivação – força que ativa nosso comportamento a alcançar determinado objetivo que satisfaça uma necessidade ou desejo (ABRz,2002).

Movimentos espontâneos – são movimentos impulsivos que não são nem reflexógenos nem irritativos. Normalmente são descoordenados e provocados por descargas automáticas (Fonseca, 1988).

Movimentos estereotipados – são comportamentos de movimentos executados sempre dentro de um mesmo padrão (apostila do curso Bobath, 1983).

Motricidade – são "processos adaptativos, evolutivos e criativos de um ser práxico, carente dos outros, do mundo e da transcendência". É resultante da intencionalidade operante e, segundo M. Merleau-Ponty, o físico, o biológico, e o antropossociológico estão nela, como a dialética numa totalidade. Como ser carente, o homem é um ser práxico, e onde, por isso, a motricidade se afirma na intencionalidade eletiva. A motricidade está antes da motilidade, porque tem a ver com os aspectos psicológico, organizativo, subjetivo do movimento. A motricidade é virtual, e a motilidade, o atual de todo o movimento. Afinal, a motilidade é a expressão da motricidade (Cunha, 1994).

Propriocepção – indica o sentido de posição e movimento do corpo e de suas partes corporais, assim como as forças e as pressões no corpo, ou em suas partes. Os proprioceptores são receptores que se localizam mais profundamente no corpo humano, situando-se nos músculos, tendões, ligamentos e cápsulas articulares. Os impulsos nervosos originados nesses receptores (impulsos nervosos proprioceptivos) podem ser conscientes e inconscientes. Esses últimos não despertam nenhuma sensação, sendo utilizados pelo SNC para regular a atividade muscular através do reflexo miotático, ou dos vários centros envolvidos na atividade motora, em especial o cerebelo. Os impulsos proprioceptivos conscientes atingem o córtex cerebral e permitem a um indivíduo, mesmo de olhos fechados, ter percepção de seu corpo e de suas partes, bem como da atividade muscular e do movimento das articulações. São, pois, responsáveis pelo sentido de posição e de movimento (cinestesia). (Machado, 1998).

Quadriplegia – quadro motor manifestado nas lesões encefálicas, decorrentes da síndrome hipóxico-isquêmica, caracterizando-se pela falta de controle motor global do corpo (Bobath B & Bobath K, 1975).

SNC – sistema nervoso central.

RN – recém-nato.

RNPT – recém-nato pré-termo. Bebê nascido com menos de 36 semanas e 6 dias.

Tônus muscular – o tônus normal consiste em discreta tensão permanente do músculo normal, de maneira tal que os membros opõem ligeira resistência ao deslocamento, quando manuseados ou movimentados passivamente (Kandel & Schwartz, 1985).

SUMÁRIO

Prematuridade

Desenvolvimento Neurológico e Motor
Avaliação e Tratamento

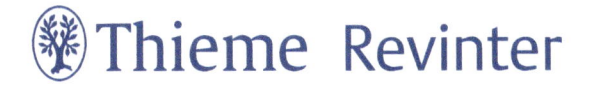

CAPÍTULO 1

INTRODUÇÃO

O cérebro é, no corpo humano, o grande gestor das ações interativas deste com o meio ambiente. Lesões ocorridas no sistema nervoso central (SNC) em qualquer época, seja intraútero, ao nascimento, ou no decorrer da vida, em qualquer uma de suas partes, produzem repercussões negativas desta interação e estão associadas, em sua maioria, ao nível da localização e da natureza da lesão ocorrida. Esse organismo neuromotor é o principal gestor de todas as funções relacionadas ao comportamento do homem, em que a motricidade é a base fundamental para que esta intercomunicação se estabeleça.

Implícito e hierarquicamente colocado, constituindo-se o alicerce da motricidade humana, está o desenvolvimento motor, objeto de necessária observação e avaliação por parte de profissionais ligados ao desenvolvimento da criança como um todo. Essa observação e avaliação requerem sistemática comparação do desenvolvimento motor com o desenvolvimento neuronal do indivíduo.

Assim sendo, em caso de lesão do SNC, devido ao quantitativo de áreas no cérebro associadas à motricidade, essa lesão quase sempre tende a interferir negativamente no desempenho motor do indivíduo. E, em bebês prematuros de risco, quase sempre interfere no seu desenvolvimento neuromotor, levando ao aparecimento de disfunções neuromotoras.

Essas disfunções instalam-se em virtude dos complexos mecanismos integrativos responsáveis pela motricidade humana, que pode ser alterada em vários níveis, corroborando, assim, para a manifestação de uma motricidade reflexa patológica, geradora de padrões de posturas e movimentos anormais. Essa anormalidade reflete-se na formação indevida da reprogramação de programas motores, em decorrência da morte neuronal causada pela lesão cerebral. A reprogramação faz-se necessária para que ocorra o movimento intencional e está associada ao desenvolvimento maturacional e ao aprendizado hábil motor das etapas do desenvolvimento. Neste caso, frente a uma lesão, ocorre a formação de programas motores influenciados pelos reflexos tônicos patológicos, o que leva ao surgimento de posturas e movimentos anormais.

A literatura afirma que os bebês que nascem prematuramente têm maior probabilidade de apresentar disfunções neuromotoras, por serem mais suscetíveis à hipoglicemia, hiperbilirrubinemia, e a sofrerem a síndrome hipóxico-isquêmica no período pré, peri ou pós-natal, devido à imaturidade do sistema nervoso central e dos órgãos vitais.

Observa-se que essa população vem aumentando gradativamente devido aos grandes avanços da alta tecnologia das Unidades de Terapia Intensiva Neonatal (UTIN), tanto em termos de aparelhos e medicamentos, quanto em melhor atuação dos profissionais da saúde, cada vez mais especializados. Esses fatores contribuíram para a diminuição do índice de mortalidade dessa população, possibilitando, assim, a preservação da vida; no entanto, aumentou também o número de bebês de alto risco que desenvolvem disfunções neuromotoras e outras comorbidades.

Girolami & Campbell[1] afirmam que aproximadamente 25% a 30% dos prematuros de alto risco desenvolvem alguma forma de distúrbios neuromotores nos primeiros meses de vida. Esse percentual vem se mantendo alto, apesar da evolução da ciência em virtude da sua complexidade de acordo com os relatórios da Organização Mundial da Saúde.

Esses distúrbios neuromotores são decorrentes do período em que o bebê prematuro permanece com baixa saturação de oxigênio no SNC, o que leva à hipóxia que, por sua vez, ocasiona a síndrome hipóxico-isquêmica, hemorragia intraventricular, hipoglicemia, ocorrendo, assim, a morte celular dos neurônios da área acometida. Quando a lesão atinge áreas do córtex motor, ou quando os núcleos da base são impregnados pela bilirrubina não conjugada, ou quando ocorre qualquer lesão no cerebelo, os lactentes apresentarão como manifestação clínica alteração do tônus muscular, persistência dos reflexos primitivos, desencadeamento dos reflexos tônicos patológicos, e desequilíbrio das forças musculares entre os padrões de flexão e de extensão, impedidos pela manifestação da falta da inibição recíproca.

O mecanismo da inibição recíproca é uma atividade controlada pelos altos centros no tronco cerebral. Este mecanismo promove a ação simultânea da contração concêntrica dos agonistas, e contração excêntrica dos antagonistas, ação reguladora do movimento que, segundo Sherrington,[2] quando integrada ao cérebro, promove a harmonia do movimento voluntário. A inibição recíproca é a base para a instalação da função motora integrativa do cérebro, compreendendo uma evolução motora que se inicia nas respostas reflexas que servem de base para as condutas voluntárias, e que, ao longo do aprendizado hábil motor, tornam-se automatizadas. Como mostra o brilhante trabalho clássico do casal Bobath, essas lesões promovem padrões motores anormais de movimento e persistência da motricidade reflexa patológica.

Essas lesões podem acometer um dos hemisférios cerebrais, ou os dois, concomitantemente, assim como, também, ocorrer um maior acometimento dos membros inferiores, designando os casos clínicos neuromotores manifestados através das hemiparesias, quadriparesias e diplegias, e estes podem vir acompanhados de distúrbios associados, como: déficit cognitivo, visual, auditivo, malformações congênitas, síndromes genéticas, epilepsia e/ou deficiência mental e outros. Estes estados, logicamente, demandam absoluta necessidade de cuidados intensivos e especiais que visem à possibilidade de uma (re)estruturação do organismo neuromotor em sua sucessão desenvolvimentista.

Vários são os autores que têm manifestado essa necessidade, reafirmando que crianças nascidas prematuramente e de baixo peso, que necessitaram de cuidados intensivos neonatais, demandam atenção especial quanto à sua evolução neuropsicomotora, em função de serem classificadas como bebês com alto risco de contraírem a síndrome hipóxico-isquêmica, dentre outras.

Geralmente, na assistência dessas necessidades, em particular na do comportamento motor, a terapia empregada está associada a programas dentro das unidades intensivas de tratamento, que são elaborados com base em estimulações sensoriais e cinestésicas, posturamento na incubadora, humanização ambiental, assistência respiratória e intervenção da fonoaudiologia.

Em 2001, propus a entrada do manuseio ativo no recém-nato pré-termo (RNPT) iniciada desde a UTIN com segmento ambulatorial, preconizando uma intervenção sensório-motora imediata, através do programa de Intervenção Sensório-Motora Essencial (ISME). Este programa apresenta resultados mais efetivos quanto à recuperação e aquisição do desenvolvimento motor de prematuros. Quando em um estudo focado na aquisição do desenvolvimento motor de prematuros portadores de disfunções neuromotoras, verificou-se que, comparativamente a outros trabalhos no formato tradicional (em relação ao início da intervenção motora, que frequentemente ocorria após o 3º/4º mês de idade corrigida). Os RNPT que receberam a intervenção imediata pelo programa ISME apresentaram padrões de normalidade em termos de aquisição das etapas neuroevolutivas, marcos motores, nos períodos propícios, como também padrões de movimento dentro da normalidade, e a não persistência das reações e dos reflexos primitivos.

Também de uma forma em geral, os programas tradicionais não determinam e não dão ênfase aos vários períodos de maturação para a instalação do desenvolvimento motor atrelados ao tempo, quanto ao início da aplicação do programa terapêutico no prematuro.

Teoricamente falando, haveria de se pensar que, em decorrência das multifases ocorridas nos períodos sensitivos propícios para o desenvolvimento motor, seria recomendável que a organização das tantas terapias direcionadas ao sistema sensório-motor, incluídas em um programa dessa natureza, obedecessem e fossem elaboradas com referência nestas fases neuroplásticas.

Levando-se em consideração os fatos recém-apresentados, essa pesquisa teve como proposta a finalidade de preencher as lacunas relativas à não precocidade da terapia motora e à não observação dos períodos sensitivos do prematuro em unidades de terapia intensiva neonatal.

Buscou-se, portanto, a referida proposta na aplicação de um programa de intervenção sensório-motor essencial, que tem como constructo lógico a teorização do desenvolvimento do comportamento da neuromaturação, que propõe que o processo de mielinização das vias medulocerebelares e medulotalâmicas inicia-se até a 28ª semana após a concepção. Tal ideia é reforçada por acréscimos trazidos pela neurociência em relação à neuroplasticidade cerebral, demonstrando a suscetível possibilidade de (re)organizações dendríticas, quando estimulada dentro dos períodos sensitivos.

Considerou-se, então, que o viés da aplicação do programa ISME desde a UTIN seria de fundamental importância, como mostram as pesquisas em neurobiologia, comprovando que a plasticidade do sistema nervoso é uma característica única em relação a todos os outros sistemas orgânicos. DeGroot[3] afirmou que "a plasticidade neural é a propriedade do sistema nervoso que permite o desenvolvimento de alterações estruturais em resposta à experiência e como adaptações a condições mutantes e a estímulos repetidos". E, sem dúvida, a "aprendizagem pode levar a alterações estruturais no cérebro", afirmaram Kendall, McGreary e Provance.[4] Portanto, de acordo com as novas experiências em sujeitos com lesões cerebrais, as redes neurais são rearrumadas e diversas possibilidades de respostas ao ambiente tornam-se, então, possíveis.

Esta lógica procede também no que tange ao organismo neuromotor, uma vez que o período mais importante para o desenvolvimento motor axial começa antes do nascimento e termina aproximadamente aos 5 anos de idade de uma criança. Já as habilidades motoras apendiculares iniciam-se logo após o nascimento, e terminam, aproximadamente, aos 9 anos de vida. São as "janelas de oportunidade", deixando claro que, quanto mais se expuser a criança a estímulos benéficos, mais ela poderá aproveitar as potencialidades do seu cérebro, segundo Gabbard, Gonçalves & Santos.[5] Elas são observáveis durante o desenvolvimento e seguem a sequência das alterações anatômicas, funcionais e organizacionais do cérebro.

Esse constante processo adaptativo do indivíduo ao meio no qual está inserido exige do organismo neuromotor alterações para dar suporte ao complexo mecanismo que abrange a motricidade humana. As janelas de oportunidade, nesse contexto, sugerem que a entrada de intervenção, rica em estímulos adequados à idade maturacional, possibilita, mais do que em outros casos, a otimização dos padrões de desenvolvimento comumente observáveis em crianças normais. Porque, como afirma o neuropediatra Harry Chugani,[6] professor da Universidade Wayne, nos Estados Unidos, "as primeiras experiências da vida são tão importantes que podem mudar por completo a maneira como as pessoas se desenvolvem".

Teoricamente, e pela lógica atrelada ao processo de desenvolvimento do ser, pode-se pensar que um programa de exercícios sensório-motores essencial, aplicado antes que o bebê tenha experimentado, aprendido e automatizado o movimento anormal, possa contribuir como elemento de base na formação de esquemas motores adequados, promovidos por novas redes neurais, provindas dos estímulos proprioceptivos capazes de formar novos caminhos para estabelecerem conexões com os centros superiores através da "Lei de Shunting", instituída por Magnus (1924). Esta (re)organização neural é pensada como podendo promover o desenvolvimento motor normal em bebês portadores de disfunções neuromotoras.

Karel & Berta Bobath,[7] em seus trabalhos, citam os experimentos de Van Uexkuell (1905), Sherrington (1913) e Magnus (1924), que, já naquele tempo, mostravam que através da periferia se pode influenciar e modificar o SNC, dependendo da situação de alongamento em que a cadeia muscular estiver, e que, através do uso dos postos-chaves de controle, facilita-se que o estímulo proprioceptivo seja conduzido através das vias medulocerebelares e medulotalâmicas aos centros processadores. Chugani[6] acrescentou ainda que "as fibras nervosas capazes de ativar o cérebro têm de ser construídas, e o são pelas exigências, pelos desafios e estímulos a que uma criança é submetida a maior parte do tempo, entre o nascimento e os 4 anos de idade".

Portanto, fez-se deste trabalho uma proposta para questões das aquisições dos padrões de postura e movimento que são necessários ao desenvolvimento motor normal em prematuros portadores de disfunções neuromotoras, estabelecendo-se, como referência, as noções teóricas sobre a neuroplasticidade do SNC em relação dialética de alta permeação com o meio ambiente.

A sugestão da aplicação de exercícios sensório-motores essenciais como proposta no programa ISME para os bebês ainda na fase de prematuridade teve como objetivo principal fornecer um instrumento de intervenção motora desde e dentro da UTIN. Após vasta revisão de literatura em 1998, percebi que, até então, não havia programa cinesioterapêutico com abordagem para as competências motoras dos prematuros implantados nas UTINs. Sendo o programa ISME, então, um programa audacioso, considerando o modelo utilizado na época como intervenção tardia, visto que a intervenção era iniciada após o terceiro/quarto mês de idade corrigida. Embora as pesquisas tivessem avançado em tecnologia e capacitação de profissionais diretamente ligados à área, entretanto, encontrava-se deficiente no que tange à recuperação das sequelas neuromotoras, encontradas em aproximadamente 30% dos bebês pré-termos de alto risco.

A presente obra consubstancia estudos pertinentes ao desenvolvimento neural do lactente, cronologia e manifestação dos reflexos e reações primitivas, etapas do desenvolvimento motor, manifestação dos reflexos tônicos patológicos, desenvolvimento motor do recém-nascido prematuro, protocolo de avaliação física neuromotora para o bebê prematuro e a termo até o terceiro mês de idade corrigida, e princípios gerais do programa de intervenção ISME.

REFERÊNCIAS BIBLIOGRÁFICAS

1. Girolami G, Campbell S. Efficacy of a neuron developmental treatment program to improve motor control in infants born prematurely. Pediatric Physical Therap. 1994;6:175-84.
2. Sherrington C. The integrative action of the nervous system. New Haven: Yale University; 1947.
3. deGroot J. Neuroanatomia. 21. ed. Rio de Janeiro: Guanabara; 1994.
4. Kendall PF, McGreary KE, Provance GP. Músculos, provas e funções. 4. ed. São Paulo: Manole; 1995.
5. Gabbard C, Santos DCC, Gonçalves VMG. Postural influences on manipulative behavior during infancy: a naturalistic observation. In: Columbus A (Ed.). Advances in psychology research. New York: Nova Science Publishers; 2005. v. 38.
6. Chugani H. O cérebro precisa de ginástica. Newsweek; 1996.
7. Bobath K. A neurophysiological basis for the treatment. London: Spastics International; 1980.

CAPÍTULO 2

REFLEXÕES SOBRE A PLASTICIDADE NEURONAL

Este trabalho foi dividido em capítulos com o objetivo de elucidar o desenvolvimento neural do sistema nervoso central (SNC), da plasticidade neuronal, da prematuridade, suas implicações no desenvolvimento motor dos bebês prematuros portadores de disfunções neuromotoras, a sequência do desenvolvimento motor normal e anormal, assim como mostrar os resultados obtidos nos vários modelos de intervenção já propostos e o resultado da Intervenção Sensório-Motora Essencial quando aplicada no período propício. Para tal, faz-se necessário promover uma revisão dos conteúdos acima abordados.

Estes temas serão descritos em tópicos, a saber: desenvolvimento neuroplástico da criança; desenvolvimento motor normal do lactente do período de RN a 18 meses; desenvolvimento motor anormal; prematuridade e padrões de postura e movimento do prematuro; programas de intervenção neurocomportamental direcionados aos prematuros de risco que necessitaram de cuidados especiais na UTIN.

DESENVOLVIMENTO NEURONAL DA CRIANÇA

O cérebro humano é o organismo que integra as informações sensoriais e direciona as respostas motoras.[1] Ele é constituído de neurônios e de células gliais. As células nervosas comandam a motricidade, as glias sustentam e nutrem os neurônios. Condição esta garantida, em parte, pela sua gênese, e fundamental para que o organismo neuromotor possa se estabelecer, permitindo, assim, o desenvolvimento das etapas neuroevolutivas que compõem a motricidade humana. Para melhor compreensão do estudo em desenvolvimento, faz-se necessária uma reflexão do processo da plasticidade neuronal desde a fecundação do óvulo até a maturação do SNC, que será feita a seguir.

PLASTICIDADE NEURONAL

Segundo Bussad,[2] "o termo plasticidade vinha sendo usado, muitas vezes, de modo vago, ficando aparentemente implícita a ideia de ajustamento às condições nas quais o indivíduo se desenvolve".

Sem dúvida essa imprecisão no uso do termo plasticidade neuronal não é mais aceitável, porque vários pesquisadores em neurociência[2-10] contribuíram para uma definição comum e operacional ao considerá-la como: "a tendência que o sistema nervoso tem de ajustar-se perante influências provindas do ambiente durante o desenvolvimento, de estabelecer ou reorganizar funções desorganizadas por condições patológicas ou experimentais" e, na interpretação ampla do termo, inclui-se a aprendizagem e a memória, que requerem do organismo mudanças internas, em resposta à prática e às experiências por ele vivenciadas e internalizadas, ocorrendo e promovendo simultaneamente o desenvolvimento do processo da maturação neurológica.

Portanto, a plasticidade neuronal refere-se a mudanças, na função ou na estrutura do sistema nervoso em nível de estrutura celular, que induzem à plasticidade comportamental, de forma que esta diz respeito a mudanças no sistema nervoso e no comportamento do indivíduo. "A plasticidade neural é a propriedade do sistema nervoso que permite o desenvolvimento de alterações estruturais em resposta à experiência, e como adaptação a condições mutantes e a estímulos repetidos".[5]

Estas pesquisas referentes à propriedade da plasticidade neuronal emergiram do estudo de casos de pacientes portadores de lesões cerebrais, tendo como base os vários relatos do famoso psicólogo Americano Roger Sperry,[11-13] que realizou diversas pesquisas em pacientes comissutorizados nos quais os hemisférios perdiam a possibilidade de se intercomunicarem, deixando claras as funções inerentes a cada um deles.

Entretanto, os estudos da plasticidade neuronal relativos à regeneração do sistema nervoso começaram a avançar somente em 1991, no exterior, e em 1994, no Brasil. Estes estudos foram facilitados pela presença de lesões cerebrais, em que os casos foram avaliados, sendo observadas, nos resultados, mudanças estruturais e funcionais do SNC.

Essas mudanças estruturais também acabaram sendo verificadas nos trabalhos de Tafner[6,7] relativos às redes neurais artificiais, que foram inspiradas em um modelo biológico para a inteligência, isto é, na forma de como o cérebro humano é organizado em sua arquitetura. Tafner observou que, como o cérebro, as redes neurais artificiais também são organizadas. Outra capacidade importante constatada nas redes é a autorregulação ou plasticidade, ou seja, através do processo de aprendizagem é possível alterar os padrões de interconexão pelas sinapses ocorridas entre os neurônios responsáveis pela reorganização funcional.

Nesse sentido, Cardoso[1] afirmou que "as alterações celulares decorrentes da aprendizagem e da memória são chamadas de plasticidade e referem-se a alterações na eficiência das sinapses que podem aumentar a transmissão de impulsos nervosos, modulando assim o comportamento".

Portanto, para um melhor entendimento do desenvolvimento dos processos da plasticidade ao longo da vida, faz-se necessário descrevê-los desde a fecundação até que o processo maturacional esteja completo. Serão, então, abordados os aspectos estruturais, funcionais e integracionais descritos por Banich[4] e Lundy-Ekman.[8]

DESENVOLVIMENTO ESTRUTURAL DO SISTEMA NERVOSO INTRAÚTERO

As influências genéticas e ambientais atuam sobre as células nervosas durante todo o processo do desenvolvimento, estimulando seu crescimento, sua migração, diferenciação e especialização, e até mesmo sua morte e poda axônica, para estruturar e organizar o SNC do adulto. Banich[4] afirmou que alguns desses processos são completados *in utero*, outros continuam durante os primeiros anos de vida.

Lundy-Ekman[8] coloca de forma clara que, logo após a fecundação do óvulo, iniciam-se os estágios decorrentes do desenvolvimento neural, durante a vida intrauterina, sendo eles: o estágio pré-embrionário, o embrionário e o fetal.

O estágio pré-embrionário, que compreende o período da fecundação até a 2ª semana gestacional, é a fase em que o óvulo se apresenta como uma célula única, começando a se subdividir à medida que passa pela trompa de Falópio, fixando-se na parede uterina. E, através das divisões celulares repetidas, forma-se uma esfera sólida de células, chamada de blastócito. A camada externa tornar-se-á a contribuição fetal da placenta, enquanto a camada interna formará o embrião. Durante a implantação do blastócito no endométrio uterino, inicia-se o processo de diferenciação celular que resulta na formação de vários tipos de tecido, nos quais se incluem: nervoso, muscular, epitelial etc. Da mesma forma, através da massa interna destas células, desenvolvem-se no disco embrionário duas camadas celulares: ectoderma e endoderma; logo depois forma-se o mesoderma.

O estágio embrionário compreende o período da 2ª semana até o término da 8ª semana gestacional. Nessa fase são formados os órgãos. O ectoderma dá origem aos órgãos sensoriais, e a epiderme origina o sistema nervoso. A formação do sistema nervoso dá-se em duas fases: na primeira o tecido que vai formar o tecido nervoso coalesce para formar o tubo neural ao longo da parte dorsal do embrião. E, quando se fecham as extremidades desse tubo, começa a segunda fase, a formação do encéfalo.

A formação do tubo neural inicia-se no 18º dia e deverá estar completa no 26º dia. Ele é formado pela placa neural, que tende a se unir na linha média no 21º dia. O tubo neural fecha-se primeiro na futura região cervical. Em seguida, a goteira fecha-se rapidamente nas direções rostral e caudal, deixando suas extremidades abertas. Por volta do 26º dia, o tubo neural diferencia-se em dois anéis: a camada do manto, parede interna, que contém corpos celulares, o que formará a substância cinzenta. A camada marginal, parede externa, que contém os prolongamentos celulares, formará a substância branca composta por axônios e células gliais.

A formação do encéfalo começa por volta do 28º dia. A futura região encefálica do tubo neural expande-se, formando três dilatações: o cérebro posterior, o médio e o anterior. Pouco depois, duas dilatações (ventrículos laterais) aparecem, dividindo o encéfalo em cinco regiões distintas.

A parte posterior do cérebro anterior permanece na linha média para formar o diencéfalo. Suas estruturas principais são: o tálamo e o hipotálamo. E a cavidade na linha média formará o terceiro ventrículo.

A parte anterior do cérebro anterior dá origem ao telencéfalo. A cavidade central estende-se para formar os ventrículos laterais. O telencéfalo formará os hemisférios cerebrais, que se expandem de forma tão extensa que envolvem o diencéfalo. Como resultado desse padrão de desenvolvimento e crescimento, certas estruturas internas, incluindo o núcleo caudado e os ventrículos laterais, assumem forma de um "C", juntamente com os hemisférios, dando origem ao corpo caloso.

O estágio fetal tem início na 8ª semana gestacional e vai até o nascimento. No começo do estágio fetal, aproximadamente por volta dos 50 dias do mesmo, o SNC já apresenta marcante distinção estrutural: cérebro, cerebelo, cérebro médio, córtex, hipotálamo e medula. Próximo ao 4º mês (aproximadamente 100 dias) as maiores divisões do córtex já se encontram definidas, sendo que o processo de desenvolvimento estrutural continua até o nascimento, quando deverá apresentar todas as circunvoluções comparadas às de um adulto.[4] Neste estágio o sistema nervoso desenvolve-se completamente. O processo da mielinização começa a partir do 4º mês fetal e a maioria das bainhas de mielina já está formada ao final do 3º ano de vida. Esse processo ocorre em diferentes velocidades em cada sistema (Fig. 2-1).[8]

Paralelamente ao desenvolvimento estrutural do SNC desenvolvem-se vários processos plásticos inerentes ao ciclo neuroplástico do desenvolvimento neuronal, que possibilitarão ao organismo interagir com o meio.

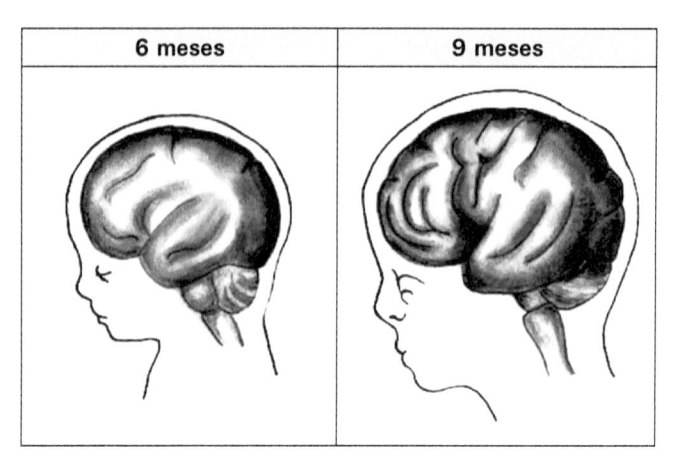

Fig. 2-1. Desenvolvimentos encefálico.

CICLO NEUROPLÁSTICO DO SISTEMA NERVOSO CENTRAL

É notório que, no curso da vida do indivíduo, o organismo neurológico promove um jeito de ser capaz de responder continuamente aos estímulos provindos do meio interno e externo. Para isso ele depende de um processo constantemente ativo e renovador, que é denominado de plasticidade, que neste contexto significa a habilidade para mudanças internas, que ocorrem em determinados períodos propícios.

Vários pesquisadores em neurociência, como Banich,[4] Cardoso,[1] Tafner,[6,7] Lundy--Ekmann,[8] Leite & Terra-Bustamante[9] e outros, mostram que, no estágio do desenvolvimento neuronal, as adaptações neurais ocorrem paralelamente ao processo maturacional do sistema nervoso, sendo resultante da interação deste com o meio, possibilitada pela carga genética. Essas adaptações caracterizam as mudanças neuroplásticas, ou seja, é a neuroplasticidade que promove a evolução funcional do SNC.

Embora possa haver divergências em relação à sequência do processo da neuroplasticidade, todos concordam que esse processo garante ao cérebro a competência para a realização das suas inúmeras funções, e nenhuma dúvida paira quanto ao fato de ser o processo migratório dos neurônios o primeiro passo do ciclo neuroplástico do SNC. Esse processo inicia-se aproximadamente na 6ª semana gestacional.[4]

Após a divisão celular, os neurônios e as glias começam a migrar para as áreas específicas. Isto se inica, normalmente, no 3º/4º mês de gestação, período de sua máxima ocorrência.[8] Estas células estão situadas dentro do canal do tubo neural, próximo ao espaço onde se formará o 4º ventrículo. Após o processo da divisão e da proliferação celular, inicia-se a migração neuronal em direção ao córtex. Este direcionamento ocorre de forma ordenada, ocupando sucessivamente as seis lâminas corticais, dependendo da sua especificidade, agrupando-se mais em uma camada e menos em outras.

Existem evidências de que a ordem de ocupação nas lâminas ocorre no sentido do tronco encefálico para a lâmina cortical mais profunda. Quando um neurônio dirige-se para o córtex, após o preenchimento dos espaços na lâmina VI, que é a mais profunda anatomicamente, disciplinarmente passará por esta lâmina, buscando espaço para residir na lâmina subsequente, a lâmina V. O processo de migração continua nesta ordem até chegarem à lâmina I, que é a mais externa.[15]

Assim sendo, ressalta-se a importância imprescindível da neurociência para melhor entendimento do desenvolvimento celular, descrevendo os processos progressivos do ciclo neuroplástico relativos à proliferação, à migração e ao crescimento das células; do crescimento e extensão dos axônios até suas áreas de especialização. Para melhor compreensão e visualização da disposição das laminas cerebrais observar as Figuras 2-2 e 2-3.

A organização laminar do córtex ocorre durante o período embrionário, quando os neurônios excitatórios filogeneticamente destinados a diferentes camadas corticais são gerados na zona ventricular e subventricular do telencéfalo dorsal, ocorrendo de forma (radial, em "ondas migratórias", onde os primeiros neurônios gerados formam uma camada denominada pré-placa. Em seguida, uma segunda onda de células divide a pré-placa em zona marginal e, mais profundamente, a subplaca. A placa cortical formar-se-á entre estas duas lâminas. As próximas ondas de neurônios migram através da zona ventricular

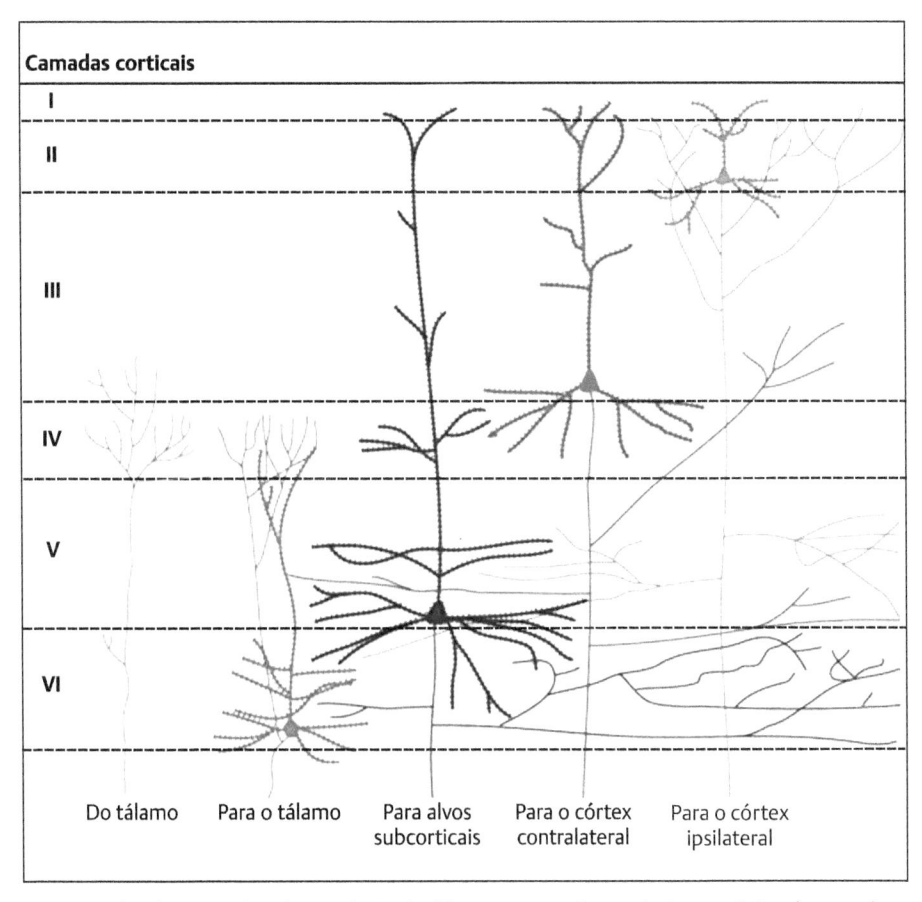

Fig. 2-2. Alvo das projeções de neurônios de diferentes camadas corticais: neurônios da camada IV se projetam majoritariamente para o tálamo, enquanto neurônios da camada VI recebem aferências do tálamo. Projeções originadas na camada V se destinam a alvos subcorticais. Neurônios supragranulares (camada II e III) são calosos, podendo projetar ipsilateral ou contralateralmente.

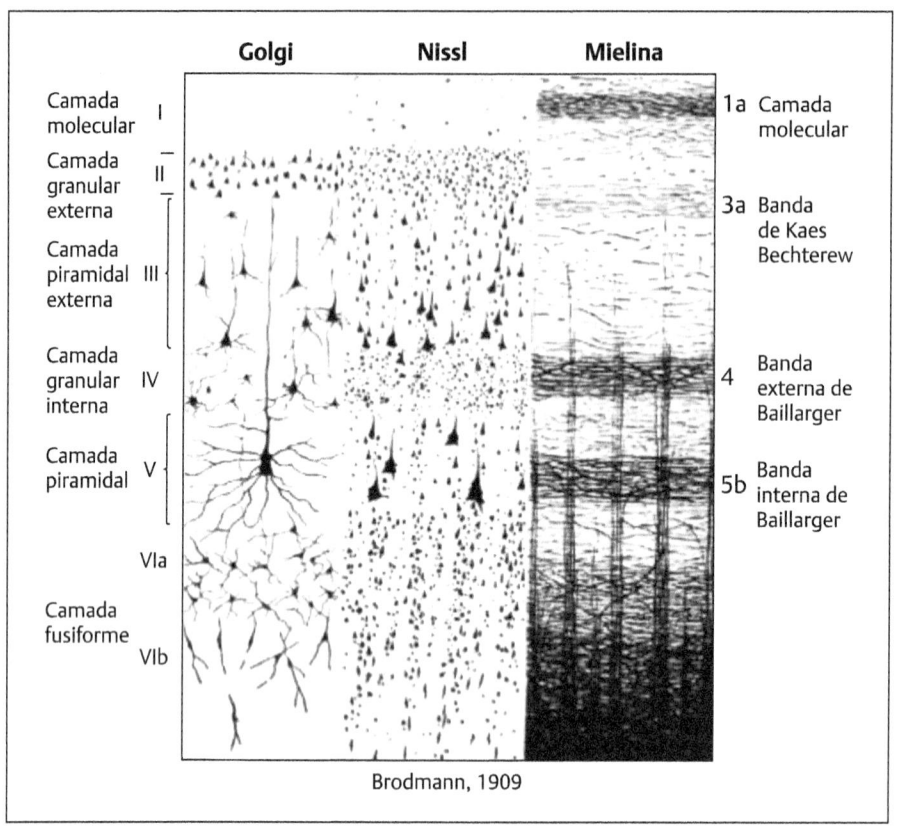

Fig. 2-3. Alvo das projeções de neurônios de diferentes camadas corticais e bandas.

da placa cortical, cruzando a placa cortical em direção à zona marginal.[17,18] Os movimentos migratórios organizados são responsáveis pela ocupação adequada dos neurônios nas lâminas corticais.[19]

Fazendo uso da razão logica é pertinente acreditar que o recém-nato prematuro, principalmente os prematuros nascidos antes de 32 semanas de idade gestacional considerados de alto risco, de fato o são, porque, qualquer interferência negativa do tipo nutricional, infecciosa, circulatória entre outras podem influenciar no processo da migração celular, dificultando ou impedindo a migração para a lâmina de sua especialidade.

O ciclo neuroplástico é, na realidade, um conjunto de mecanismos que ocorrem ao longo da vida. Eles são responsáveis pelas mudanças das etapas neuroevolutivas, pelo aprendizado hábil motor, além de possibilitar a interação do indíviduo com o meio ao longo de sua vida.

Este complexo mecanismo inicia-se com o processo da *neurogêneses*, que é a multiplicação neuronal, estágio que se inicia desde o tubo neural para formar as estruturas nervosas (são aproximadamente 100 bilhões de neurônios), e deve estar completo no 9º mês gestacional (ao nascimento). Banich[4] afirma, ainda, que após o nascimento as células nervosas não se reproduzem mais, diferentemente de outras células gliais, como os oligodendrócitos que continuam seu processo de proliferação.

As neuroglias são em maior quantidade e sua principal função é de alimentação e sustentação dos neurônios. Esta contínua plasticidade das células tem como principal objetivo dar suporte ao desenvolvimento dos neurônios, participando da mielinização dos mesmos. Esse processo é seguido pela migração neuronal, que permitirá ao sistema desempenhar papéis altamente especializados.

O processo de *migração neuronal* tornou-se assunto de imensa curiosidade nos meios científicos nos anos 1970, sendo que algumas teorizações foram formuladas no sentido de explicar o mecanismo responsável pelo efetivo cumprimento desse processo. As duas teorias mais apreciadas relativas a tal mecanismo são: a teoria das ramificações das glias radiais ou irradiação glial; e a teoria das afinidades químicas, que ocorrem pela especialização de um teor neuroquímico.

De acordo com a essência dessas duas hipóteses, os neurônios, em um momento definido geneticamente tendem a flutuar em direção ao centro do córtex. Na primeira teoria, tal direcionamento ocorre através das glias radiais, que são cordões do tecido conjuntivo formados pelas neuroglias, construindo vias ramificadas sobre as quais os neurônios trafegam em via de direção única para ocupar o espaço disponível na lâmina cerebral de sua especialização.[8] Na segunda teoria, da migração por afinidade química, o processo é determinado por uma possível atração iônica de neurônios, já residentes nas lâminas corticais de química similar, exerceriam sobre aqueles nascentes no tronco encefálico.[10]

As teorias relacionadas com a migração neuronal são de grande importância para que se entenda o processo que as células nervosas sofrem para se diferenciarem, mecanismo que ocorre à medida que elas vão ocupando diferentes lâminas.

Na realidade, acredita-se que a célula já nasce pré-especializada, porém, precisa migrar para a lâmina que integra sua função para assumir sua função específica. Este processo é denominado de diferenciação, e é através dele que o neuroblasto assume sua função quando chega à lâmina cortical respectiva. A diferenciação, como é de conhecimento, já vem definida pela gênese antes do início do movimento de migração do neuroblasto (filogêneses).

Lent[20] afirma que: "Já durante a migração, mas principalmente depois que os neurônios juvenis se estabelecem em seus locais definitivos, começa o processo da diferenciação". A diferenciação possui aspectos morfológicos, bioquímicos e funcionais. No plano morfológico, o corpo celular cresce em volume e na formação de prolongamentos dendríticos, até que a configuração de cada tipo de célula esteja estabelecida na forma adulta. No plano bioquímico, as células começam a sintetizar as moléculas que garantirão a função neuronal madura, principalmente das enzimas que participam no metabolismo dos neurotransmissores. E, no plano funcional, começam a aparecer e a amadurecer os diferentes sinais elétricos responsáveis pela geração, recepção e transmissão de informações.

Estes são os fatores responsáveis pela diferenciação e migração, ocorrendo pelas comunicações entre duas células ou mais, através da sinaptogênese. Para Lundy-Ekmann,[8] a diferenciação e o crescimento dos axônios e dendritos iniciam-se no 5º mês gestacional, indo até o início da vida adulta.

Desde o início do século XX, os neurobiólogos levantaram várias hipóteses para explicar como, durante o desenvolvimento, as conexões axônicas adquirem tão alto grau de precisão. Dentre elas, uma hipótese teve forte aceitação por ter sido sustentada por muitas evidências experimentais, transformando-se em teoria. É a teoria da quimioafinidade ou quimioespecialidade, criada nos anos 1940 pelo neurobiólogo Roger Sperry.

Essa teoria foi modificada em relação à formulação original de Sperry, mas tem hoje amplo apoio dos dados experimentais obtidos em animais de diferentes espécies, desde os invertebrados até os mamíferos. De fato, hoje, sabe-se que o axônio em crescimento realiza um percurso específico através de sinais moleculares que o orientam, até alcançar seu alvo, que também é específico. E, ao chegar à região-alvo, a região terminal do axônio em crescimento passa por um processo intenso de arborização, ou seja, ramifica-se profundamente para estabelecer suas conexões com outras células.[20]

Portanto, com exceção das células que apresentam funções predeterminadas, como, por exemplo, as responsáveis pelo mecanismo reflexo do bebê (reflexos primitivos), todas as outras células do sistema nervoso iniciam as ações de comunicação entre si, pelo processo da *sinaptogênese*, através do qual os neurônios estabelecem uma comunicação física e química entre eles; esta vai se estabelecendo gradativamente pela ativação de novas cadeias sinápticas.

A sinaptogênese ocorre em grande velocidade no primeiro ano de vida, sendo contínua durante a aprendizagem ao longo da vida, como foi proposto por Hebb, em 1949, através do exemplo da assembleia de neurônios.[4] Pelo processo de reverberação, ocorrem comunicações pré e pós-sinápticas entre eles, através da cadeia de neurônios, havendo o estabelecimento da comunicação intersensorial, o que vai, cada vez mais, potencializando as funções corticais, através da formação dos esquemas motores e dos engramas sensoriais, que são, na realidade, a verdadeira posse de conhecimento (neuronal) produtivo. É através da sinaptogênese que ocorre o aprendizado das experiências ontogenéticas por elas (as células) vivenciadas, sendo a resultante destas armazenada nos sistemas de memórias, em forma de conhecimento ou aprendizado.[10]

O processo da multiplicação sináptica é tremendamente acelerado, no primeiro ano de vida do bebê, fase de intensa curiosidade sobre as coisas do mundo, tendo ele que estabelecer uma forma de contato sem nenhum "*feedback*" de memória, ao contrário, tendo que montar um arquivo de memórias.

Assim sendo, proliferação, migração e diferenciação celular são eventos imprescindíveis no desenvolvimento neuronal do bebê e, gradativamente, estabelecem a base para o processo *continuum* da aprendizagem das atividades vivenciadas desde o nascimento. Sabe-se, também, que os neurônios não continuam a se proliferar ao longo do desenvolvimento, mas as glias continuam a se ramificar para conduzirem o impulso nervoso à área de processamento, dependendo da velocidade de condução desse impulso, que está diretamente relacionado com a mielinização dos sistemas em ativação.

A *mielinização* ocorre antes que os neurônios, com seus longos axônios, se tornem funcionais. Seus axônios devem ser inteiramente isolados por uma bainha de mielina composta de lipídios e proteínas, que são as células oligodendrócitas que formam invólucros nas células com a função de isolamento.

Esse processo começa no 4º mês de vida fetal, e a maioria das bainhas está formada por volta dos 4,5 anos de idade (90%) e os (10%) restantes concluem-se até a puberdade. Alguns autores acreditam que ela estará concluída próximo aos 20 anos de idade.[10] Segundo Lent,[20] não se pode determinar um momento preciso em que o sistema nervoso torna-se adulto, isto é, o ponto final do desenvolvimento. Mesmo porque o sistema continua a se transformar, embora mais lentamente, durante toda a vida adulta. Entretanto, considera-se que o processo da mielinização marca o estágio final de maturação ontogenética do sistema nervoso.

Durante o primeiro ano de vida, os sistemas básicos motor e sensorial são mieliniza-dos, depois o processo de mielinização tende a ocorrer durante a integração dos sistemas, como as intercomunicações das áreas corticais e subcorticais. Por exemplo, a mielinização do corpo caloso continua até depois da adolescência.[21]

Ela se faz necessária para que ocorra o desenvolvimento das funções orgânicas neurológicas. Esse processo ocorre com diferentes velocidades em cada sistema. A bainha de mielina é responsável pelo aumento da velocidade de condução do impulso nervoso, que trafega nas vias dos axônios e dendritos para a condução da informação. Para que esta informação tenha condições de adaptações e elaborações das respostas são necessárias mudanças eletrobioquímicas.

As mudanças na ativação eletrobioquímica são aspectos importantes no que tange à crescente necessidade de trabalho mental em resposta ao que o meio exige do bebê e do adulto. São muito acentuadas do nascimento aos 24 meses de idade. As mudanças elétricas mais críticas são relativas ao aumento da frequência dominante da atividade cortical. No padrão de atividade elétrica tornam-se mais cíclicas.

Durante os dois primeiros anos de vida, a atividade eletrofisiológica tende a ser de baixa frequência (ritmo delta, < 3,5 Hz), que tendem a se tornar mais altas por volta dos 5 anos de idade, apresentando ritmo alpha (8-13 Hz). Entre os 10 e 13 anos de idade esse ritmo começa a se tornar igual ao do adulto e a atividade beta (> 14 Hz) começa a ser descrita, tendendo a se manter estável ao longo da vida adulta, a menos que o organismo seja portador de alguma síndrome que altere as ondas eletroencefalográficas, como por exemplo: a presença das epilepsias.

Harmony[22] afirma que, quanto ao ciclo de atividade eletroencefalográfico da criança, ainda não foi encontrado um padrão definido, mas, de acordo com o crescimento, seu ciclo de sono e vigília tende a se desenvolver.

Pesquisas referentes às mudanças bioquímicas têm mostrado que a produção de neurotransmissores e o consumo de glicose no cérebro são maiores quando se está envolvido em qualquer processo de aprendizagem (sinaptogênese), isto é, na vivência ou na necessidade do sistema em estabelecer-se. Nessa fase as mudanças bioquímicas, tanto na produção quanto no consumo, mostram-se muito elevadas nos dois primeiros anos de vida, devido ao desenvolvimento em larga escala, tanto sensório-motor quanto perceptivo.

À medida que o bebê interage com o meio, é necessário que ocorra o aumento de sinapses, requerendo maior volume de neurotransmissores para subsidiar o processo de proliferação sináptica, sendo a glicose o principal combustível de suporte para que as mudanças estruturais do sistema nervoso possam ocorrer. Essas mudanças do metabolismo no cérebro não se fazem homogeneamente, mas ocorrem em áreas específicas, onde estão acontecendo processamentos de informações, refletindo-se na maturação da região cerebral. Por exemplo, durante o primeiro ano de vida, a maior taxa de metabolismo aparece nas estruturas subcorticais. O aumento da taxa nas regiões corticais aparece somente após o primeiro ano da vida.

O consumo de glicose geralmente também se apresenta alto durante a infância, decorrente do grande gasto energético durante as atividades físico-mentais necessárias para dar suporte às mudanças estruturais e funcionais do cérebro. A oligodendroglia precisa de energia extra para mielinizar todos os sistemas, e os neurônios precisam de energia para poder sofrer a elaboração e a podação dendrítica.

O desenvolvimento do sistema nervoso parece ser caracterizado por um processo inicial de proliferação dos neurônios e suas conexões, o que é seguido pelo processo da podação, que ocorre através de dois mecanismos: programação da morte celular ou podação dendrítica. Processo este que ocorre durante o sono através de eliminações de sinapses que foram ativadas no processo da aprendizagem, mas que não serão utilizadas novamente porque foram resultantes do ensaio de erro e acerto.

Esses mecanismos são de fundamental importância para que as mudanças evolutivas do SNC possam ocorrer. A *poda neuronal* e a *morte celular* são processos naturais que se podem chamar de defesa (organizadores) do próprio organismo. Ocorrem em determinados momentos: a) a podação axônica, quando, após uma tarefa estar aprendida, as conexões que foram executadas de forma incorreta durante as tentativas de acerto se desfazem, arquivando no sistema de memória somente as experiências que obtiveram êxito; b) a morte celular, quando a célula nervosa já cumpriu o seu papel (função). A morte celular é um processo programado filogeneticamente e ocorre em determinado período do desenvolvimento neural.

Tanto a morte celular quanto a podação axônica são processos naturais que permeiam a qualificação do organismo. Em outras palavras, segundo Huttenlocher,[23] *"tudo leva a crer que estes eventos são mecanismos através dos quais o sistema nervoso promove o seu autoequilíbrio funcional"*.

Assim sendo, descrevem-se as mudanças que ocorrem no desenvolvimento, dentro dos períodos propícios dos sistemas perceptivo, sensório e motor, decorrente das influências que o meio ambiente exerce sobre o cérebro em desenvolvimento. Para isso faz-se necessária uma breve descrição das mudanças de estágios sensitivos pela influência que o meio exerce sobre eles.

INFLUÊNCIA DO MEIO AMBIENTE SOBRE O CÉREBRO EM DESENVOLVIMENTO E OS PERÍODOS SENSITIVOS

Para que o organismo neuromotor desenvolva as habilidades de aprender, é necessário que ocorra o desenvolvimento das percepções das informações provindas do ambiente, e a neurociência já comprovou que, quanto mais rico for este meio na qualidade de estímulos exploratórios, um número maior de engramas será formado, criando-se um organismo com maiores capacidades cognitivas.[10]

O enriquecimento ambiental favorece a elaboração dendrítica e aumenta a conectividade sináptica. Banich, em 1997,[4] demonstrou como os estímulos provindos do meio podem afetar a estruturação e a organização do cérebro durante seu desenvolvimento. Esse processo de estruturação e organização foi observado em animais de laboratório que estavam expostos a ambientes ricos em exploração, sendo constatado aumento de dendritos nos neurônios e aumento de sinapses por neurônio.

Essas mudanças neuronais promovem maior número de sinapses e maior variedade de conexões, aumentando efetivamente a capacidade cognitiva do cérebro em lidar com maior demanda de estímulos vindos do meio, promovendo assim o aprendizado.

Como o aprendizado é o resultado promovido por uma mudança interna do organismo, resultante da prática exploratória promovendo um desempenho permanente (plasticidade), a aprendizagem real é neuronal e é o resultado de combinações bioquímicas produzindo modificações sinápticas.[10]

Magill[24] propõe que o aprendizado ocorre em três domínios do comportamento humano: cognitivo, motor e afetivo. O domínio cognitivo ocorre quando o organismo utiliza as informações de que dispõe, como a descoberta ou o reconhecimento de informações. O motor manifesta-se através da capacidade do organismo em manter o equilíbrio do corpo durante o movimento, ou na exploração de objetos e do meio. E o afetivo é o que possibilita ao organismo manter-se motivado e interessado para a realização da tarefa.

Então, para que a aprendizagem possa ocorrer nos três domínios fundamentais, de modo que se possa interagir com o meio em toda sua complexidade, fazem-se necessárias as mudanças dos processos sensório-perceptivos ainda nos períodos sensitivos, pois o organismo apresenta um período específico para a elaboração dendrítica, o período sensitivo, que vai do nascimento aos 12 anos.

Esses períodos permitem ao cérebro incorporar as informações emanadas do meio e retê-las num sistema de memória, porque a informação essencial precisa ser organizada no córtex e mantida. Quando esse processo se consolida durante o período sensitivo adequado, torna-se relativamente irreversível devido à organização neuronal.[4]

Vejamos, portanto, as mudanças desenvolvimentistas em processos sensório-perceptivos. Primeiramente, existe a necessidade da troca na dominância do sistema sensorial, porque o organismo, ao nascimento, apresenta os sensores proprioceptivos muito ativos, em grande prevalência, regendo, assim, sua motricidade até aproximadamente os 5 anos de idade. Quando em situação de aprendizado, utiliza, basicamente, o sistema proprioceptivo no desempenho da função, o que faz gerar um grande número de erros.

Entretanto, o processo da experimentação vai proporcionando ao organismo condições de maturação dos sistemas, promovendo assim aumento na comunicação intersensorial, esta possibilitando a interação de outros sistemas sensoriais, como, por exemplo, propriocepção, visão e audição, dando melhor desempenho à tarefa.

Esta comunicação intersensorial é fator inerente para que o organismo desenvolva um estado maturacional gradativamente evolutivo, podendo, desta forma, desenvolver aumento na capacidade de discriminação intrassensorial, o que o levará a adquirir a capacidade de filtrar os diversos estímulos sensoriais que, quando percebidos (captados) simultaneamente, podem interferir no desempenho da tarefa, não contribuindo, dessa forma, com a organização dos sistemas.[10]

Para maior clareza, vejamos o exemplo de uma criança atravessando uma rua sozinha. Primeiro, ela atravessa a rua sem se preocupar se algum carro ou bicicleta pode passar por ali, naquele momento. Até os 5 anos de idade, ela não tem maturidade para saber os perigos a que está sujeita. Quando ocorrer de algum automóvel ameaçá-la, só após os 5 anos de idade, ela passará a usar outros sistemas como olhar para os lados antes de atravessar a rua, e perceber se há algum barulho de motor de carro. Porém, só se tornará autossuficiente em relação à sua própria segurança, quando adquirir a capacidade de não se distrair enquanto desempenha essa tarefa, através da filtragem de estímulos.

Afirma-se, então, que o desenvolvimento das mudanças sensório-perceptivas promove mudanças estruturais no cérebro, e as funções são acompanhadas de mudanças das capacidades cognitivas da criança, que ocorrem durante o desempenho do desenvolvimento motor em seus vários estágios. Estes seguem uma sequência maturacional: primeiro, o bebê adquire o controle da cabeça, a seguir rola, para depois sentar, engatinhar e depois andar. A evolução destes estágios representa aumento sistemático na maturação do sistema nervoso, de acordo com as pesquisas realizadas por Herb *apud* Banich.[4]

Então, junto à aquisição do desenvolvimento motor, os bebês também adquirem maiores possibilidades de desenvolverem as habilidades cognitivas, quando as etapas neuroevolutivas ocorrem dentro dos períodos propícios. Portanto, a aquisição desses estágios é inerente e imprescindível ao desenvolvimento motor, tendo este o seu alicerce na motricidade reflexa, que emerge dos reflexos e reações primitivas presentes no primeiro ano de vida do bebê.

REFERÊNCIAS BIBLIOGRÁFICAS

1. Cardoso SH. A arquitetura externa do cérebro. Revista Cérebro e Mente. 1997. p. 1.
2. Bussad VSR. Plasticidade e esteriotipia no desenvolvimento de padrões instintivos. Psicologia USP (São Paulo) 1995;1(6):195-230.
3. Annunciato NF. O processo plástico do sistema nervoso. Rio de Janeiro: Apostila. Curso plasticidade do Sistema Nervoso; 1995.
4. Banich MT. Neuropsychology: the neural bases of mental function. New York: Houghton Mifflin; 1997.
5. Degroot J. Neuroanatomia. 21. ed. Rio de Janeiro: Guanabara Koogan; 1994.
6. Tafner MA. Redes neurais artificiais: aprendizado e plasticidade. Revista Cérebro e Mente; Universidade Estadual de Campinas. Mar/Mai. 1998.
7. Tafner MA. Plasticidade em redes neurais artificiais: técnica da alta representação cortical. In: I Simpósio de Pesquisa Operacional da Marinha, 1997, Rio de Janeiro. Anais. Rio de Janeiro: SECONCITEM; 1997.
8. Lundy–Ekman L. Fundamentos da neurociência para a reabilitação. 3. ed. Rio de Janeiro: Guanabara Koogan; 2021.
9. Leite LP, Terra-Bustamante VC. Plasticidade cerebral e epileptogênese: evidências a partir de estudos neuropatológicos humanos e experimentais. Revista Biotecnologia Ciência & Desenvolvimento. 1999 Jul/Ago;2(9):10-4.
10. Gonçalves Céu MP, Silva VF. A influência da intervenção sensório-motora essencial no desenvolvimento motor em bebês prematuros portadores de disfunções neuromotoras. In: XXIV Simpósio Internacional de Ciência do Esporte: Vida Ativa para o Novo Milênio. São Paulo. 2001. p. 20.
11. Sperry RW. The great cerebral commissure. Sci Am. 1964 Jan;210:42-52.
12. Sperry RW. Lateral specialization in the surgically separated hemispheres. The neurosciences: third study program. Cambridge, MA: MIT Press; 1974.
13. Sperry RW, Zaidel E, Zaidel D. Self recognition and social awareness in the deconnected minor hemisphere. Neuropsychology, 1979.17:153-66.
14. Reynolds CR, Fletcher-Jansen E (Eds). Handbook of clinical child neuropsychology. New York: Plenum; 1989.
15. Machado A. Neuroanatomia funcional. 2. Ed. Rio de Janeiro: Atheneu; 1998.
16. Squire L, Berg D, Bloom FE, du Lac S, Ghosh A, Spitzer NC. Fundamental neurocience. 3rd Ed. San Diego: Academic Press; 2002.
17. Angevine JB JR, Sidman RL. Autoradiografhic study os cell migration during histogenesis of cerebrl cortex in the mouse. Nature. 1961;192:766-8.
18. Rakic P. Mode of cell migration to the superficial layers of fetal monkey neocortex. J Comp Neurol. 1972;145:61-83.
19. Marin O, Rubenstein JL. Cell migration in the forebrain. Annu Rev Neuroscienc. 2003;26:441-83.
20. Lent R. Cem Bilhões de Neurônios: Conceitos Fundamentais de Neurociência. São Paulo, Rio de Janeiro, Belo Horizonte: Editora Atheneu; 2002.
21. Giedd JN, Rumsey JM, Castellanos FX, Rajapakse JC, Kaysen D, Vaituzis AC, et al. A quantitative MRI study of the corpus callosum in children and adolescents. Brain Res Dev Brain Res. 1996 Feb 26;91(2):274-80.
22. Harmony T. Psychophysiological evaluation of children's neuropsychological disorders. In: Reynolds CR, Fletcher-Jansen E (Eds). Handbook of clinical child neuropsychology. New York: Plenum; 1989. p. 265-70.
23. Huttenlocher PR. Morphometric study of human cerebral cortex development. Neuropsychologia. 1990;28:517-27.
24. Magill RA. Aprendizagem motora: conceitos e aplicações. 2. ed. São Paulo: Edgard Blücher; 1998.

HISTÓRIA DO ESTUDO SOBRE OS REFLEXOS PRIMITIVOS E REAÇÕES ARCAICAS DE ENDIREITAMENTO

A atividade reflexa começou a ser investigada nos séculos XIX e XX por neuroanatomistas e neurofisiologistas. Sherrington *apud* Shumway-Cook e Woollacott fez sua primeira publicação em 1898, intitulada "Rigidez de descerebração e coordenação de movimentos reflexos"; em 1906, publicou o livro: "A ação integrativa do sistema nervoso".[1]

Magnus, em 1926,[2] descreveu os reflexos tônicos patológicos; Schaltenbrand, em 1927,[3] estudou o mecanismo reflexo-postural normal em lactentes e crianças. O desenvolvimento gradual das reações de endireitamento durante o desenvolvimento da criança foi estudado por André-Thomas;[4] Illingworth;[3] André-Thomas, Dargassies e Chesni;[5,6] McGraw,[3] também citados em Gesell e Amatruda.[7] Estes estudos trouxeram grande contribuição para o entendimento do controle do movimento estabelecido pelo SNC e de como os reflexos e as reações posturais se manifestam no SNC intacto e na presença de lesão cerebral.

Com base nesses estudos, Karel Bobath[8] concluiu que, para a aquisição das competências motoras é necessário que o indivíduo apresente a manifestação e a permanência das reações de endireitamento e dos reflexos primitivos do desenvolvimento no período adequado. Entretanto, na presença de qualquer lesão no SNC, a criança perde esta capacidade, ocorrendo, então, a manifestação de reflexos tônicos patológicos, com posturas e movimentos anormais, o que impedirá a instalação das etapas do desenvolvimento neuropsicomotor normal.

Os primeiros estudos realizados sobre a atividade reflexa foram voltados para o entendimento do mecanismo de ajuste automático ou alinhamento postural reflexo, atualmente reconhecido como controle motor. Este mecanismo abrange as reações de retificação ou de endireitamento e as reações de equilíbrio. As reações de equilíbrio foram estudadas, principalmente, por Weisz.[9]

Schaltenbrand[3] realizou um estudo longitudinal com 120 lactentes e descreveu a sequência do aparecimento de alguns reflexos durante o crescimento e a maturação do SNC do recém-nascido, assim como sua modificação durante a primeira infância. Vários foram os pesquisadores que aprofundaram o estudo sobre a atividade motora reflexa quanto à maturação e ao desenvolvimento das reações de retificação e dos reflexos primitivos. Dentre eles estão: Langworthy;[10] McGraw;[11] Lefèvre;[12] Gesell e Amatruda;[13] André-Thomas e Dargassies;[5] Illingworth.[3] Outros pesquisadores como: Prechtl;[14] Prechtl e Beintema;[15] Amiel-Tison;[16] Coriat;[17] Coriat;[18] Coriat;[19] Allen e Capute;[20] Olhweiler e Rotta;[21] Guimarães e Tudella[22] deram continuidade à investigação dos reflexos primitivos e das reações arcaicas de endireitamento, não como objetivo principal de estudo, mas como parte do exame neurológico do RN.

Muitos dos estudos citados anteriormente tiveram seu despertar com a defesa da Tese de Doutorado do Dr. Antônio Lefèvre, em 1950, que propôs um exame neurológico padronizado para o lactente. A partir daí emergiu, na comunidade científica especializada, o interesse pelo aprofundamento do conhecimento sobre a resposta dos reflexos primitivos e das reações de endireitamento do RN até os 2 anos de idade.[23]

REFLEXOS PRIMITIVOS E REAÇÕES ARCAICAS DE ENDIREITAMENTO

Na visão ontogênica, o desenvolvimento motor tem como alicerces os reflexos primitivos e as reações arcaicas, que servem de base para que o circuito de interdependências do organismo humano possa se autogerenciar, promovendo no lactente a independência motora. Esta tem sua origem antes do nascimento, com a manifestação dos movimentos espontâneos no ambiente intrauterino, e após o nascimento, com a instalação do controle cefálico. Dentro de um constante processo de evolução, aproximadamente aos 13 meses de vida ou idade corrigida, o lactente deve apresentar a marcha espontânea livre, vencendo a ação que a gravidade impõe.[24]

Por esta razão faremos, *a priori*, uma descrição detalhada dos reflexos primitivos e das reações arcaicas de endireitamento quanto ao padrão motor da resposta, ao período de instalação e ao período propício de sua integração e à contribuição para o estabelecimento das etapas do desenvolvimento motor normal.

Os reflexos primitivos e as reações arcaicas de endireitamento que envolvem as reações de retificação e de equilíbrio são os alicerces do desenvolvimento motor global. Manifestam-se por meio de respostas automáticas desencadeadas por estímulos externos e internos que ativam diversos receptores: os órgãos barestésicos da pele, os proprioceptores dos músculos, dos tendões e das articulações; os olhos e o ouvido interno. Estes receptores são necessários à adequação e interação do indivíduo ao meio ambiente.[25]

> *"Os reflexos e as reações estão enraizados na filogenia, provêm de um passado biológico remoto, e acompanham o ser humano durante a primeira infância, alguns reflexos e reações permanecem durante toda a vida".*[18]

Nos três primeiros meses de vida quase não há movimentos voluntários propriamente ditos, mas, basicamente, movimentos espontâneos, que emergem das sensações geradas no organismo pelo prazer ou desprazer (desconforto). O bebê relaciona-se com o meio usando uma linguagem simbólica através do choro, do sorriso, dos gritos e dos movimentos espontâneos; além disso, "fala" com o corpo, estabelecendo relações através da linguagem corporal. A motricidade espontânea e suportada pela presença filogenética das reações arcaicas e dos reflexos primitivos em resposta aos estímulos provindos do meio. A conduta motora é regida pelos reflexos arcaicos.[19] Essa característica comportamental da motricidade reflexa imperante nesse período é justificada pela dominância dos núcleos subcorticais, que sofrem o processo de maturação antes do córtex motor.[8]

Os reflexos e as reações surgem para serem a base da elaboração da motricidade humana e, ao mesmo tempo, é necessário que ocorra a inibição de um para dar lugar a outro reflexo mais elaborado, decorrente do crescente processo maturacional, que exerce a inibição sobre as atividades mais primitivas, integrando os reflexos e as reações, para permitir a entrada do controle cortical. Os reflexos primitivos e as reações de retificação surgem para ser a base da motricidade humana, permitindo que ocorra a interação do RN com o meio. Para isso é necessário que ocorra a integração dos reflexos primitivos, visto que sua função básica é a de movimento pré-funcional, que evolui para o controle motor.[26]

> *"Os reflexos primitivos são a marca do funcionamento cerebral subcortical; sua presença é fisiológica ao longo dos primeiros meses de vida, indicando a ausência de depressão do sistema nervoso central (SNC) e do tronco cerebral intacto. Após os primeiros meses de vida, quando o funcionamento cerebral muda normalmente para o controle das estruturas hemisféricas superiores, a presença constante dos reflexos torna-se patológica".[27]*

Os reflexos compartilham do processo evolutivo e dinâmico na maturação infantil, se desenvolvem, se modificam e se adaptam às exigências do meio e se manifestam coordenadamente.[19]

A seguir serão descritos os reflexos primitivos e as reações arcaicas de endireitamento que se manifestam no primeiro ano de vida do lactente; será dada ênfase somente aos reflexos e às reações que participam da motricidade humana.

REFLEXO OU REAÇÃO DE MORO

A qualidade da resposta do reflexo de Moro é decorrente da maturação do SNC do recém-nato diretamente relacionado à idade gestacional em função do tônus flexor fisiológico, onde quanto mais jovem é o RN, menor é a influência da maturidade do tônus flexor e, consequentemente, quanto mais a termo for o RN, maior será a influência. Outro fator que interfere diretamente na qualidade de resposta é a presença de lesão cerebral.[24]

As Figuras 3-1 e 3-2 permitem a visualização da influência da maturação neuromuscular em dois RN, em que o RNPT apresenta a resposta da primeira fase do Moro com a predominância do padrão extensor, e no RN a termo a predominância do padrão flexor nos membros superiores.

O reflexo de Moro surge a partir de 9-10 semanas de idade gestacional (IG) na forma arcaica.[28] Com 28 semanas de IG, o RN responde ao estímulo de Moro com abertura das mãos.[29] Já Allen e Capute[20] observaram presença da primeira fase de Moro a partir de 25 semanas de IG. Robinson[29] observou a primeira fase a partir de 26 semanas de IG.

Geralmente, na primeira fase, observam-se extensão, rotação externa e abdução dos braços, abdução das mãos com flexão dorsal do punho, e, dependendo da intensidade do estímulo, pode-se, também, verificar um movimento de caráter global em que os membros

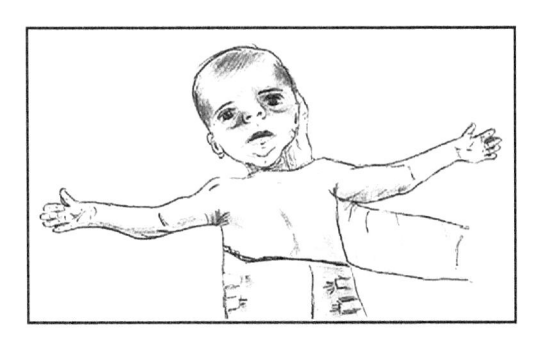

Fig. 3-1. Reflexo de Moro: primeira fase, RNPT.

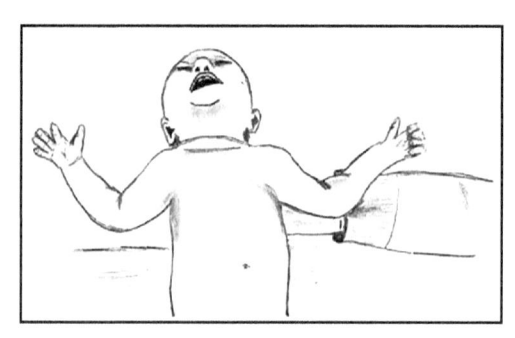

Fig. 3-2. Reflexo de Moro: primeira fase, RN a termo.

superiores e inferiores entram em extensão e abdução, apresentando, simultaneamente, abertura da boca e dos olhos, seguido de choro. A segunda fase (flexão, adução, retorno a linha média com manutenção da flexão dorsal dos punhos, flexão dos dedos com adução dos polegares) ocorre com 38 semanas de IG, sendo, então, considerado Moro completo.[19,30-32]

O reflexo de Moro completo permanece aproximadamente até o 4º mês de idade corrigida; deve estar fraco e ocasional até o 6º mês de vida ou idade corrigida e deverá estar integrado a partir do 6º mês de vida ou idade corrigida.[29] Isso deve ocorrer para permitir ao lactente a instalação do controle de cabeça e de tronco, apoio de membros superiores, o sentar e balbuciar.[31,32]

Essa reação é desencadeada frente a vários tipos de estímulos, como: puxar bruscamente o lençol sobre o qual o lactente está deitado; sons fortes, como o bater de uma porta, queda de algum objeto pesado ou bater com as duas mãos sobre a cama.[19,31] Hanabusa[33] afirma que o reflexo de Moro só é elicitado (desencadeado) quando os núcleos vestibulares estão preservados e sua integração é no tronco cerebral.

Na forma clássica da pesquisa, o examinador coloca o lactente sobre um antebraço e apoia-lhe a cabeça com a outra mão. A mão que segura a cabeça move-se, então, para baixo; a cabeça do RN cai na mão aberta do examinador, desencadeando, assim, a resposta extensora.[19,31] O reflexo de Moro também pode ser testado na posição supina em continuidade com a pesquisa do reflexo de preensão palmar soltando-se as mãos do RN com mais rapidez; esta manobra é sensível e menos desorganizadora.[24,32]

O reflexo de Moro se manifesta, quando elicitado, de forma simétrica e apresenta como resposta uma reação com padrão motor em duas fases; a segunda fase tem caráter organizacional.[34]

O reflexo de Moro tem sua importância quando é desencadeado frente a um estímulo natural, porque dá ao lactente a percepção espacial da sua dimensão corporal através da experimentação, além de promover o disparo para a experimentação do padrão extensor.[24] Mitchell[35] descreveu que a resposta do Moro é componente essencial para o movimento da extensão.

Parmelee[19] afirma que a obtenção da resposta requer ação simultânea de dois sistemas: a excitação dos canais semicirculares, que se obtém quando de desloca a cabeça bruscamente; e o estímulo proprioceptivo do pescoço, que é produzido quando a cabeça modifica sua posição em relação ao eixo do tronco ao fazer extensão.

O reflexo de Moro é consecutivo a um estímulo nociceptivo, portanto, em sua manifestação, surge na face do RN ou do lactente a expressão do medo, que é elemento de desorganização e inquietude.[19]

Prechtl[15] ressaltou que, para evitar a influência tônica dos músculos do pescoço capazes de induzir respostas assimétricas nos membros superiores, deve-se manter a cabeça na linha média ao realizar esta avaliação semiológica. A assimetria da resposta ou ausência do reflexo pode indicar lesões nervosas, musculares ou ósseas, que devem ser avaliadas e analisadas.

O reflexo de Moro é inibido quando o lactente é colocado na postura de decúbito ventral e começa a fazer o apoio dos braços, primeiro com flexão de cotovelos, aos três meses de idade e adquire o controle de cabeça, com extensão dos cotovelos aos quatro meses de idade.[31]

O reflexo de Moro também é chamado de "reação do susto". Quando este reflexo persiste na criança, esta tem grande dificuldade em fechar a boca, dificultando a deglutição dos alimentos e da saliva, e é impedida de permanecer sentada.[24]

É importante a observação do reflexo de Moro, porque seus sinais servem como indicadores para o diagnóstico precoce nos casos de hemiplegia, quando a resposta não é semelhante entre os dimídios. Tem sua importância quando é desencadeada frente a um estímulo natural, porque dá ao bebê a percepção espacial da sua dimensão corporal por meio da experimentação, além de promover o disparo para a experimentação do padrão extensor.[24]

Quando pesquisado sem objetividade, torna-se um fator de agressão ao bebê, porque, neste caso, o Moro será experimentado como situação de medo ou susto, podendo proporcionar ao bebê, no futuro, ser uma criança insegura, medrosa e assustada, devido à primeira fase ter um caráter desorganizador.[24]

Portanto, dentro da visão neurocomportamental é necessário que se faça orientação familiar quanto à colocação do bebê em prono, porque esta postura é um dos fatores organizadores do bebê, e, também, coparticipa para inibição do reflexo de Moro. Com o uso e apoio dos braços, o organismo começa a ativar o controle cortical, e este vai enfraquecendo e integrando até inibir o reflexo, para que o bebê aprenda a controlar a cabeça e, futuramente, o tronco, para a aquisição do sentar sem apoio.[24]

REAÇÃO DE GALANT

A reação de Galant é uma das reações arcaicas de endireitamento em que a resposta à pesquisa é o movimento de lateroflexão para o lado estimulado (Fig. 3-3).[8]

A reação de Galant está presente desde 25 semanas de IG e permanece até o segundo mês de vida.[20] É pesquisada unilateralmente pela aplicação de um estímulo tátil com objeto pontiagudo na região paravertebral, no sentido cefalocaudal; como resposta, ocorre encurvamento lateral do tronco do mesmo lado em que é pesquisada, quando a pelve é puxada para cima.[36] Esta reação é o movimento pré-funcional da lateroflexão do tronco.[24]

Esta reação deve ser pesquisada em prono, mantendo-se a cabeça do lactente na linha média, simétrica, com auxílio da mão do avaliador na testa do lactente, obtendo-se, então, uma resposta unilateral, que deverá apresentar resposta igual para os dois lados. Depois do 2º mês de vida ou idade corrigida, esta reação deve estar integrada, e passa a ser observada quando se aplica um estímulo lateralmente no tronco, permanece ao longo da vida, e é responsável pela inclinação lateral do tronco.[24]

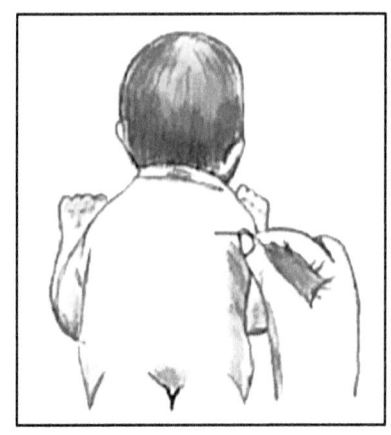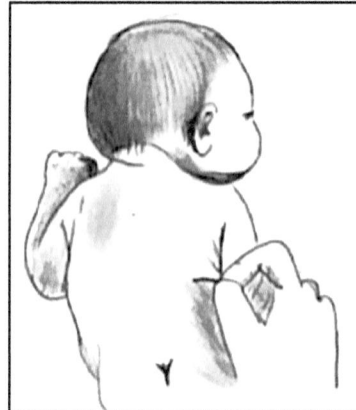

Fig. 3-3. Reação de Galant.

A reação de Galant deverá ser pesquisada nos dois dimídios, porém, um lado depois o outro, para que se observe comparativamente a qualidade da resposta, que deverá ser semelhante. No segundo mês tende a se apresentar mais acentuada em um dos dimídios devido à influência da fase maturacional encefálica, quando os hemisférios cerebrais experimentam a função individualizada manifestada pela assimetria corporal. Em função disso, deve-se manter a cabeça do lactente na linha média.[24]

A reação de Galant é inibida pela entrada do controle cortical do tônus flexor, que possibilita o controle de tronco. Sua persistência impede o lactente de se manter sentado, caindo para um dos lados frente a qualquer estímulo aplicado na parte lateral do tronco. Quando isso acontece após o segundo mês de vida, sugere possível alteração do tônus. Sua persistência geralmente está associada à falta de controle de cabeça, ocasionando instabilidade de tronco. Frequentemente se apresenta nos casos de paralisia cerebral do tipo *Kernicterus* ou atetoide.[8,24]

A importância da reação do Galant no desenvolvimento motor normal se opera pela transferência de peso entre os dimídios; isso promove ao corpo a experimentação sensório-motora bilateral; corrobora com o alinhamento do tronco, preparando o lactente para sentar e ficar de pé. Do ponto de vista biomecânico, a reação de Galant é o movimento pré-funcional da lateroflexão pela ativação do plano frontal.[8,24]

REFLEXO DE PREENSÃO PALMAR

O reflexo de preensão palmar é responsável pela função ontogenética do membro superior, que é o de apreender e manipular os objetos, assim como o de dar a funcionalidade ao braço. O padrão motor da preensão palmar é composto pela flexão dorsal com postura neutra (alinhamento) do punho com flexão dos dedos e adução dos polegares.[24] As Figuras 3-4 e 3-5 mostram o referido reflexo no RNPT e no RN a termo.

O reflexo de preensão palmar (*grasp reflex*) tem seu início no período de 12 semanas de IG[37] e foi observado intraútero na 16ª semana de IG, constatado pelo exame ultrassonográfico rotineiro, quando as mãos do feto tocaram o cordão umbilical.[38] A manifestação clínica do reflexo foi registrada no período da 25ª/26ª semanas de IG.[20]

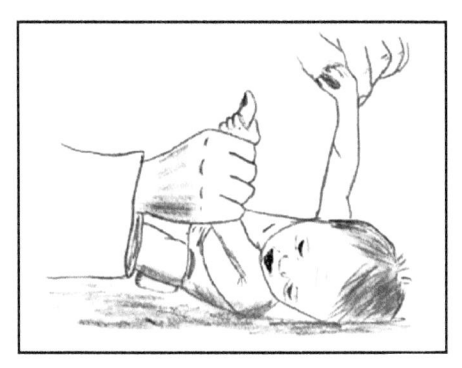

Fig. 3-4. Reflexo de preensão palmar, RNPT.

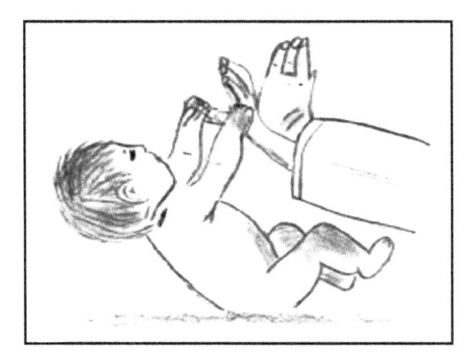

Fig. 3-5. Reflexo de preensão palmar, RN a termo.

Dargassies[36] descreveu que, com 28 semanas de IG, o RN faz flexão dos dedos da mão; com 30 semanas a flexão dos dedos é mais facilmente obtida; com 32 semanas é sólida, conseguindo-se ligeira elevação do RN do plano do leito; com 35 semanas a preensão palmar é sólida e eficaz, com difusão para a musculatura do antebraço, quando desencadeia resposta flexora.

O RN apreende com força reflexamente qualquer coisa que toca sua palma, especialmente com a região ulnar. A preensão palmar é sólida quando ocorre a difusão do padrão flexor para os músculos do antebraço; isso não significa que o reflexo de preensão palmar está completo, isto acontece quando ocorre a complexa sinergia tônico-preensora, que promove o aumento do tônus flexor irradiando até o ombro, com a difusão do padrão flexor para os músculos da cintura escapular.[39] Isso acontece com 37 semanas de IG, entretanto, mesmo no RN de 37 semanas, o reflexo de preensão palmar pode apresentar-se incompleto caso o RN seja baixo peso.[19,24]

O reflexo de preensão palmar é provocado quando o examinador coloca seu indicador na palma da mão do RN pela região ulnar e aplica uma leve pressão na palma. O RN ou lactente deve estar em decúbito dorsal e simétrico em uma superfície plana. O estímulo faz com que esta se feche e se mantenha fechada enquanto houver estímulo. Esse reflexo está presente aproximadamente até o 4º mês de idade corrigida.[3]

O reflexo de preensão palmar é reforçado fisiologicamente durante a sucção. É o movimento pré-funcional da preensão voluntária, que o substituirá mais tarde, após ser inibido pelo uso das mãos na exploração dos objetos, do próprio corpo e pelo apoio das mãos quando em decúbito ventral.[24]

O reflexo de preensão palmar apresenta tonicidade tão forte que, se pesquisado em uma corda, o RN permanece suspenso nesta, mantendo os cotovelos ligeiramente fletidos em função da hipertonia flexora fisiológica.[3]

A pesquisa clássica é feita por meio da colocação do polegar do pesquisador na mão do RN; este aperta o polegar com força, podendo até ser levado a ficar em pé no período aproximadamente até o final do 1º mês de idade. Do 2º ao 4º mês, o reflexo vai ficando cada vez mais fraco, e, a partir do 4º mês, o lactente começa a fazer uso da preensão voluntária. Nos casos de lesão cerebral, o reflexo de preensão palmar persiste com padrão motor anormal; o punho faz flexão palmar com desvio ulnar, o que impede ou dificulta a preensão palmar voluntária e o apoio dos braços com as mãos abertas, necessários para as transições.[3]

REFLEXO DE PREENSÃO PLANTAR

O reflexo de preensão plantar faz parte do sinergismo do tônus flexor fisiológico dos membros inferiores; a flexão de todos os dedos do pé é obtida pela pressão imposta na região metatarsofalangeana (Fig. 3-6).[8]

O reflexo de preensão plantar tem início na 12ª semana de IG.[37] Está presente a partir da 25ª/26ª semanas de IG.[20,29,40]

Testa-se o reflexo de preensão plantar através da aplicação de ligeira pressão no antepé, na região metatarsofalangeana, que provoca flexão de todos os dedos do pé, permanecendo ativo até o 8º mês de vida. A preensão plantar começa a ser inibia quando o lactente inicia o suporte de peso corporal nos membros inferiores e, também, quando permanece descalço e quando o lactente começa a ficar em pé com apoio, o reflexo começa a ser inibido.[3]

O reflexo deverá desaparecer completamente no período da marcha independente.[19] Nas regiões de clima frio, o reflexo plantar permanece por um período maior do que nas regiões de clima quente em função de os lactentes utilizarem com frequência os pés calçados. Sua persistência dificulta o ficar de pé e a marcha espontânea.[24]

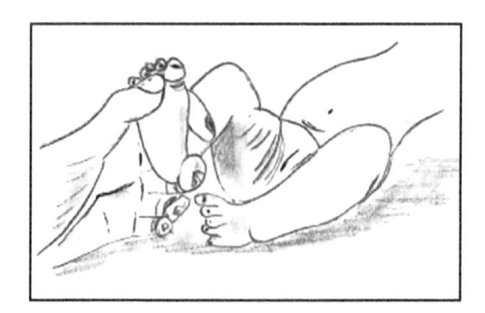

Fig. 3-6. Reflexo de preensão plantar, RNPT.

REFLEXO DE SUCÇÃO

A presença do reflexo de sucção é responsável pela nutrição por via oral. É a atividade motora reflexa pré-funcional da sucção voluntária. Para testá-lo, o examinador coloca o dedo mínimo com a popa (digital) para cima, na boca do RN, e toca o terço médio do palato. Será positivo quando o RN o suga como se fosse o seio (Figs. 3-7 e 3-8).[8]

Pela abordagem ontogenética, o reflexo de sucção tem seus primórdios de manifestação na 8ª semana de IG e manifesta-se entre a 18ª/24ª semana de IG.[28] Já a coordenação entre a sucção, deglutição e respiração acontece na 34ª semanas de IG, porém, só está plenamente estabelecida na 37ª semana.[41-43]

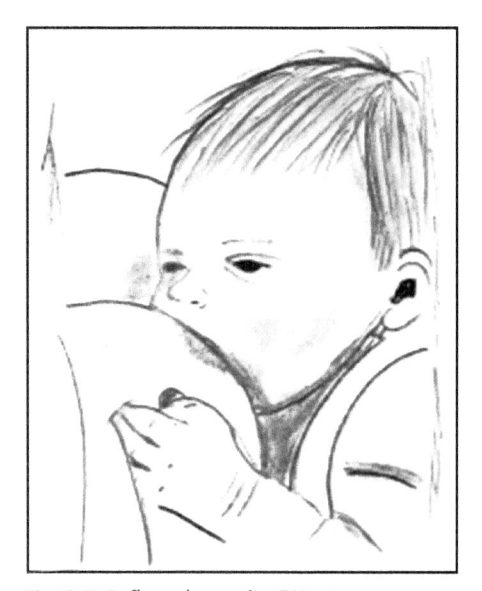

Fig. 3-7. Reflexo de sucção, RN a termo.

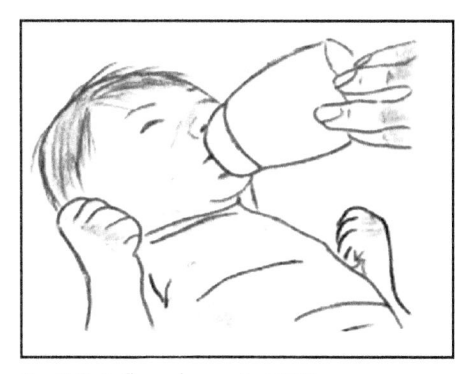

Fig. 3-8. Reflexo de sucção RNPT.

A sucção não nutritiva pode ser observada nos prematuros por volta das 27ª/28ª semana de IG.[44] A 34ª semana de IG é considerada o marco para o início da alimentação via oral quando a sucção deverá ser eficaz.[45] Permanece até o 4º mês de vida e prepara a criança para a sucção voluntária. É inibido quando o bebê leva os objetos à boca para exploração. A partir do 5º mês deverá estar integrada, passando o lactente, então, a usar a sucção voluntária.[24]

REFLEXO DE VORACIDADE

O reflexo de voracidade ou de procura manifesta-se quando se toca a bochecha do RN perto da comissura labial. A resposta faz com que o RN movimente a face e a boca para o lado estimulado. Está presente no RN a termo até os 3 meses de idade.[36]

O reflexo da voracidade, reflexo de procura, pontos cardeais ou reflexo de busca manifesta-se na 28ª semana de IG. Está completo na 32ª semana de IG, responde com o seguimento da cabeça em busca do estímulo para as quatro direções.[29,36] Este reflexo consiste na orientação seletiva dos lábios e da cabeça para o local onde se aplica uma suave estimulação peribucal (Fig. 3-9).[19]

O reflexo da voracidade é testado estimulando-se com o roçar de um dedo do examinador, ou com o bico da mamadeira ou com o uso da própria chupeta na comissura labial, primeiro para um lado e depois para o outro, obtendo-se como resposta a lateralização dos lábios com rotação cefálica para o lado estimulado, em seguida, ao roçar o lábio superior

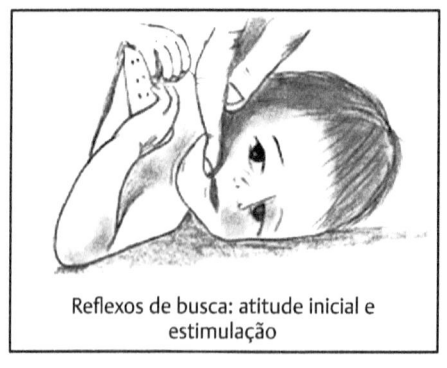

Reflexos de busca: atitude inicial e estimulação

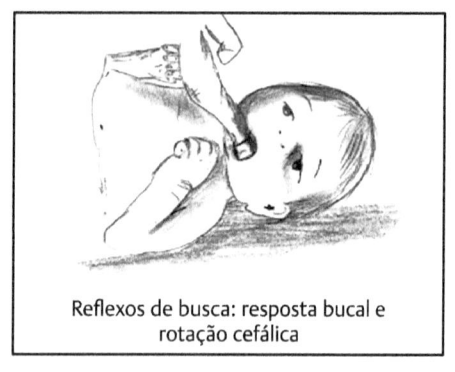

Reflexos de busca: resposta bucal e rotação cefálica

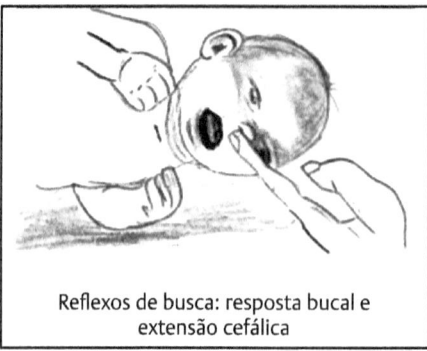

Reflexos de busca: resposta bucal e extensão cefálica

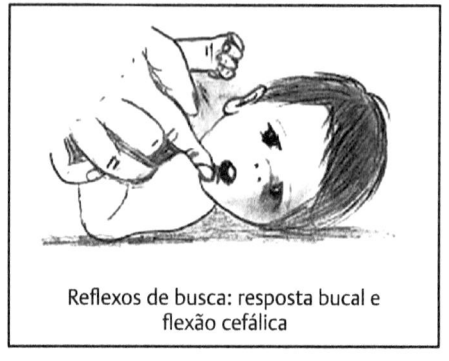

Reflexos de busca: resposta bucal e flexão cefálica

Fig. 3-9. Reflexo de voracidade ou busca.

em sua parte média, poder-se-á observar a elevação do lábio associada à extensão da cabeça; do mesmo modo, após roçar o lábio inferior, ocorrerá desvio dos lábios em direção do estímulo acompanhado pela flexão cefálica.[19]

Este reflexo não deve ser procurado logo após a amamentação, pois a resposta ao estímulo pode ser débil ou não ocorrer. Está presente e intenso no RN até os 3 meses de idade, desaparecendo do 3º ao 6º mês.[36]

REFLEXO DE BABKIN

O reflexo de Babkin é observado nos recém-nascidos normais em estado de vigília. Recebeu de seu descobridor o nome de "reflexo mão-boca". Foi observado pela primeira vez na literatura russa em 1953 pelo próprio Babkin, mas somente passou a chamar à atenção em 1960, por ocasião da tradução de seu trabalho para a literatura inglesa.[46]

A pesquisa é feita pelo examinador com pressão do polegar na palma da mão do lactente. As respostas observadas são abertura de boca, flexão dos membros superiores, flexão da cabeça e fechamento dos olhos.[46,47] Lippman, em 1958,[48] incluiu às respostas anteriores a rotação da cabeça para a linha média. Gherpelli[39] acrescenta que em resposta ao estímulo, também ocorre a protrusão dos lábios (Figs. 3-10 e 3-11).

O reflexo de Babkin faz parte do grupo das reações arcaicas de endireitamento que, biologicamente, fazem parte de herança genética. São reações corporais pré-funcionais de atividades superiores que pressupõem a existência de conexões sensório-motoras. Possuem início primitivo com 10 semanas de IG.[19,49,50]

O reflexo se atenua progressivamente ao longo do 3º mês de idade no RN a termo e deve desaparecer por volta do 4º/5º mês de idade. Pode ser obtido em qualquer momento, porém, as respostas são mais intensas quando o lactente está com fome.[19]

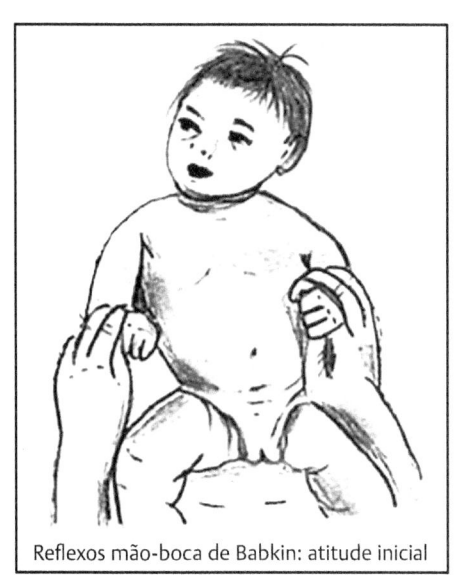

Reflexos mão-boca de Babkin: atitude inicial

Fig. 3-10. Reflexo de Babkin, RN a termo.
(Fonte: Adaptada de Coriat LF, 2007.)

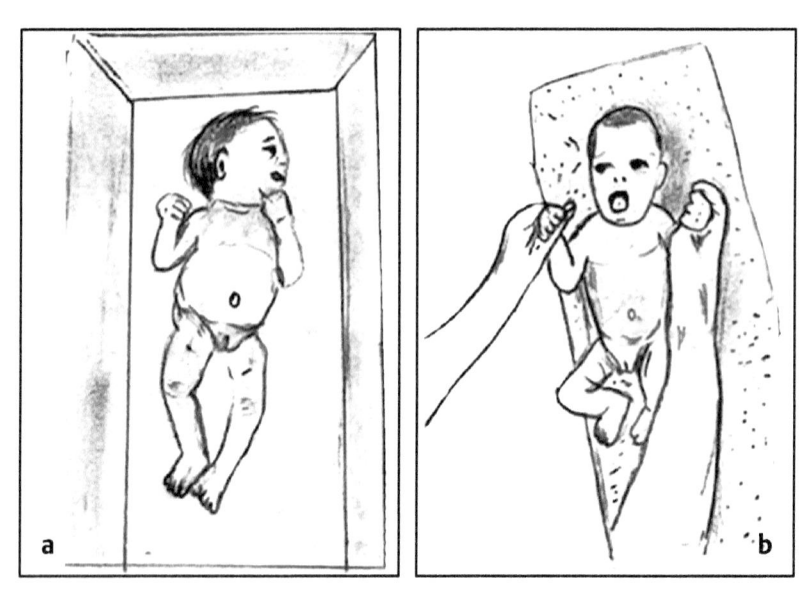

Fig. 3-11. (**a**, **b**) Reflexo de Babkin RNPT 36 semanas de IG.

REFLEXO TÔNICO CERVICAL ASSIMÉTRICO (RTCA)

O RTCA, também conhecido como "reflexo do esgrimista", é elicitado pela estimulação proprioceptiva dos músculos do pescoço em resposta ao movimento ativo ou passivo de rotação lateral da cabeça do lactente com paralisia cerebral (Figs. 3-12 a 3-14).[3]

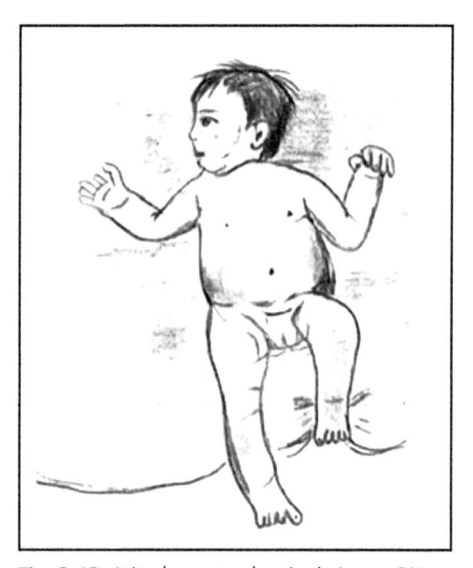

Fig. 3-12. Atitude postural assimétrica no RN normal.

A influência do RTCA sobre o corpo está presente desde a 25ª semana de IG.[29,36] Diament verificou presença fragmentada com 28 semanas de IG. O RTCA tem maior influência sobre a postura do lactente sadio (Fig. 3-12) no 2º mês de vida. Ele promove a experimentação da assimetria corporal entre os dimídios, isto é, quando o lactente vira o rosto para um dos lados, ocorre aumento da influência facilitatória dos motoneurônios para o padrão extensor para esse lado, o lado facial e, simultaneamente, aumento do padrão flexor do lado occipital, pelo mesmo processo neurofisiológico, porém, de forma transitória.[3]

O padrão de movimento do RTCA manifesta-se em total flexão e total extensão, sendo observável no comportamento motor de lactentes com paralisia cerebral em decorrência de lesões no SNC. Estas lesões desenvolvem padrões de movimento estereotipados (Fig. 3-13), sendo padrão extensor para o lado facial e flexor para o lado occipital.[3,24,52]

Há divergência em relação à nomenclatura deste reflexo. A literatura usa o termo RTCA tanto para lactentes normais quanto para lactente com paralisia cerebral. Poucos ainda começaram a usar, para o lactente normal, quando em fase de assimetria corporal vivenciada no 2º mês de idade, a terminologia de *"atitude assimétrica"*, que é mais adequada, porque no lactente normal não há padrão fixo de postura e movimento, como também a movimentação espontânea da cabeça não impõe nenhum padrão de movimento para o corpo. A cabeça movimenta-se totalmente independente do corpo e este se ajusta à postura da cabeça.[24,52]

O lactente, quando em condições normais, no 2º mês de idade apresenta movimentação livre de pescoço, sem nenhuma interferência com os movimentos dos braços. Já na presença do RTCA (Fig. 3-14), que é decorrente da lesão do SNC, qualquer movimento de pescoço interfere diretamente no tônus e na movimentação dos membros superiores; quando presente nos recém-nascidos é observável através da movimentação passiva dos membros e da cabeça, oferecendo resistência à flexão do braço do lado facial ou resistência à extensão do braço do lado occipital.[3]

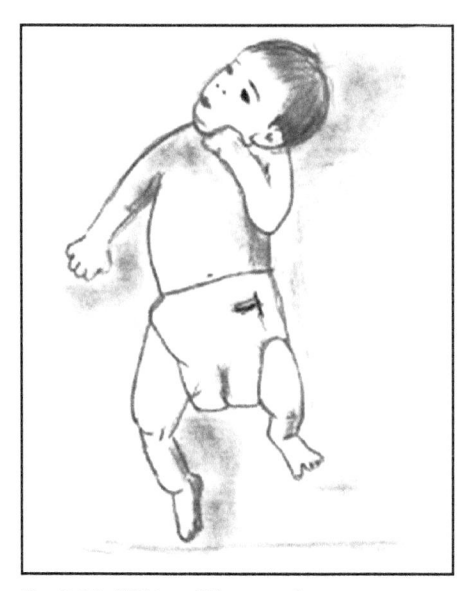

Fig. 3-13. RTCA no RN anormal.

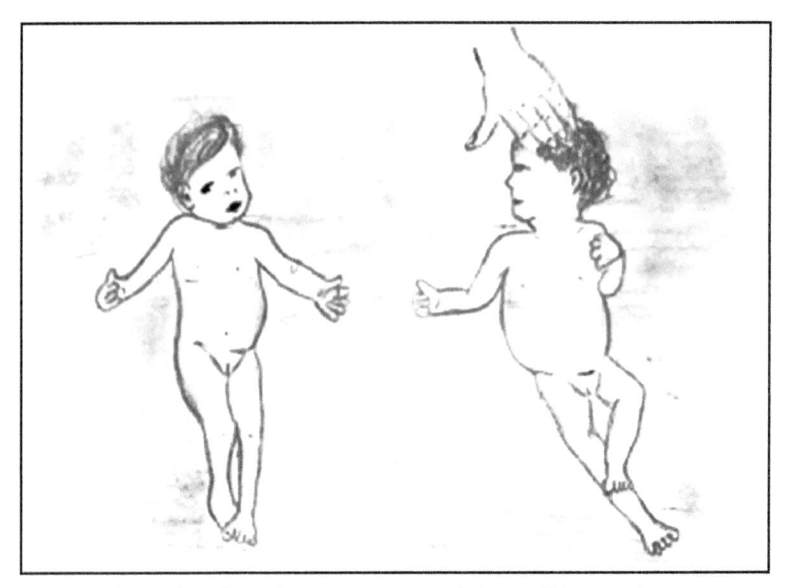

Fig. 3-14. Teste do reflexo tônico cervical assimétrico no RN anormal.

Há escassa (ausência) literatura sobre a fundamentação a respeito do RTCA no campo da neuropediatria quanto à afirmação de sua manifestação no recém-nato saudável. Por outro lado, CAPUTE apresenta na literatura vários trabalhos realizados voltados à pesquisa dos reflexos primitivos com seus colaboradores. Especificamente no estudo de 1978, cita a presença dos reflexos tônicos patológicos: RTCA, RTCS, RTL e positiva de suporte em 53 crianças com paralisia cerebral.

REAÇÃO DE APOIO PLANTAR

A reação de apoio plantar, quando testada, apresenta como resposta o alinhamento dos membros inferiores, pelve e tronco. É pesquisada segurando-se o RN pelas axilas mantendo-o na posição vertical, com os pés apoiados na mesa de exame (Figs. 3-15 a 3-17).[8]

O estímulo para desencadear a reação de apoio plantar é tátil, aplicado nas plantas dos pés. A extensão corporal se manifesta de acordo com o grau de maturação neurológica, geralmente associada à IG. A reação de endireitamento inicia-se pelos membros inferiores (MMII). Tem início na 28ª semana de IG. Ao toque da superfície com a região plantar ocorre como resposta à extensão dos MMII. Na 30ª semana, a extensão é mais facilmente observada. Na 32ª semana, nota-se a extensão nítida dos MMII com maior duração e esboço do endireitamento do tronco. Com 35 semanas de IG, o RN obtém extensão dos MMII e de tronco. Com 37 semanas de IG, tem-se a reação de endireitamento pela reação de apoio plantar completo apresentando a extensão dos MMII, tronco e agora o seguimento cefálico.[20,29,36]

A reação de apoio plantar permanece até o 2º mês de vida ou de idade corrigida em lactentes normais. A reação de apoio plantar é inibida quando o lactente começa a colocar o calcanhar no solo e a transferir o peso para o mesmo, sendo integrada ao mecanismo das reações de ajuste automático.[8]

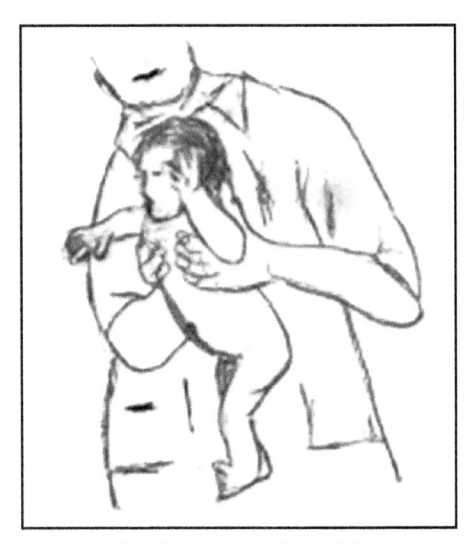

Fig. 3-15. Reação de apoio plantar RN.

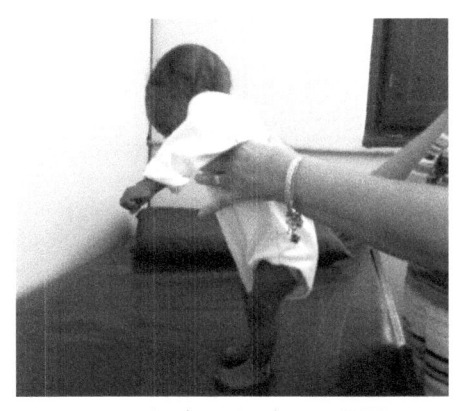

Fig. 3-16. Reação de apoio plantar, RNPT com 1 m de IC. (Fonte: Acervo da autora.)

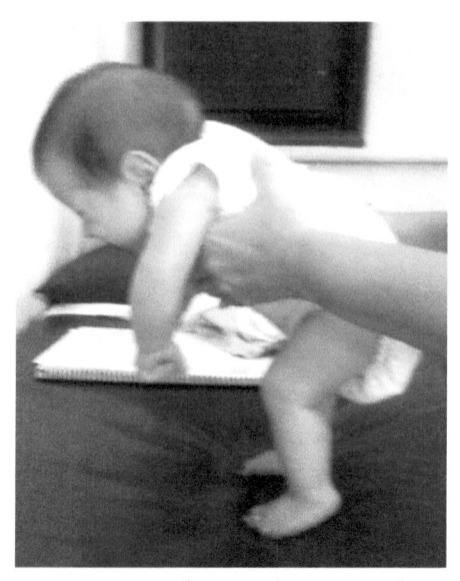

Fig. 3-17. Reação de apoio plantar anormal, RNPT com 1 m de IC. (Fonte: Acervo da autora.)

REAÇÃO POSITIVA DE SUPORTE

A reação positiva de suporte é desencadeada pelo suporte do peso corporal sobre os antepés na postura ereta. A resposta ocorre pelo aumento do tônus extensor nos membros inferiores, entretanto, com adução, rotação interna e plantiflexão dos pés. A manifestação da reação positiva de suporte é decorrente de lesão cerebral (Figs. 3-18 e 3-19).[3,24]

A reação positiva de suporte é a resposta anormal da reação de apoio plantar decorrente de lesões no SNC e manifesta-se com a presença de hipertonia extensora que migra dos MMII para o tronco e seguimento cefálico, além de impor o padrão motor de adução e rotação interna nos MMII com suporte de peso corporal nos antepés (Figs. 3-17 e 3-18).

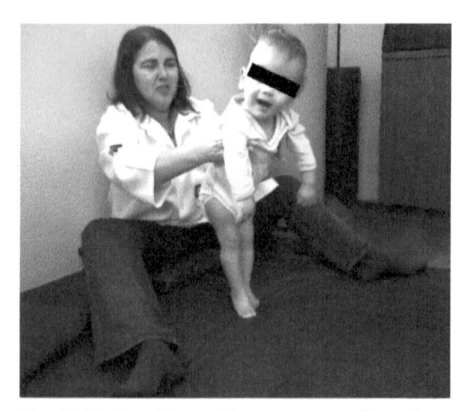

Fig. 3-18. Reação positiva de suporte frontal. (Fonte: Acervo da autora.)

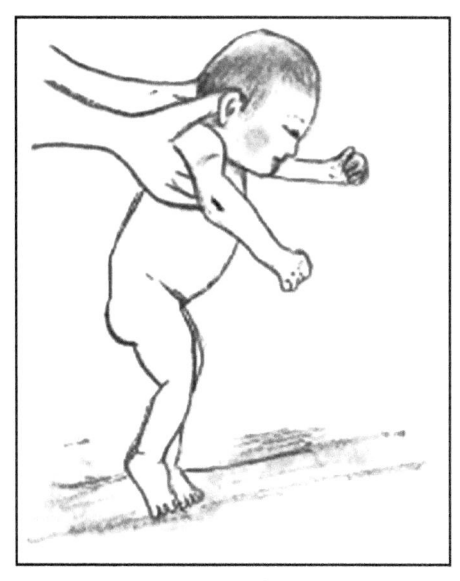

Fig. 3-19. Reação positiva de suporte em perfil.

Esta reação persiste após o 3º mês e é reforçada com o passar dos anos por sua interação com os reflexos tônicos patológicos e pelo aumento da espasticidade.[3]

Na literatura consultada, verificou-se que o termo de "reação positiva de suporte" é utilizado na maioria das vezes (inadequadamente)[3] em vez do termo de "apoio plantar".[53] Isso talvez se possa justificar em função das primeiras pesquisas que abordaram o tema na área clínica, que foram realizados em lactentes e crianças com paralisia cerebral. Nestas, a maioria dos casos manifestava a espasticidade, daí o uso do termo de "reação positiva de suporte". Entretanto, com o aprofundamento científico do estudo dos reflexos e reações primitivas, identifica-se o maior uso do termo "apoio plantar" pelos pesquisadores do departamento de neonatologia, o que de fato é coerente com o padrão motor da resposta da reação do apoio plantar*.

REFLEXO DA MARCHA AUTOMÁTICA

O reflexo da marcha automática é a atividade motora reflexa pré-funcional do andar (Figs. 3-20 e 3-21).[19]

O início da marcha automática foi observado na 30ª semana de IG por Allen e Capute,[20] entretanto, só está completa na 37ª semana de IG.[29,36] O padrão motor da marcha automática exige boa coordenação, com ritmo regular; o calcanhar toca a superfície de apoio, primeiro com acentuada dorsiflexão do pé (Figs. 3-19 e 3-20). Estende-se até o 2º mês e acompanha o apoio plantar. Sua persistência é anormal, indicando sinal de lesão do SNC.[3]

---

* Nota da autora.

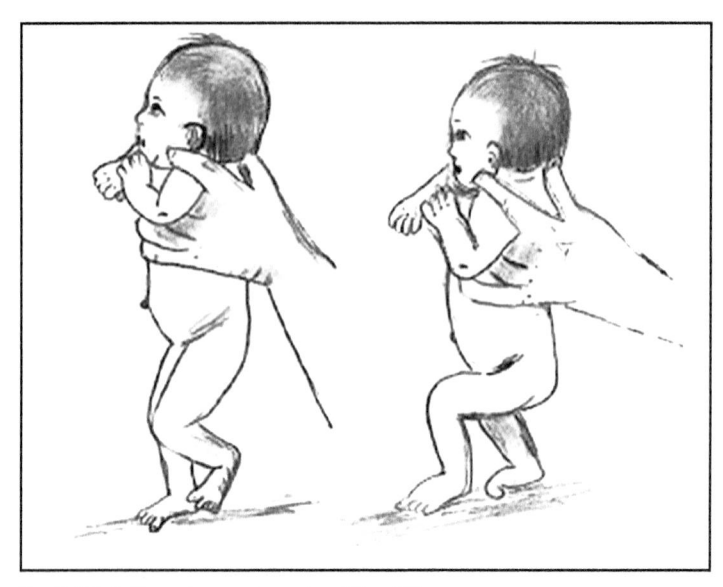

Fig. 3-20. Reflexo da marcha automática, RN.

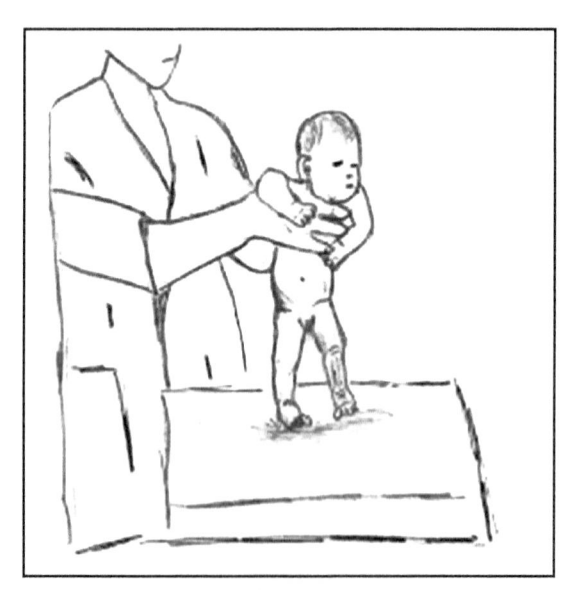

Fig. 3-21. Reflexo da marcha automática, RNPT.

REFLEXO DA EXTENSÃO CRUZADA

O examinador exerce estímulo nocivo na planta do pé com a perna em extensão; com isso, o RN flexiona e abduz a perna estimulada e na perna contralateral ocorre aumento do tônus extensor, o que gera extensão total do membro inferior contralateral ao estimulado (Fig. 3-22).[8]

O reflexo de extensão cruzada está presente a partir de 28ª semana de IG. Raramente se observa resposta ao estímulo; às vezes surge um esboço de flexão; na 30ª semana de IG a resposta flexora é pouco nítida, porém, mais consistente; na 32ª semana de IG apresenta-se flexão e abdução; na 35ª semana de IG a flexão e a abdução são nítidas; na 37ª semana de IG surge a terceira fase extensão e adução do membro inferior contralateral ao estímulo.[29,36] A extensão cruzada desaparece no final do primeiro mês de idade ou idade corrigida.[3]

O reflexo de extensão cruzada é pesquisado por meio da aplicação do estímulo tátil nociceptivo na planta do pé. A resposta apresenta três fases consecutivas: extensão da perna estimulada, seguida de flexão com abdução do membro estimulado e extensão com adução do membro inferior contralateral ao estímulo.[3]

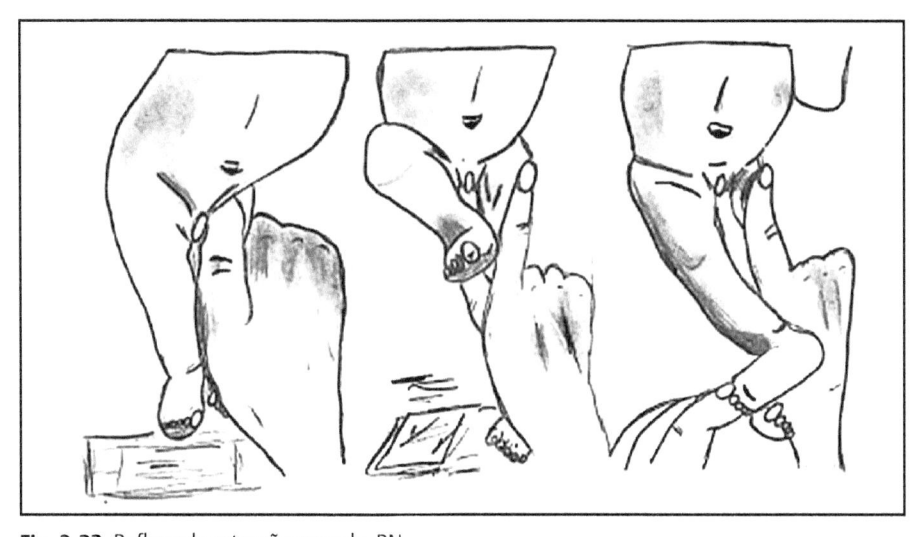

Fig. 3-22. Reflexo da extensão cruzada, RN.

REAÇÃO DE ASTASIA

A astasia é a ausência de apoio plantar e se manifesta entre o 3º e o 4º mês. Nesse período o lactente não sustenta nenhum peso corporal nos membros inferiores quando colocado de pé (Figs. 3-23 e 3-24).[3]

A partir do 5º mês o lactente volta a suportar parte do peso corporal nos MMII, inicialmente por pouco tempo, podendo, no 8º mês, suportar todo o peso corporal nos membros inferiores, ficando em pé no berço enquanto houver motivação devido ao início do controle cortical. Entretanto, esta reação pode não ser observada em lactentes muito estimulados, principalmente na postura "de pé".[24,31]

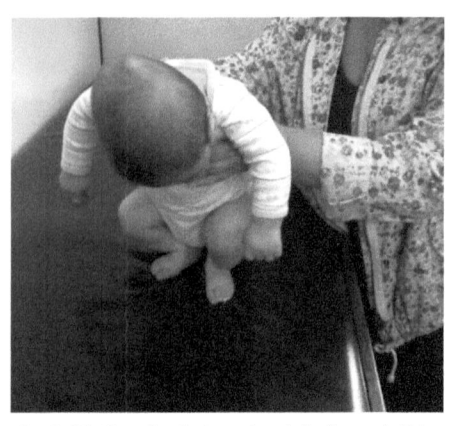

Fig. 3-23. Reação de Astasia, visão frontal, RN com 1 mês (PC). (Fonte: Acervo da autora.)

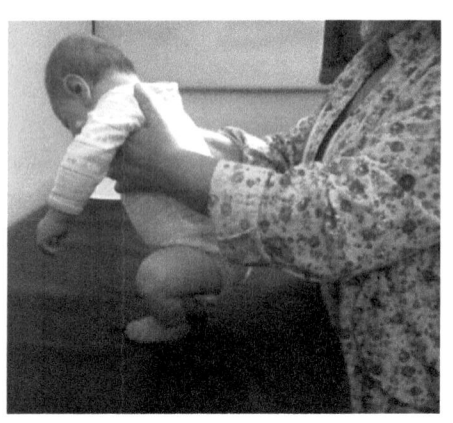

Fig. 3-24. Visão perfil RN com 1 mês (PC). (Fonte: Acervo da autora.)

REAÇÃO LABIRÍNTICA DE RETIFICAÇÃO (RLR)

A reação labiríntica de retificação tem como função manter e restabelecer o alinhamento da cabeça no espaço (Figs. 3-25 e 3-26).[3]

A reação labiríntica de retificação (RLR) é identificada no RN ou RNPT quando está na postura de decúbito ventral, através da elevação ativa da cabeça, vencendo a gravidade. A RLR manifesta-se de forma gradativa de acordo com a maturação do SNC e a estimulação que o lactente recebe no seu dia a dia. Manifesta-se na 28ª semana de IG.[36] No RNPT, a RLR apresenta-se fraca, podendo ser denominada de "reação de defesa", e ocorre quando o RN tenta liberar as vias aéreas. Deve estar completa no RN a termo.[29] Na presença de injúria cerebral, estará ausente ou anormal.[3]

Na forma clássica de testar, segura-se o RN ou lactente pelas axilas na postura vertical e inclina-se o tronco do RN para trás, como resposta normal deve-se obter a flexão

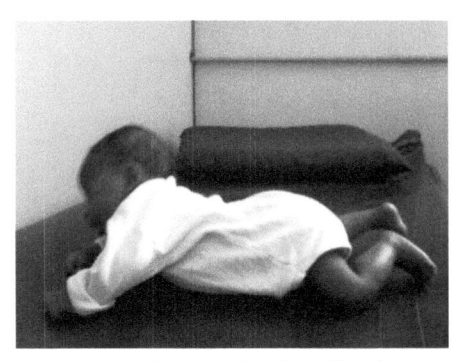

Fig. 3-25. Reação labiríntica de retificação RNPT. (Fonte: Acervo da autora.)

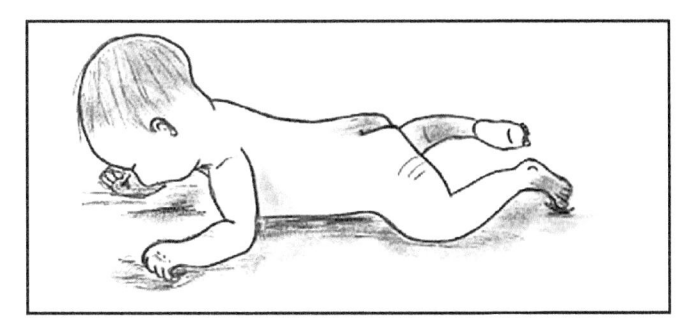

Fig. 3-26. Reação labiríntica de retificação, RN.

do pescoço para frente; depois se inclina o RN para frente e deve-se obter como resposta a extensão de pescoço; seguindo, inclina-se o RN para um lado e a cabeça deve-se voltar para o lado contrário, testando-se para os dois lados. Antes de iniciar qualquer etapa do teste deve-se trazer o RN à linha média na postura vertical, observando-se sempre a qualidade do padrão motor da resposta.

REFLEXO TÔNICO LABIRÍNTICO (RTL)

Sempre que o Reflexo Tônico Labiríntico (RTL) estiver presente, é patológico. Os padrões motores do RTL são provocados pela movimentação da cabeça, que estimula os órgãos otolíticos dos labirintos, onde se localizam seus receptores. Não se pode dizer que é uma reação primitiva, como era afirmado pela literatura alemã,[54] já que não se identifica o padrão postural durante a instalação das etapas do desenvolvimento motor "normal"[24] (Figs. 3-27 e 3-28).

Este reflexo, em supino, manifesta-se com hiperextensão de cabeça e pescoço, podendo apresentar abertura dos olhos e boca, retração da cintura escapular com elevação de ombros, protrusão de ombros com adução de braços, flexão de cotovelos, pronação de antebraços, flexão palmar dos punhos com desvio ulnar, inclusão de polegares com flexão dos dedos, hiperextensão do tronco que leva à anteriorização da pelve e semiflexão de coxofemoral, adução com rotação interna e extensão das pernas.[3]

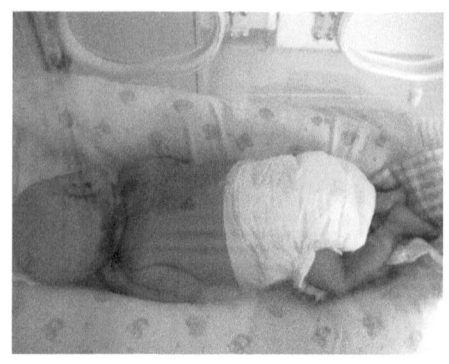

Fig. 3-27. Reflexo tônico labiríntico, RNPT, prono. (Fonte: Acervo da autora.)

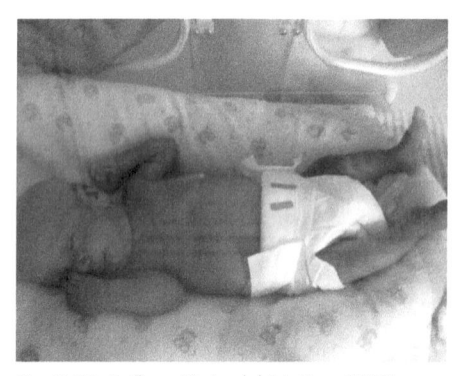

Fig. 3-28. Reflexo tônico labiríntico, RNPT, supino. (Fonte: Acervo da autora.)

Quando se coloca o RN em prono, há perda ou diminuição da influência dos impulsos facilitatórios extensores, levando, assim, a um padrão de flexão total onde o RN não consegue desenvolver as reações labirínticas de retificação que lhe permitem a liberação das vias aéreas superiores. O aumento da hipertonia flexora impede a elevação da cabeça nesta postura e desloca o peso corporal para a face. O RTL impede a manifestação da reação labiríntica de retificação e a instalação do controle motor contra a gravidade.[3]

REAÇÃO CERVICAL DE RETIFICAÇÃO (RCR)

A reação cervical de retificação é obtida virando-se a cabeça do RN (ou lactente) para um dos lados de modo passivo, e o RN (ou lactente) gira todo corpo para o mesmo lado da rotação da cabeça (Fig. 3-29).[8]

A reação cervical de retificação está presente a partir de 34ª semana de IG. A rotação da cabeça, decorrente do seguimento visual, aparece por volta da 32ª semana de IG.[29] Encontra-se presente e completa nos recém-nascidos a termo. É responsável pelo alinhamento do corpo em resposta à posição da cabeça. É desencadeada, no exame fí-

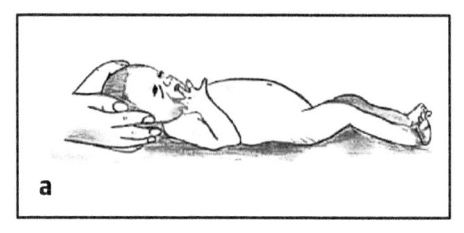 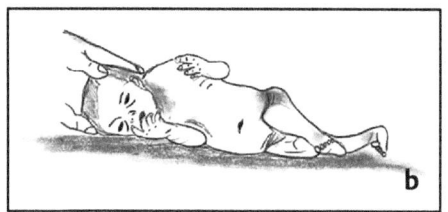

Fig. 3-29. (**a**) Início da RCR. (**b**) Final da RCR.

sico, quando se gira a cabeça passivamente para um dos lados: o corpo alinha-se com a cabeça, virando-se como um todo para o mesmo lado (lado facial), sem que ocorra movimento de rotação do tronco. A reação cervical de retificação enfraquece por volta dos 4°/5° meses de idade, permitindo a entrada da reação corporal de retificação, permanecendo na vida adulta.[24,31]

Essa reação é o resultado da estimulação dos proprioceptores dos músculos do pescoço. Foi observada por Magnus em 1926;[2] Bronck e Wechsler,[3] que descreveram:

> *"Assim que a cabeça se endireita, a musculatura do pescoço transmite estímulos para o corpo, que trazem este último para a posição normal. Portanto, a cadeia de atividades reflexas inicia-se com os reflexos labirínticos ou reflexões da superfície corporal atuando na cabeça, esta ativando a musculatura do pescoço e, por último, a musculatura axial numa direção caudal".[3]*

REAÇÃO DE COLOCAÇÃO OU *PLACING REACTION*

A reação de colocação (ou *placing reaction*) é observada quando se segura o bebê pelo tronco, logo abaixo das axilas, e passa-se o dorso do seu pé na borda da mesa; ocorrerá, então, uma flexão do membro inferior, seguida de uma extensão, fazendo com que toque a mesa com a sola do pé, podendo sustentar seu peso nessa perna. Caso a pesquisa seja feita numa escada, ele a sobe devido à estimulação alternada das pernas. Esta reação está presente no recém-nato até o 2° mês de vida.

Pode-se fazer o teste do *placing reaction* também nos membros superiores, passando-se o dorso da mão na borda e a resposta normal é o levantar do braço estimulado seguido do apoio palmar. A importância desta reação é poder verificar sensibilidade profunda e se o sistema proprioceptivo está íntegro.

REAÇÃO DE ANFÍBIO

A reação de anfíbio aparece no 6° mês de vida. A pesquisa é feita com a criança em prono, na qual se faz uma pequena pressão logo acima da crista ilíaca superior, provocando-se a elevação da pelve. Como resposta, ocorrem flexão e abdução da perna do mesmo lado da pesquisa, e, ao se fazer a pesquisa do outro lado, dever-se-á obter a mesma resposta. Sua importância é preparar para arrastá-lo. Esta atividade facilita e aprimora a transferência de peso entre os dimídios. Essa transferência é a base para a estimulação das reações de retificação e equilíbrio, além de enviar estímulos proprioceptivos simultaneamente aos dois hemisférios cerebrais, facilita, assim, o processo de intercomunicação inter-hemisférica.

REAÇÃO DE LANDAU

Pesquisa-se a reação de Landau segurando o bebê com firmeza por baixo do tronco, na posição horizontal suspensa; como resposta ocorre uma extensão do corpo no sentido cefalocaudal. Pode-se dizer que apresenta três fases de extensão. Primeiro surge a extensão do pescoço, depois a extensão do tronco e do quadril e, por fim, extensão dos membros. Esta reação inicia-se por volta dos 4º/5º meses e deve estar completa no 12º mês.

No 6º mês deverá estar presente quando, na suspensão ventral, o bebê alinha a cabeça em relação ao corpo, vencendo a gravidade. No 8º mês, na suspensão ventral, ganha extensão de tronco e quadril; e, com 1 ano de idade, na suspensão ventral, deverá apresentar extensão total, da cabeça, do tronco e dos membros, contra a gravidade.

Quando a reação está completa, a criança será capaz de ficar de pé, com apoio contra a gravidade. Ela prepara o tônus extensor para que a criança possa manter-se de pé, vencendo a gravidade (Fig. 3-30). Segundo Flehmig,[54] a reação de Landau permite a experimentação da posição do corpo no espaço, organizando o esquema corporal. Para a instalação desta reação é necessária a presença da reação labiríntica de retificação, que será descrita mais à frente, dentro deste mesmo capítulo.

REAÇÃO DE EXTENSÃO PROTETORA

A reação de extensão protetora dos braços, ou reação de paraquedas (Figs. 3-31 e 3-32), manifesta-se nos três planos de movimento: para frente, para os lados e para trás. Inicia-se no 6º mês: quando se desloca o tronco do bebê para frente, com certa velocidade, ele faz, automaticamente, a extensão dos braços para se proteger; no 8º mês, ao se deslocar o peso corporal para o lado, a criança faz o apoio de braço na lateral; e no 10º mês, quando seu peso corporal é deslocado para trás, automaticamente ela roda o tronco e apoia o braço para o lado da rotação, atrás.[3]

Observa-se que a manifestação da reação de extensão protetora dos braços coincide com o ganho do controle cortical sobre os planos de movimentos. Aos 6 meses fica sentado com apoio das mãos à frente do corpo, apresentando os movimentos do plano sagital: flexão e extensão de tronco. No 8º mês faz a extensão protetora dos braços para os lados, apresentando os movimentos do plano frontal: lateroflexão. No 10º mês faz a extensão protetora dos braços para trás, apresentando os movimentos do plano transverso: rotação.

Estes três planos cardeais e os eixos de referência são úteis para descrever os movimentos corporais totais. São planos perpendiculares imaginários de referência, que dividem o corpo pela metade em termos de massa: no plano sagital, ocorrem os movimentos para diante e para trás do corpo e dos segmentos corporais; no plano frontal ocorrem os mo-

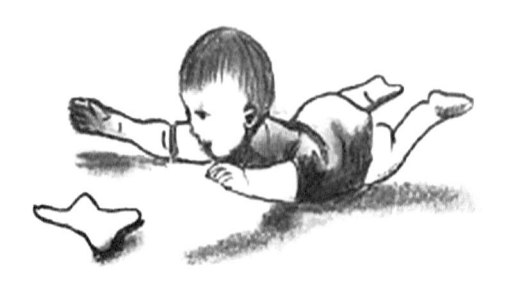

Fig. 3-30. Reação de Landau.

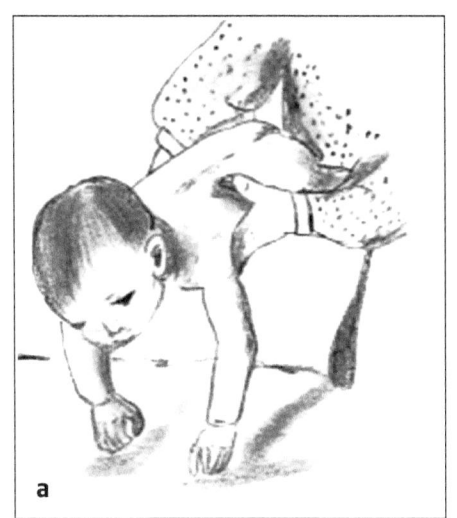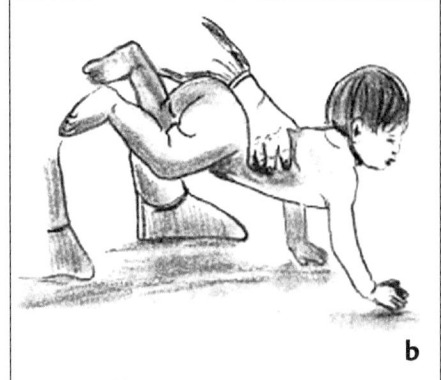

Fig. 3-31. (**a**, **b**) Reação de extensão protetora dos braços para frente.

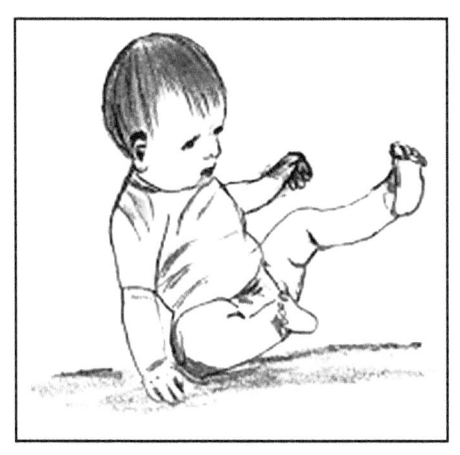

Fig. 3-32. Extensão protetora para trás.

vimentos laterais do corpo e dos segmentos corporais: e no plano transverso ocorrem os movimentos horizontais do corpo e dos segmentos corporais, quando o corpo se encontra na posição ereta.[55]

REAÇÃO CORPORAL DE RETIFICAÇÃO AGINDO SOBRE A CABEÇA

A reação corporal de retificação agindo sobre a cabeça (Fig. 3-33) manifesta-se por volta do 5º ao 8º mês, modificando e integrando a reação cervical de retificação, com a introdução do movimento de rotação no eixo corporal, que leva à dissociação das cinturas pélvica e escapular.

Nesta fase, a criança inicia o rolar pelo ombro, que é seguido dissociadamente pelo quadril, ou o movimento é iniciado pelo quadril, que é seguido pelo ombro. Durante este

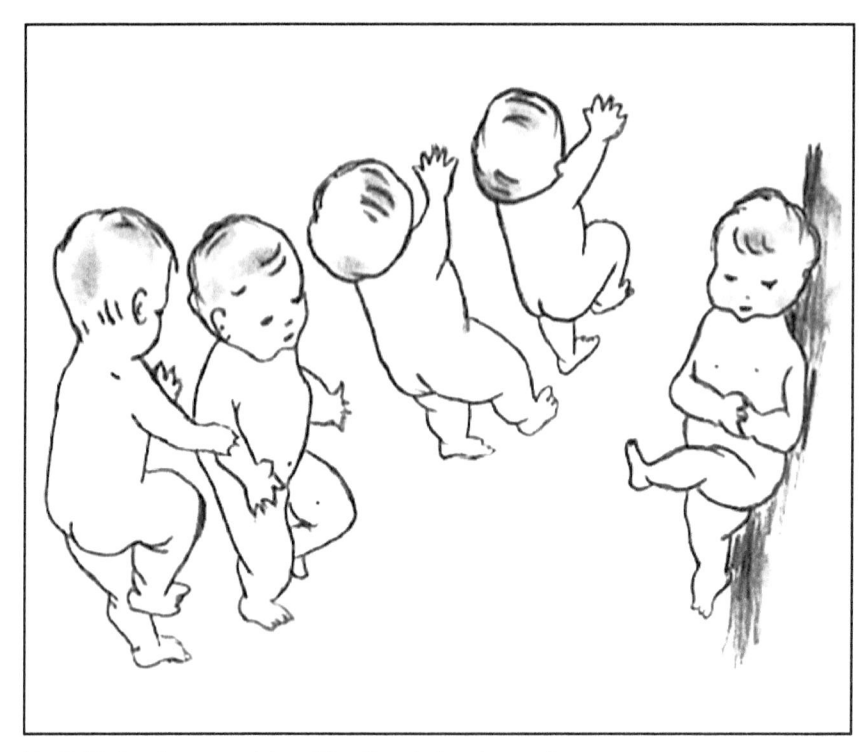

Fig. 3-33. Reação corporal de retificação agindo sobre a cabeça.

rolar, a cabeça orienta-se no espaço, retificando-se durante toda a sequência do movimento. Este alinhamento ocorre pela ação da reação corporal de retificação agindo sobre a cabeça, e também é reforçado pela ação conjunta da reação labiríntica de retificação, que nesta fase se encontra presente e forte.[3] Esta reação é desencadeada pelo contato da superfície corporal com o solo e pela estimulação assimétrica dos órgãos sensoriais táteis da superfície corporal.

REAÇÃO CORPORAL DE RETIFICAÇÃO AGINDO SOBRE O CORPO

A reação corporal de retificação agindo sobre o corpo (Fig. 3-34) está intimamente ligada à reação corporal de retificação agindo sobre a cabeça. Promove o alinhamento do tronco e das partes corporais (mesmo que a cabeça esteja presa/fixada) através da dissociação das cinturas, quando ocorre o movimento de rotação do eixo corporal. Ao liberar-se a cabeça, que até então, durante a pesquisa, estava presa, ela também se alinha ao corpo, mostrando a interação da reação cervical de retificação.

Esta reação também é desencadeada pela estimulação assimétrica dos órgãos sensoriais da superfície corporal. Está totalmente integrada até os 5 anos de idade, considerando-se a maturação do SNC. A reação corporal de retificação agindo sobre o corpo permanece ativa durante toda a idade adulta.[3]

Porém, quando o indivíduo atinge a terceira idade, graças a um mecanismo de defesa do organismo, – tendo em vista a diminuição da flexibilidade articular devido aos processos de osteoporose, a fraqueza muscular, o enrijecimento da pele que dificulta a estimulação

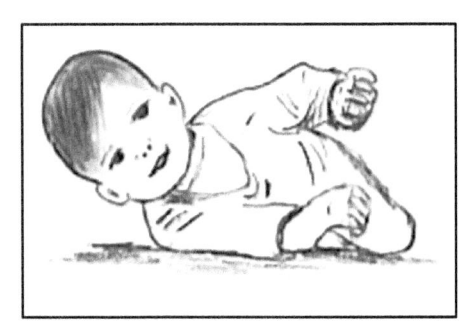

Fig. 3-34. Reação corporal de retificação agindo sobre o corpo.

dos órgãos sensoriais táteis e a diminuição da ação dos órgãos otolíticos – o idoso, então, volta a evocar a reação cervical de retificação, que lhe permite caminhar, sentar, deitar e rolar com mais segurança, mesmo que isto traga ao movimento uma ação mais lenta.

REAÇÃO LABIRÍNTICA DE RETIFICAÇÃO

A Reação Labiríntica de Retificação (RLR) serve para manter e restabelecer o alinhamento da cabeça no espaço.[3] Identifica-se claramente no bebê, quando está na postura de prono, através da elevação ativa da cabeça, vencendo a gravidade. A RLR manifesta-se de forma gradativa de acordo com a maturação do SNC e da estimulação que o bebê recebe no seu dia a dia. No recém-nato, a RLR apresenta-se fraca nesta fase, sendo denominada de reação de defesa, ocorrendo quando o bebê libera as vias respiratórias da superfície para não se sufocar na posição de prono.

No 1º mês de vida a RLR ainda é fraca, mas o bebê já consegue elevar a cabeça, mantê--la momentaneamente e virá-la para um dos lados; no 2º mês, ainda em prono, consegue elevá-la e mantê-la por um tempo maior num ângulo de 45°; no 3º mês já consegue sustentá-la elevada durante mais tempo e virá-la para ambos os lados, sem ter que abaixá-la para descansar, porque esta ação é reforçada pelo apoio dos cotovelos.

Na postura de supino, esta reação só se manifesta ativamente por volta do 6º mês. Do 4º ao 8º mês, ela se desenvolve na retificação lateral (lateroflexão de pescoço), quando o bebê começa, aproximadamente no 4º mês, a fazer as transferências de peso corporal e, no 8º mês, é capaz de rolar, passar para sentado e voltar para deitado. Enquanto o bebê desenvolve as atividades motoras básicas de solo, que precedem a marcha independente, nesta fase, está trabalhando, experimentando, brincando, aprimorando, estimulando suas reações de retificação, para que possa manter-se e locomover-se de pé vencendo a gravidade. Esta reação prepara para o Landau, e a reação de Landau aprimora a RLR.

A reação labiríntica de retificação (Fig. 3-35) pode ser pesquisada no bebê em todas as direções, através da suspensão vertical do mesmo. O pesquisador segura-o pelo tórax, logo abaixo das axilas, e, ao incliná-lo para trás, obtém como resposta a flexão ventral da cabeça; quando se faz a inclinação do tronco para frente, a resposta será de extensão do pescoço; na inclinação lateral, a cabeça fará a flexão lateral para o lado oposto ao que está sendo inclinada. Por exemplo, quando se inclina a criança ou o bebê para a direita, a cabeça volta-se para a esquerda, buscando o alinhamento, fazendo assim um movimento contrário ao da pesquisa. Isto, provavelmente, ocorre pela interação dos dois órgãos otolíticos localizados nos labirintos.

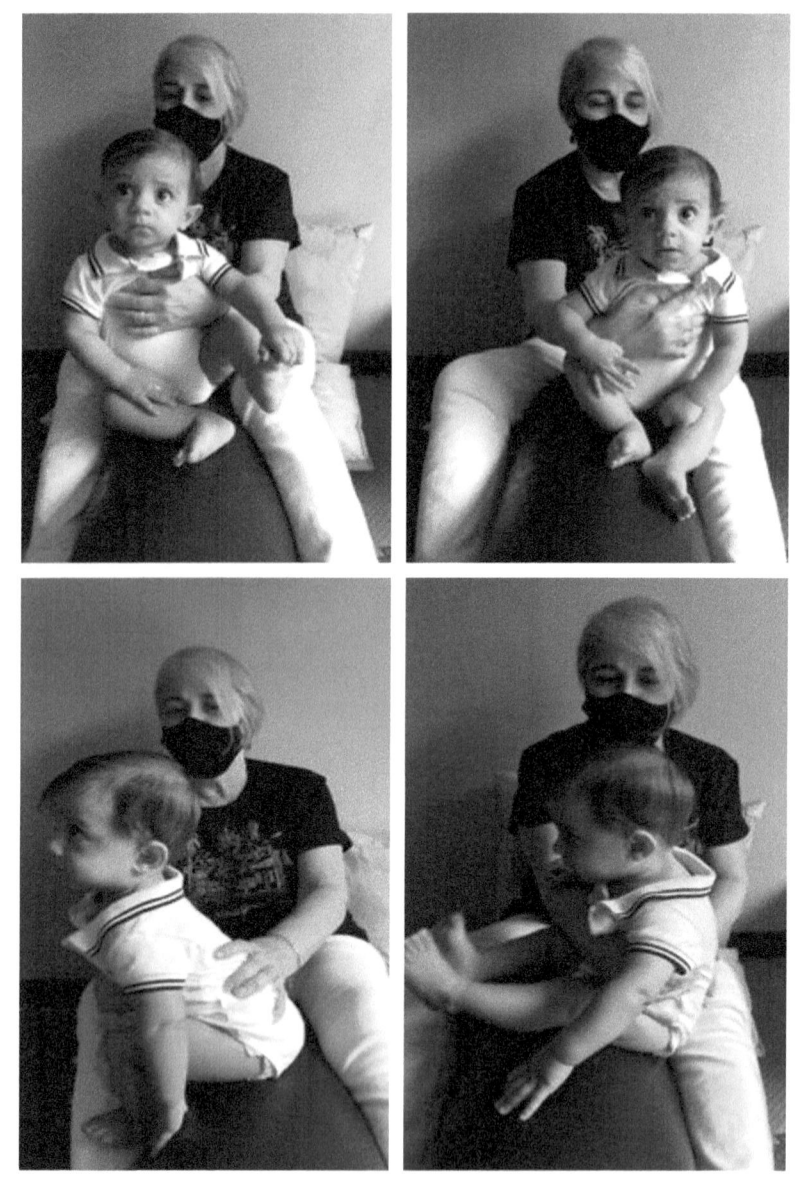

Fig. 3-35. Reação labiríntica de retificação para os lados, frente e trás. (Fonte: acervo da autora.)

REAÇÃO ÓPTICA DE RETIFICAÇÃO

A reação óptica de retificação é responsável pela retificação corporal através da visão. Magnus, *apud* Bobath B. (1985),[3] fez experiências laboratoriais com gatos nas quais removia os labirintos através de um processo especial de centrifugação, vedando-lhes os olhos, e os pendurava no ar com informações táteis nos dois flancos. Desta forma, o animal encontrava-se desprovido de qualquer informação visual, e o tato e a propriocepção eram mínimos. A cabeça do animal caía sob a influência da gravidade, e não se alinhava em relação ao corpo.

Magnus, então, removia a venda, e a cabeça do animal assumia, imediatamente, a posição normal, ou seja, a face vertical e a boca horizontalmente. O animal pesquisado mantinha esta posição no espaço como que mantido por um imã. Isto demonstrou a retificação pela visão.

Portanto, a reação óptica de endireitamento (Fig. 3-36) tem um papel importante na vida do homem, pois o uso da visão para a orientação postural é um fator dominante em nossas reações motoras. Por exemplo, quando, consciente ou inconscientemente, retificamo-nos porque observamos alguém com uma postura inadequada, ou quando paramos ou passamos diante de um espelho e logo fazemos um alinhamento corporal, nesses momentos estamos fazendo uso da reação óptica.

Apesar de essa reação ser importante, não se pode considerá-la essencial ou imprescindível, porque os deficientes visuais, totais ou parciais, mantêm-se de pé e locomovem-se independentemente. As eventuais quedas ocorridas são devidas a pisarem em algum plano desnivelado, ou buraco, e não por perda da retificação óptica.

Devido à grande influência e importância das reações de retificação na motricidade humana, vários pesquisadores se envolveram com o tema, e Schaltembrand, *apud* Bobath B. (1985),[3] observou que, principalmente no primeiro ano de vida, as reações de retificação são muito atenuantes, sendo elas a base das mudanças de postura. Primeiro a criança rola, usando a reação cervical de retificação; depois, com o aparecimento das reações corporais de retificação, para que ocorra a integração desta com as reações corporais.

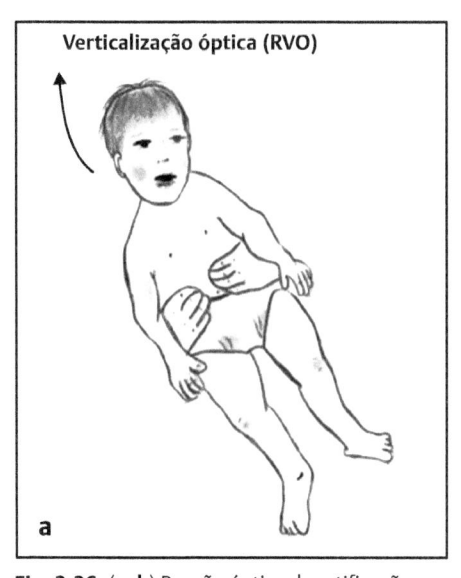
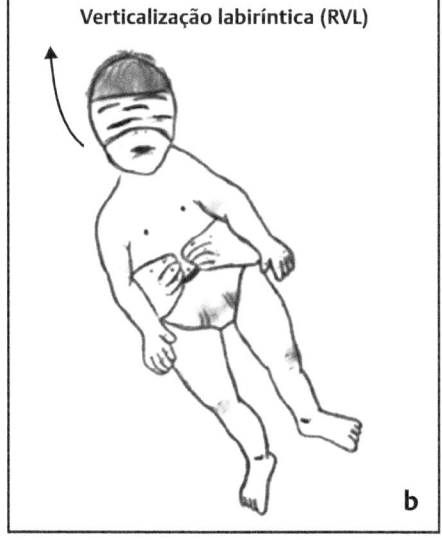

Verticalização óptica (RVO)

Verticalização labiríntica (RVL)

a

b

Fig. 3-36. (**a**, **b**) Reação óptica de retificação.

Observou também que, aos 3 anos de idade, quando a criança passa de supino para sentado, já utiliza o padrão de adulto, que é caracterizado por uma ação simétrica. Não havendo necessidade do movimento de rotação do tronco, a criança flete o pescoço impulsionando-o para frente, usando simultaneamente apoio de braços, podendo apresentar uma tendência à ligeira rotação do eixo corporal e fazendo apoio de braço mais para um lado.

Neste período ocorre a integração das reações corporais de retificação com as reações de equilíbrio. A partir da posição de sentado, ela se levanta sobre os pés com um movimento para frente, simetricamente. Esse processo de desenvolvimento termina por volta dos 4 ou 5 anos de idade. As reações de retificação são o alicerce das reações de equilíbrio.[3]

REAÇÕES DE EQUILÍBRIO

As reações de equilíbrio são fundamentais para que se possa andar livremente contra a gravidade. Foram estudadas por Weiz, 1923; Zador, 1938, e Redemaker, 1935. Estes autores foram a base dos estudos de Berta Bobath, desde 1956, para o entendimento do mecanismo de ajuste automático.

As reações de equilíbrio são respostas automáticas e servem para manter e reajustar o corpo com equilíbrio durante todas as atividades, especialmente quando estamos prestes a cair. Para mantermos o centro de gravidade, necessitamos de contínuos ajustes posturais durante qualquer movimento, por menor que este seja. O ajuste postural pode resultar somente numa mudança de tônus invisível aos olhos, mas percebido na palpação ou na eletromiografia.

Todas as reações de equilíbrio necessitam de mudanças de tônus, e os movimentos têm que ser bem coordenados, rápidos, de amplitude adequada e bem sincronizados.[3]

A evolução da postura, no homem, necessita do desenvolvimento de um mecanismo reflexo, servindo à função da manutenção e à recuperação do equilíbrio na posição ereta e no andar. Este mecanismo consiste em um grupo de reações automáticas, as quais Weiz[9] chamou de "Reações de Equilíbrio" (Fig. 3-37).

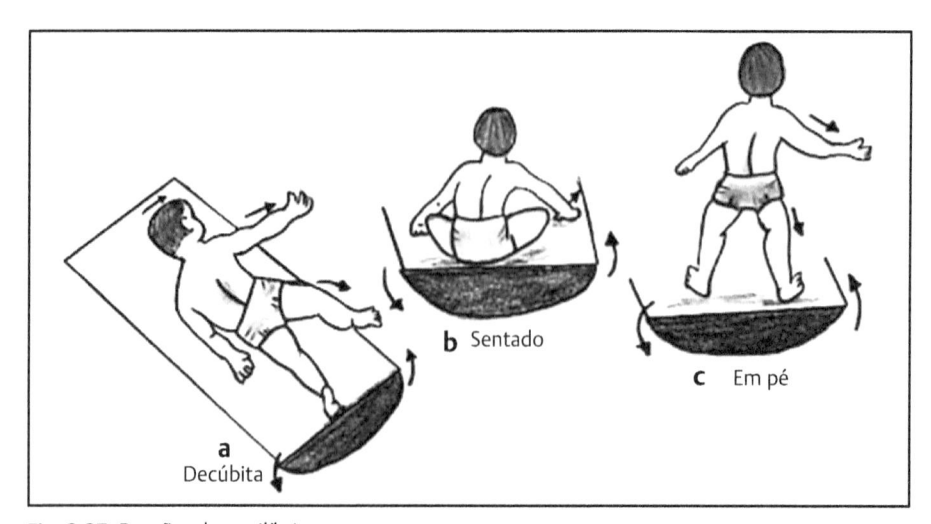

b Sentado

c Em pé

a Decúbita

Fig. 3-37. Reações de equilíbrio.

São reações desencadeadas pela estimulação dos labirintos, manifestam-se através de movimentos compensatórios, que ocorrem automaticamente, e provêm da adaptação de todo o corpo à superfície de apoio ou, em outras palavras, a uma alteração do centro de gravidade do corpo, e a alterações na posição das extremidades em relação ao tronco.

Elas asseguram uma postura adequada ao corpo quando ocorrem alterações no centro de gravidade, pertencendo, portanto, ao grupo dos reflexos estaticocinéticos. Ocorrem somente quando o tônus postural é normal, isto é, suficientemente baixo para permitir a "prontidão" para movimentos compensatórios, porém, suficientemente alto para dar tônus de sustentação.

Weiz[9] observou, em pesquisa feita com 67 crianças, que as reações de equilíbrio não estão presentes ao nascimento nem podiam ser observadas antes dos 6 meses de idade. Dessa idade em diante elas se tornam ativas. Primeiro em prono, depois em supino e, mais tarde, no sentar, no ajoelhar e no levantar. O aparecimento das reações de equilíbrio ocorre numa ordem cronológica e posterior às reações de retificação. Têm, certamente, um papel importante na modificação das reações de retificação durante a mudança na maneira de se levantar, da maneira quadrúpede para a forma adulta simétrica.

No desenvolvimento motor normal da criança, observa-se que, quando ela assume uma postura superior, é porque, na postura abaixo desta, já existem as reações de equilíbrio. Por exemplo, quando as crianças começam a passar para "de pé", é porque já apresentam as reações de equilíbrio quando sentadas; quando andam livremente, já têm as reações de equilíbrio nas posições "de gatas" e "de pé". Assim, conclui-se também que cada atividade superior aprimora a atividade inferior.

Segundo Berta Bobath[3] é provável que as reações de retificação, em sua forma simples, não tornem um paciente capaz de ir além do estágio quadrúpede da atividade motora, e que as reações de equilíbrio sejam essenciais para qualquer atividade além desse estágio. Weiz, *apud* Bobath B. (1985),[3] acrescenta:

> *"Não existe dúvida de que as reações de retificação do corpo gradualmente se perdem no curso do desenvolvimento da criança. É difícil decidir se elas realmente desaparecem ou somente são suprimidas. No entanto, é uma realidade que, paralelo a este progresso, as reações de equilíbrio, que estavam ausentes ao nascimento, aumentam em força e importância. Parece que estamos defronte de dois fenômenos sinérgicos que se alteram em suas manifestações".*

Assim sendo, a importância da manifestação dos reflexos e das reações normais, e as suas integrações, é que eles possibilitam, como afirma Berta Bobath,[3] a instalação das etapas do desenvolvimento motor normal, sequencial e harmonizado, sendo, portanto, a base da motricidade humana.

A mesma pesquisa pode ser feita nos membros superiores, estimulando-se o dorso da mão, que faz com que ele eleve o braço e coloque a palma da mão na mesa, ocorrendo extensão do cotovelo com tomada de peso no braço pesquisado. Nos braços, a reação pode permanecer até o 4º mês de vida.

A importância desta pesquisa é a observação de se o sistema proprioceptivo está presente ou alterado, porque quando há lesão do SNC, a reação de colocação mostra-se ausente.

A persistência da manifestação dos reflexos primitivos são a expressão do sistema inferior não controlado pelo sistema superior.[27] Os reflexos primitivos são atividades reflexas desencadeadas por estímulos externos que são integrados em nível medular e bulbar (controle inferior); as reações arcaicas de endireitamento ou de retificação são respostas reflexas desencadeadas por estímulos proprioceptivos com integração no nível mesencefálico.[3,25,56]

As reações arcaicas de endireitamento ou de retificação manifestam-se antes do 8º mês de idade, quando ocorre a integração com as reações de equilíbrio no nível cortical (controle superior). A integração das reações arcaicas de endireitamento com as reações de equilíbrio vão formar o mecanismo de ajuste automático. Isso ocorre por volta dos 2 anos de idade, permanecendo ao longo da vida.[3,25,52,56]

Com base nos estudos de Sherrington (*apud* Bobath, 1984),[8] sobre a atividade reflexa e na ontogênese da motricidade humana, concluiu-se que o desenvolvimento motor tem como alicerce as reações arcaicas de endireitamento e os reflexos primitivos. Estes servem de base para que o circuito de interdependências do organismo neuromotor possa autogerenciar-se e promover no lactente a possibilidade da aquisição das etapas do desenvolvimento psicomotor para atingir o desenvolvimento motor normal.[57]

Os reflexos primitivos e as reações arcaicas de endireitamento, em função do SNC do lactente estar em constante dinamismo evolutivo, promovem o desenvolvimento da integração das reações de retificação/endireitamento e equilíbrio.[58] Estas reações automáticas compartilham com todo o processo evolutivo, fazendo parte das características dinâmicas da maturação infantil.[21]

A importância da pesquisa dos reflexos primitivos no exame neonatal se faz em função de constituírem uma ferramenta objetiva para verificar a integridade e a maturidade do sistema nervoso central do RN a termo ou RNPT.[12,36,51]

Vários foram os autores que aprofundaram o estudo sobre os reflexos primitivos e os padrões motores das competências dos RNPT e lactentes. Dentre eles destacam-se os estudos realizados por Dargassies.[36,59] Estes trabalhos tiveram fundamental importância por sua contribuição quanto às "idades-chave" dos recém-nascidos prematuros. As idades-chave marcam a evolução do tônus muscular, de algumas reações arcaicas de endireitamento e dos reflexos primitivos de acordo com a idade gestacional em função da maturação neuromuscular.[29]

Dubowitz, Dubowitz e Mercuri[34] propuseram o exame neurológico do RNPT dentro da abordagem neurocomportamental, em que o comportamento interativo e o tônus do RNPT assumem importância maior do que as repostas dos reflexos primitivos e das reações arcaicas de endireitamento. Gherpelli[29,60,61] realizou estudos na população brasileira aplicando os protocolos internacionais e obteve resultados semelhantes aos de outros autores sobre a manifestação da atividade reflexa dos RNPT nas idades pesquisadas.

Encontrou-se pouca referência específica na literatura sobre a pesquisa da manifestação dos reflexos primitivos e das reações arcaicas de endireitamento em RNPT. Dentre as encontradas, estão os estudos de Allen e Capute[20] que, no estudo longitudinal com 47 RNPT de extremo baixo peso (peso de nascimento menor que 1.000 g), verificaram que a atividade reflexa dos mesmos apresentava resposta igual aos dos RN a termo quando se corrigia a IG. Em outro estudo de coorte, Allen e Capute[62] concluíram que os prematuros, ao atingirem 40 semanas de idade corrigida, apresentavam o mesmo comportamento motor do RN a termo.

Olhweiler *et al.*, em 2005,[21] realizaram um estudo sobre os reflexos primitivos, porém, só contemplaram os reflexos de sucção, Moro, apoio plantar, marcha automática, preensão palmar e plantar em RNPT normais no 1º ano de vida, nos períodos do 3º, 6º, 9º e 12º meses de IG com o objetivo de estabelecer a idade dos marcos do desenvolvimento neurológico e definir o perfil clínico. Observaram atraso no desaparecimento dos reflexos primitivos mesmo com o uso da correção da IG.

Melo-Araújo[23] ressalta que a observação de simetria nas respostas dos reflexos é um dado muito importante no exame do RN, porque permite afastar a possibilidade da presença de lesões hemisféricas cerebrais. Diament[51,53] lembrou que, quando se fala sobre avaliação neurológica do RNPT, estamos lidando com um sistema nervoso ainda em fase de desenvolvimento diferente do RN a termo. Além do que, o RNPT desenvolver-se-á em condições não fisiológicas e frequentemente adversas, estando sujeito a alto risco de sofrer agressões nos vários sistemas, principalmente no SNC. O RNPT é imaturo e apresenta maior ocorrência de insuficiência respiratória, instabilidade térmica, hipoglicemia, *kernicterus*, apneia e dificuldades na alimentação.[63]

A manifestação dos reflexos primitivos está correlacionada com os estados comportamentais do RNPT. As respostas reflexas estão presentes quando o RNPT está desperto. A pesquisa fica mais efetiva quando realizada nos estados comportamentais 3 e/ou 4.[15]

No RNPT abaixo de 30 semanas de IG, não é fácil afirmar se o RNPT está dormindo ou acordado[29] porque os estados comportamentais não se apresentam de forma definida e estável nos prematuros com menos de 36 semanas de IG,[64] fator este que pode inferir diretamente no resultado do exame entre examinadores.

Gherpelli[29] ressalta ainda que, no exame físico do RNPT é necessário utilizar como parâmetro as "idades-chave" propostas por Dargassies[36] após avaliar 100 RNPT com IG variando de 28 a 37 semanas. Em 1979, Dargassies[59] avaliou 286 RNPT com o objetivo de rever as "idades-chave". Estes estudos apresentaram tal relevância que as "idades-chave" são utilizadas como parâmetros em todos os estudos relativos à avaliação dos RNPT. Entretanto, o estudo de Dargassies[59] só avaliou alguns dos reflexos primitivos como: reação de Moro, marcha automática, voracidade, reflexo de preensão palmar e extensão cruzada; a autora observou que estes foram se intensificando semana após semana em função da maturação dos sistemas.

Gherpelli[29] salienta que há 30 anos os prematuros não recebiam suporte nutricional adequado em função da pouca tecnologia da época e que isso pode influenciar no comportamento neurológico. Este fato reforça a necessidade da realização do estudo da manifestação das reações arcaicas de endireitamento e dos reflexos primitivos no período de vida no período de idade prematuro, antes de atingir a 40ª semana de idade corrigida.

O período de aceleração do crescimento cerebral vai desde a 30ª semana de gestação até pelo menos o final do 2º ano de vida. Durante esse período, se as condições nutricionais não forem adequadas para permitir o crescimento e o desenvolvimento normal do cérebro, maiores serão as probabilidades do risco de dano permanente.[65]

Estudos indicam que a alimentação inadequada em micronutrientes essenciais durante o 3º trimestre de gestação até o 2º ano de vida, período em que o cérebro é mais vulnerável e apresenta fase de crescimento rápido, pode trazer dano à função cerebral (Tabela 3-1).[66]

Tabela 3-1. Tabela de reflexos primitivos

CRONOLOGIA DOS REFLEXOS E REAÇÕES DO DESENVOLVIMENTO **													
– / + ESBOÇADA				+ PRESENTE				+ / – FRACA					
Meses	1	2	3	4	5	6	7	8	9	10	11	12	24
Moro	+	+	+	+	+/–								
Gallant	+	+	+/–										
RTCA		+											
Positiva de suporte	+	+											
Marcha automática	+	+											
Preensão palmar	+	+	+	+/–									
Plantar	+	+	+	+	+	+	+	+					
Sucção	+	+	+	+/–									
Reação Cervical RET*	+	+	+	+	+/–	+/–	+/–	+/–	+/–	+/–	+/–		
Reação Corporal RET*					–/+	+	+	+	+	+	+	+/–	+/–
Reação labirintica RET*	–/+	+	+	+	+	+	+	+	+	+	+	+	+
Landau								+	+	+	+	+	+/–
Extenção protetora, frente							+	+	+	+	+	+	+
Extenção protetora, lados								+	+	+	+	+	+
Extenção protetora, trás										+	+	+	+
Astasia			–/+	+	+	+/–	+/–						

(**) Etapas de aparecimento, persistência e desaparecimento das reações de desenvolvimento.
(*) RET. = RETIFICAÇÃO.
Baseada em material do curso Bobath, Método Neuro–evolutivo. The Bobath Center, 1986.

REFERÊNCIAS BIBLIOGRÁFICAS

1. Shumway-Cook A, Woollacott MH. Controle motor – teoria e aplicações práticas. 2. ed. São Paulo: Manole; 2003. p. 10-12.
2. Magnus R. Some resultes of studies in the physiology of posture. Lancet. 1926: 531-85.
3. Bobath B. Abnormal postural reflex activity: caused by Brain lesions. 3rd ed. London: William Heinemann; 1985. p. 18-55.
4. André-Thomas. Equilibré et equilibration. Paris: Masson; 1940.
5. Andre-Thomas, Dargassies SA. Etudes neurologiques sur le nouveau-né et le jeune nourrisson. Paris: Masson; 1952.
6. André-Thomas, Chesni Y, Sant-Anne Dargassies. The neurological examination of the infant. Clinics in Developmental Medicine. London: National Spastics Society; 1960.
7. Gesell A, Amatruda CS. Diagnóstico do desenvolvimento. São Paulo: Atheneu; 1990. 566p.
8. Bobath K. A neurophysiological basis for the treatment of cerebral palsy. 2nd ed. London: Oxford Blackwell Scientific Publications; 1984.
9. Weisz ST. Studies in equilibrium reaction. Jour Nerv Ment Dis. 1938;153-62.
10. Langworthy OR. Development of behavior patterns and myelinization of the nervos system in the human fetus and infant; contribution to embriology. Carnegie Instn Washington. 1933;24:1.
11. McGraw MB. The Neuromuscular Maturation of the Human Infant. New York: Hafner Publishing; 1963.
12. Lefévre AFB. Contribuição para padronização do exame neurológico do recém-nascido normal. Tese Faculdade de Medicina da Universidade de São Paulo; 1950.
13. Gesell A, Amatruda CS. Developmental diagnosis. Paul B Hoeber; 1952.

14. Prechtl HFR. The long term value of the neurological examination of the newborn infant. Publ Second National Spastics Society. 1960.
15. Prechtl HFR, Beintema D. The neurological examination of the full term new-born infant. Clinics in Development Medicine Spastics Soc. Med. Educ. England. 1964;(1)12.
16. Amiel-Tison C. Neurological evaluation of the maturity of newborn infants. Archives of Disease in Childhood. London. 1968;43:89-93.
17. Coriat LF. Sistematización del examen neurológico del lactante. Tesis de Doutorado. Faculdade de Medicina, Univ. Nacional de Buenos Aires; 1958.
18. Coriat LF. Maturação psicomotora no primeiro ano de vida da criança. São Paulo: Cortez e Moraes; 1977.
19. Coriat LF. Maturação psicomotora no primeiro ano de vida da criança. 5. ed. São Paulo: Centauro; 2007.
20. Allen MC, Capute AJ. The evolution of primitive reflexes in extremely premature infants. Pediatric Reserch. 1986;20:1284-9.
21. Olhweiler L, Silva AR, Rotta NT. Estudo dos reflexos primitivos em pacientes recém-nascidos pré-termo normais no primeiro ano de vida. Arquivos de Neuropsiquiatria. 2005;63:294-7.
22. Guimarães EL, Tudella E. Reflexos primitivos e reações posturais como sinais indicativos de alterações neurossensoriomotoras em bebês de risco. Pediatria. 2003;25(1/2):28-35.
23. Melo-Araújo MG. Avaliação clínico-neurológica de recém-nascidos subnutridos e normais e seu desenvolvimento. São Paulo: Atheneu; 2002.
24. Gonçalves Céu MP. Prematuridade – Desenvolvimento Neurológico e Motor – Avaliação e Tratamento. Rio de Janeiro: Revinter, 2012; p179.
25. Machado A. Neuroanatomia funcional. 2.ed. Rio de Janeiro: Atheneu; 1998.
26. Shepherd RB. Desenvolvimento da motricidade e da habilidade motora. In: Fisioterapia em pediatria. 3.ed. São Paulo: Santos; 1996. p. 9-42.
27. Gosselin J, Amiel-Tison C. Avaliação neurológica do nascimento aos 6 anos. 2. ed. Porto Alegre: Artmed; 2009. 21 p.
28. Fonseca V. Da Filogênese a ontogênese da motricidade. Porto Alegre: Artmed; 1988. 137 p.
29. Gherpelli JLD. Avaliação neurológica do recém-nascido prematuro. In: Diament NA, Cypel S. Neurologia infantil. 4. ed. São Paulo: Atheneu; 2005. p. 23-33.
30. Misodor, 2008. Acesso em 16 de maio/2008. Disponível em: www.misodor.com/DNPS.htm.
31. Bobath B, Bobath K. Students papers. The Western Cerebral Palsy Center Eight Week CP Course. Londres; 1986.
32. Funayama CAR. Exame neurológico em crianças. Simpósio: Semiologia Especializada. Medicina Ribeirão Preto, 1996;29:32-43.
33. Hanabusa M. Mechanism of neonatal primitive reflexes based on the anencephalic brains. Acta Neonatologica Japonica. 1975;11(3):283-93 (Japanese).
34. Dubowitz LMS, Dubowitz V, Mercuri E. The neurological assessment of the preterm and full term newborn infant. 2nd ed. London: Mac Keith Press; 1999.
35. Mitchell RG. The Moro reflex. Cerebral palsy bulletin. 1960;2(3):135-41.
36. Dargassies SA. Neurological development in the full-term and premature infant. New York: Elsevier Science; 1977.
37. Dargassies SA. Le development du système nerveux fetal. Doc Scientifiq. Guigoz; 1968:75-6.
38. Petrikovsky BM, Kaplan GP. Fetal grasping of the umbilical cord causing variable fetal heart rate decelerations. Journal of Clinical Ultrasound. 1993;21(9):642-4.
39. Gherpelli JLD. Propedêutica neurológica do recém-nascido e sua evolução. Rev Med. (São Paulo) 2003;82(1-4):22-33.
40. Futagi Y, Suzuki Y. Neural mechanism and clinical significance of the plantar grasp reflex in infants. Pediatric Neurology. 2010;43(2):81-6.
41. Neiva FCB, Leone CR. Sucção em recém-nascidos pré-termo e estimulação da sucção. Pró-Fono. 2006;18(2):141-50.
42. Mizuno K, Ueda A. The maturation and coordination of sucking, swallowing, and respiration in preterm infants. J Pediatr. 2003:36-40.

43. Calado DFB, Souza R. Intervenção fonoaudiológica em recém-nascido pré-termo: estimulação oromotora e sucção não-nutritiva. Rev CEFAC. 2012 Jan-Fev;14(1):176-81.
44. Caetano LC, Fujinaga CI, Scochi CGS. Sucção não-nutritiva em bebês prematuros: estudo bibliográfico. Rev Latino-Am Enfermagem 2003 Mar-Abr;11(2):232-6.
45. Neiva FCB, Leone CR. Efeitos da estimulação da sucção não-nutritiva na idade de início da alimentação via oral em recém-nascidos pré-termo. Rev Paul Pediatria. 2007;25(2):129-34.
46. Santos GLM, Silva AS, Novais SL. Reflexo de Babkin no recém-nascido: nova área reflexógena. J Pediatr (Rio J) 1996;72(3):172-80.
47. Babkin PS. The establishment of reflex activity in early postnatal life. In The central nervous system and behaviour. Translated from the Russian by the U.S. Department of Health, Education and Welfare. Washington, DC: PublicHealth Service 1960;24-32.
48. Lippman K. Über den Babkinschen Reflex. Arch Kinderheilk. 1958:157:8.
49. Hooker D. Early human fetal behaviour with a preliminar note on Double simultaneous fetal stimulation. Ass Res Nerv Ment Dis. 1954:33-98.
50. Humprey T. Pattern formed at upper cervical spinal Cord levels by sensory of spinal and cranial nerves. Arch Neurol Kinderheilk. 1955:157-234.
51. Diament AJ. Contribuição para a sistematização do exame neurológico de crianças normais no primeiro ano de vida. Tese de Doutorado. Faculdade de Medicina da Universidade de São Paulo; 1967.
52. Gonçalves Céu MP. A Importância da Intervenção Sensório-Motora Essencial Aplicada desde a UTI Neonatal, na Recuperação Motriz de Bebês Prematuros, Portadores de Disfunções Neuromotoras Decorrentes da Síndrome Hipóxico-Isquêmica. Dissertação (Mestrado em Ciência da Motricidade Humana). Programa de Pós-Graduação em Ciência da Motricidade Humana. Rio de Janeiro: Universidade Castelo Branco; 2002. 103f.
53. Diament A. Exame neurológico do lactente. In: Diament A, Cypel S. Neurologia infantil. 4. ed. São Paulo: Atheneu; 2005.
54. Flehming I. Desenvolvimento normal e seus desvios no lactente: diagnóstico e tratamento precoce do nascimento até o 18° mês. Rio de Janeiro/São Paulo: Atheneu; 1987.
55. Hall SJ. Biomecânica básica. 3. ed. Rio de Janeiro: Guanabara Koogan; 2000.
56. Carpenter RHS. Neurophysiology. 3rd ed. London: Arnold; 1997.
57. Gonçalves Céu MP, Silva VF. A influência da intervenção sensório-motora essencial no desenvolvimento motor em bebês prematuros portadores de disfunções neuromotoras. XXIV Simpósio Internacional de Ciência do Esporte: Vida Ativa para o Novo Milênio, São Paulo; 2001.
58. Lefèvre AFB. Exame neurológico da criança. In: Tolosa APM, Canelas HM. Propedêutica neurológica. 2. ed. São Paulo: Sarvier; 1975.
59. Dargassies SA. Normality and normalization as seen in a long-term neurological follow-up of 286 truly premature infants. Neuropediatric. 1979;10:226-44.
60. Gherpelli JLD. Avaliação neurológica do recém-nascido prematuro. In: Diament NA, Cypel S. Neurologia infantil. 2. ed. São Paulo: Atheneu; 1989. p. 33-47.
61. Gherpelli JLD. Avaliação neurológica do recém-nascido prematuro. In: Diament NA, Cypel S. Neurologia infantil. 3. ed. São Paulo: Atheneu; 1996.
62. Allen MC, Capute AJ. Tone and reflex development before term. Pediatrics. 1990;85:393-9.
63. Raju TN, Higgins RD, Stark AR, Leveno KJ. Optimizing care and outcome for late-preterm (near term) infants: a Summary of the Workshop Sponsored by the National Institute of Child Health and Human Development. Pediatrics. 2006;118(3):1207-14.
64. Nolte R, Haas G. A polygraphic study of bioelectrical brain maturation in preterm infants. Developmental Medicine Child Neurol. 1978;20:167.
65. Cardoso AL. Desnutrição e sistema nervoso central. In: Diament A, Cypel S. Neurologia infantil. 4. ed. São Paulo: Atheneu. 2005;(2):1325-34.
66. Camelo Junior JS, Monteiro JP, Almada MORV. Oferta de ferro e desenvolvimento do sistema nervoso central. In: Procianoy RS, Leone CR. (Ed.) Programa de Atualização em Neonatologia (PRORN). Porto Alegre: 2008; Ciclo 5, Módulo 4. p. 85-118.

BIBLIOGRAFIA COMPLEMENTAR

André-Thomas, Dargassies SA. The neurological examination of the infant. medical advisory council of the spastics society. London; 1960. p. 29-41.

Brazelton TB, Cramer BG. Os cinco sentidos do recém-nascido. In: Brazelton TB, Cramer BG. As primeiras relações. São Paulo: Martins Fontes; 1992. p. 63-74.

Capute AJ, Accardo PT, Vining EP, Rubenstein JE, Walchier JR, Harryman S, et al. Primitive reflex profile. Physical Therapy. 1978;58:1061-5.

Capute AJ. Identifying cerebral palsy in infancy through study of primitive-reflex profiles. Pediatr Ann. 1979;8:589-95.

Capute AJ, Wachtel RC, Palmer FP, Shapiro BK, Accardo PJ. A prospective study of three postural reactions. Dev Med Child Neurol. 1982;24:314-20.

Capute AJ, Palmer FB, Shapiro BK, Wachtel RC, Ross A, Accardo PJ. Primitive reflex profile: quantification of primitive reflexes in infancy. Dev Med Child Neurol. 1984;26:375-83.

Futagi Y, Tagawa T, Otani K. Primitive reflex profiles in infants: differences based on categories of neurological abnormality. Brain and Development. 1992;14(5)/;294-8.

Gherpelli JLD. Desenvolvimento neuropsicomotor do recém-nascido de muito baixo peso. In: Procianoy RS, Leone CR (Ed.) Programa de Atualização em Neonatologia (PRORN). Porto Alegre: 2007; Ciclo 4, módulo 3. p. 143-62.

Girolami G, Campbel, S. Efficacy of a neuro-developmental treatment program to improve motor control in infants born prematurely. Pedriatic Physical Therapy. 1994;6:175-84.

Prechtl HFR. The neurological examination of the full-term newborn infants. 2nd ed. London: William Heinmann Medical Books; 1977.

Sherrington C, Mc Graw MB. The man and his nature. New York: MacMilian; 1941.

Sherrington C. the integrative action of the nervous system. Cambridge: CUP;1947.

Zafeiriou DI. Primitive reflexes and postural reactions in the neurodevelopmental examination. Pediatr Neurol. 2004;31(1):1-8.

CAPÍTULO 4

DESENVOLVIMENTO MOTOR TÍPICO

Quando se pensa em abordar o desenvolvimento motor global dando ênfase à instalação das etapas neuroevolutivas, não se pode deixar de mencionar pelo menos uma das linhas de visão da psicomotricidade, já que esta lhe é intrínseca. Dessa forma, faremos uma breve descrição da visão de Lapierre & Aucouturier[1] sobre a gênese do movimento.

Segundo estes autores, não há vida sem movimento, e a parada do movimento próprio para toda a matéria viva é a "morte" do ser humano. De fato, o movimento aparece *in utero*, no embrião, como uma pulsão primitiva de movimento, ou a própria pulsão de vida.

O movimento é originado no mais profundo do ser, vai se propagar no espaço exterior, e aí fará contatos; contatos de imobilidade, contatos com outros movimentos, contatos de prazer e de desprazer etc. É nesse momento que nascem os conflitos que irão modelar o desejo, ou o não desejo do movimento, e é através do desejo e do conflito que encontramos, cada dia, simbolicamente expressa, a história pessoal de cada um, inscrita em suas tensões, tônica que, através da ação, é manifestada pelo movimento espontâneo, criado na relação com o objeto, com o outro e com o meio.[2]

Lapierre & Aucouturier acrescentam ainda que a imaturidade do sistema neuromotor não permite à criança, nos seus primeiros meses de vida, a utilização da motricidade voluntária, mas, por outro lado, seu sistema tônico está perfeitamente desenvolvido, tanto no plano sensitivo quanto no plano motor. E que é por intermédio da organização ainda muito arcaica desse sistema tônico que a criança vai estabelecer seus primeiros contatos com o mundo, a um nível pré-consciente.[1]

Os autores acreditam que talvez esteja aí a origem da percepção, não a percepção racionalizada, corticalizada, conceitualizada, mas uma percepção difusa, de nível de integração subcortical. Essas percepções são percepções internas, proprioceptivas, das tensões musculares e das *nuances* dessas tensões, estando, portanto, diretamente ligadas ao prazer primitivo do movimento vital.

As experiências que o bebê vai obtendo vão influenciar seu comportamento global. Quando são regidas, a maior parte das vezes, pelo desprazer, o bebê tenderá a se retrair, a não ser tão explorador, a ter receio de se movimentar, e, então, desistirá de continuar a estabelecer relação com o outro ou com o meio. Entretanto, quando suas tentativas resultam em sucesso, instalar-se-á uma atividade circular, onde ele brinca com o brinquedo e o brinquedo brinca com ele. O brinquedo se afasta, e a criança se empenha em mantê-lo por perto. Quando o objeto do seu interesse não está no mesmo plano que ela, tenta pegá-lo de várias maneiras. Segura-se nos móveis, cai, levanta-se, tenta de novo, mas naquele momento tem que ser o seu brinquedo preferido.

Para que toda essa "brincadeira" possa ocorrer, a criança tem que estar motivada, sendo que a motivação não é dada pelo outro; ela está dentro do indivíduo, ela é intrínseca. O que se pode fazer é ficar muito atento às coisas que a fascinam e, se deixamo-las dentro do campo de seu alcance, ela poderá se empenhar para chegar até elas, explorá-las e, assim, começar a descobrir o mundo, iniciado pela exploração motora, que culminará com o desenvolvimento motor.

ETAPAS DO DESENVOLVIMENTO MOTOR NO BEBÊ DE 0 A 13 MESES

O desenvolvimento motor é um processo a ser atingido pelo bebê desde o período do nascimento até os 2 anos de idade. Nesta fase ocorrem alterações dramáticas no crescimento e no desenvolvimento da criança. Durante os primeiros dias de vida o bebê só é capaz de reagir às sensações táteis, gustativas e sonoras, aos movimentos e às imagens visuais, especialmente ao rosto humano, e depende inteiramente de alguém que o alimente, proteja e o suporte contra a ação da gravidade durante seu manuseio no meio ambiente.

Entretanto, aos 2 anos de idade, a criança possui uma noção básica do meio em que vive, sendo capaz de locomover-se independentemente, explorar o próprio corpo, o outro, os objetos, e o meio. Pode se alimentar com independência, colabora ao ser vestido e despido, possui alguma comunicação verbal, conhece a função dos objetos de uso diário, porém, seus movimentos e sua coordenação ainda são imprecisos e desajeitados, quando comparados aos de uma criança de 6 anos de idade.[3]

Este desenvolvimento, embora acelerado tanto qualitativamente quanto quantitativamente, não se trata, contudo, de simples sistemas que caminham espontaneamente da imaturidade originária à maturação definitiva, mas de padrões de comportamento que estão constantemente sujeitos à autorregulação, padrões estes que se ajustam a determinadas situações. Isto é, quando a criança, através da experimentação, aprende a interagir com o ambiente, atuando com os meios de que dispõem, o faz em decorrência da existência de certos padrões geneticamente predeterminados, que se manifestam pela motricidade reflexa.

Assim sendo, de acordo com as principais correntes desenvolvimentistas, os reflexos primitivos e as reações arcaicas são o alicerce da motricidade humana, que é desencadeada pelo ato cognitivo, e este está intrínseco ao desenvolvimento perceptivo, que ocorre dentro do período sensório-motor.

Fonseca[4] afirma que é no período sensório-motor que ocorre a função integrativa entre todos os sistemas sensoriais, e que as estruturas motoras são a base do desenvolvimento perceptivomotor. Nesse contexto, a neurociência afirma que todo processo em desenvolvimento sofre influências naturais e ambientais.

As influências naturais são aquelas que emergem do próprio organismo, como resultado da soma genética impressa no gene. Estas gerências naturais sofrem influências ambientais quando o organismo neuromotor passa a interagir com o meio. E esta interação promove a maturação dos processos neuronais, além de o meio promover motivação e metas necessárias para a aquisição das etapas neuroevolutivas do desenvolvimento motor.

Banich[5] afirma que o organismo neuromotor encontra-se estruturalmente completo ao nascimento. Porém, funcionalmente, encontra-se "imaturo", e que, através da interação com o meio, ocorre a maturação dos processos neurais. Da interação dos sistemas com o SNC intacto resulta no desenvolvimento motor, este se instala sequencialmente através da aquisição das etapas neuroevolutivas, mês a mês, nas quais cada aquisição é a base para a subsequente, e, simultaneamente, promove a otimização do controle motor da etapa anterior, tornando-se assim um circuito de interdependências entre as etapas neuroevolutivas.

As etapas neuroevolutivas seguem uma sequência de instalação no sentido cefalo-caudal, obedecem ao padrão maturacional, promovendo também a instalação do controle motor. Vários são os autores que descreveram a sequência do desenvolvimento motor e os fatores que nele inferem: Frankenburg,[6] Coriat,[7] Bobath,[8] Schimidt,[9] Bobath B,[10,11] Flehmig,[12] Cunha,[13] Fonseca,[14] Gesell & Amatruda,[15] Bly,[16] Shepherd,[17] Newcombe,[18] Goldberg & Sant,[19] a autora desta obra, Gonçalves Céu,[20] e outros. Este estudo teve como referência básica a escala de desenvolvimento motor do estudo realizado em Denver, por Frankenburg. Estas escalas vêm sendo aceitas e utilizadas como parâmetros por estudiosos na ciência do desenvolvimento motor, apresentando a sequência da instalação do controle de cabeça, do rolar, controle de tronco, sentar, engatinhar, passar para de pé, andar e correr.

Assim, a seguir, será feita uma descrição detalhada do comportamento dos padrões motores, e de como se instalam as etapas neuroevolutivas para que o bebê adquira o desenvolvimento motor propriamente dito. Este item será descrito para facilitar ao terapeuta, ou ao examinador, a identificação clara e imediata de qualquer desvio no comportamento dos padrões motores do bebê. Para tal far-se-á a descrição do desenvolvimento motor, mês a mês, nas diversas posturas, modelo que consideramos mais didático. O conhecimento da sequência de instalação e o reconhecimento dos padrões de movimento se fazem necessários para que se torne possível a realização do diagnóstico precoce, porque, como afirma Eckert:[21]

> *"Variações no padrão temporal de movimentos espontâneos podem também ser úteis na detecção de sutil desorganização neurocomportamental no período neonatal, antes que outros sinais de disfunção neuromotora, tais como a presença de reflexos anormais e a organização dos padrões motores anormais consolidados, se tornem evidentes".*
> (grifo nosso).

Padrões Motores do Recém-Nato

O recém-nato, em repouso, apresenta uma postura simétrica com predomínio do padrão flexor de tronco e membros em todas as posturas, apresenta movimentos espontâneos, harmoniosos e de pequenas amplitudes, decorrente da predominância do tônus de hipertonia flexora fisiológica, que é resultante da maturação do SNC durante a vida fetal.[22]

O bebê permanece no padrão de flexão em supino, em prono, em suspensão ventral e dorsal. Isso se deve à hipertonia flexora fisiológica dos flexores de tronco e dos membros de distribuição relativamente simétrica; os braços e as pernas oferecem ligeira resistência à movimentação passiva dos quatro segmentos, o que ocorre quando o bebê está em atividade.

Ao longo do primeiro mês de vida, com a maturação do sistema nervoso, e com a influência da reação labiríntica de retificação, a hipertonia fisiológica diminui gradativamente, fato decorrente do manuseio do bebê pela mãe, na troca de fraldas, dando banho, embalando etc., o que irá ativar a reação labiríntica de retificação, que será a porta de entrada para o início da instalação do padrão extensor.

Após o nascimento, o tônus flexor fisiológico predomina em função do posicionamento imposto pele postura no útero no final da gestação, proporcionando também alongamento da musculatura extensora. Segundo os princípios da neurofisiologia, os músculos alongados vão reagir mais rapidamente aos estímulos e, junto com a ativação da reação labiríntica de retificação, vencerão a ação da gravidade, promovendo gradativamente o equilíbrio entre a ação dos flexores e dos extensores.

Posturas do Bebê Recém-Nato em Supino

O recém-nascido demonstra a postura flexora, principalmente em membros superiores. Ainda não consegue manter a cabeça na linha mediana, ficando virada para o lado dominante, de forma a permitir, assim, o contato mão-boca (Fig. 4-1).

A cabeça se encontra lateralizada, ombros elevados, MMSS em flexão, com adução para próximo do tronco. MMII: os pés em pequeno contato com a região do calcanhar no solo, a coxofemoral rodada externamente e abduzida, e os joelhos fletidos. O fêmur, ao nascimento, encontra-se rodado, e ao longo do tempo, com a descarga de peso, vai-se alinhando, o que acontece quando a criança começa a ficar de pé.

Atitude em supino: o bebê se apresenta simétrico em flexão; quando em repouso, a cabeça permanece voltada para um dos lados, devido à ação da gravidade e pela falta de controle cortical dos músculos flexores do pescoço (esternoclidomastóideos); geralmente a cabeça está voltada para o lado dominante da criança (direito). Quando o bebê está em atividade, a cabeça se mantém na linha média enquanto houver estímulo, assim começa a ativar o controle central.

O tronco em supino: o recém-nato pode mover a cabeça de um lado para o outro (com uma amplitude aproximadamente de 180°) e permanecer na linha média, momentaneamente, enquanto houver estímulos adequados, promovendo um momento ideal de atenção. Este acompanhamento que o bebê realiza é obtido através de estímulos visuais e/ou sonoros dos órgãos sensoriais; pode ser avaliado pelo exame neurocomportamental.[23]

O tronco estará "em bloco", tornando-se um pilar de sustentação para o restante do corpo, nem sempre simétrico no início, porque esta simetria depende da posição da cabeça. O peso corporal desloca-se ligeiramente para o lado em que o rosto estiver virado (lado facial), com isso, o peso corporal só estará totalmente distribuído simetricamente quando o bebê estiver interagindo com algum estímulo apresentado à sua frente, mantendo a cabeça na linha média.

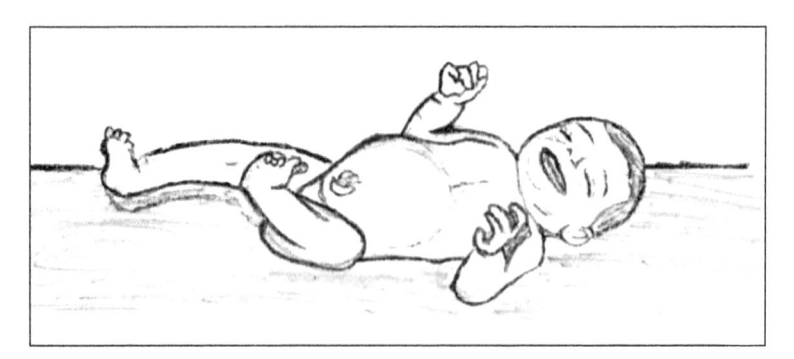

Fig. 4-1.

Para que seja mantida a estabilidade postural, o peso corporal, durante o repouso, fica espalhado pelo tronco, principalmente na região torácica e escápulas. Nesta fase, o peso corporal chega à pelve e aos membros inferiores, durante o sono, pelo relaxamento muscular e pela ação da gravidade.

Em atividade, o peso corporal é deslocado até a pelve, devido aos *kickings* simultâneos, podendo chegar até os membros inferiores. Esta estabilização do tronco é uma característica marcante, quando nos referimos à movimentação "em bloco" do recém-nato, pois é ela que mantém, através do padrão flexor, a estabilidade do tronco da criança.

Posição dos Membros Superiores em Atividade

Os ombros e os braços do bebê em atividade encontrar-se-ão com elevação de ombros, que parecerão estar "colados" nas orelhas do bebê, e adução na horizontal, podendo-se observar a tensão exercida pelo músculo peitoral. E, juntamente com o padrão de adução na horizontal dos ombros, entram em ação as fibras anteriores dos respectivos deltoides e dos flexores dos braços, possibilitando, assim, maior aproximação das mãos até a boca do bebê.

Nos antebraços os cotovelos apresentar-se-ão semifletidos, com pronação de antebraços, acompanhados harmoniosamente pela flexão dorsal do punho, o que facilitará a aproximação das mãos até a boca e a sucção das mesmas. As mãos apresentam-se com o punho em flexão (flexores radial e ulnar do carpo), acompanhando o tônus flexor do bebê. Este apresentará movimentos livres e espontâneos de punho e dedos, em que o polegar deverá estar abduzido, ou aduzido, mas não incluso.

Posição dos Membros Superiores em Repouso

Quando em repouso os ombros continuarão elevados, porém, neste momento, já não se encontrará a ação significante do músculo peitoral e porção anterior do deltoide. Assim, os ombros ficarão em adução com os braços, ao lado do tronco e/ou em rotação externa. As escápulas ficarão em adução, na posição de relaxamento do bebê. Nos antebraços os cotovelos estão em semiflexão, com pronação, permanecendo ao lado do corpo, repousando sobre o berço. As mãos estarão localizadas ao lado e próximas ao corpo, semiabertas, com polegares aduzidos, porém não inclusos, durante o repouso.

Posição dos Membros Inferiores em Atividade

A pelve estará na posição de retroversão. A articulação coxofemoral estará em semiflexão, os membros inferiores apresentarão movimentação espontânea, predominando os movimentos de flexoextensão, abdução e adução das coxas, com rotação externa e retorno à linha média. Os membros inferiores acompanharão as posições do quadril executando movimentos de flexoextensão. Nesta idade não alcançam extensão total de joelhos, levando as pernas da posição de abdução para adução, e vice-versa. O movimento irá da rotação externa até a linha média, não apresentando rotação interna durante a movimentação espontânea. No recém-nato geralmente os pés estão dorsifletidos e elevados, isto é, o bebê não apoia os pés na superfície em que está deitado. Os pés apresentam-se em constante movimentação espontânea.

Postura dos Membros Inferiores em Repouso

A postura dos membros inferiores em repouso é semelhante à postura em atividade, porém, aumentando a abdução e rotação externa, os pés tocam o apoio. Não há presença dos movimentos espontâneos das pernas e pés durante o sono. A pelve estará na posição de retroversão. As coxofemorais estarão abduzidas, com rotação externa e semifletidas. Os joelhos e tornozelos em semiflexão. Os pés dorsifletidos.

É na postura prona que ocorre o primeiro componente de movimento contra a gravidade, isto é, o desenvolvimento da força de extensão no controle de pescoço, tronco e quadris. Enquanto a atividade de extensão e a força aumentam, os flexores antagônicos se alongam através da inervação recíproca, preparando-se para a ativação. Os ligamentos anteriores nas articulações da coluna, quadris e extremidades são alongados e ganham mobilidade na extensão.

Em prono, o peso corpóreo se encontra na face. Ao virar a cabeça para liberar as vias aéreas, o bebê promove extensão da região torácica alta, o que, por sua vez, vai contribuir para a aquisição do controle da cabeça.

Posicionamento dos Segmentos Corporais em Prono

Cabeça rodada para um dos lados, proporcionando mobilidade à coluna cervical; as rotações da cabeça, associadas à reação labiríntica de retificação, liberam as vias aéreas do bebê e promovem a estimulação proprioceptiva. Este movimento é influenciado pelo sistema labiríntico, sendo um reflexo de sobrevivência. Os músculos do ombro produzem uma estabilidade sinérgica, permitindo que a criança levante a cabeça e vire-a para os lados direito e esquerdo. Ao levantar a cabeça, o peso corpóreo passa para a cintura escapular (Fig. 4-2).

Desenvolvimento Escapuloumeral

As escápulas encontram-se abduzidas e rodadas, os braços estendidos, rodados internamente e aduzidos. O grande dorsal começa a ser ativado a partir do momento em que o bebê vai estendendo o braço para a frente, ativando também fibras inferiores do trapézio e romboides. O músculo serrátil, que é o grande estabilizador das escápulas, começa a entrar em ação para segurar as escápulas na caixa torácica. As transferências de peso que ocorrem nesta fase fazem com que o bebê crie um ponto de estabilidade através do suporte do peso corporal, e um ponto de mobilidade que vai se desenvolvendo gradativamente através das experiências sensório-motoras vividas pela criança.

Os cotovelos se encontram em flexão, antebraço em pronação, e os punhos em flexão, predominando a parte da sinergia flexora, o que leva ao alongamento do punho. Este, por sua vez, encontra-se em uma postura neutra, sem desvios laterais. O polegar encontra-se em adução. As clavículas encontram-se elevadas, a caixa torácica em elevação, e estreita em sua porção anterior, a pelve em retroversão.

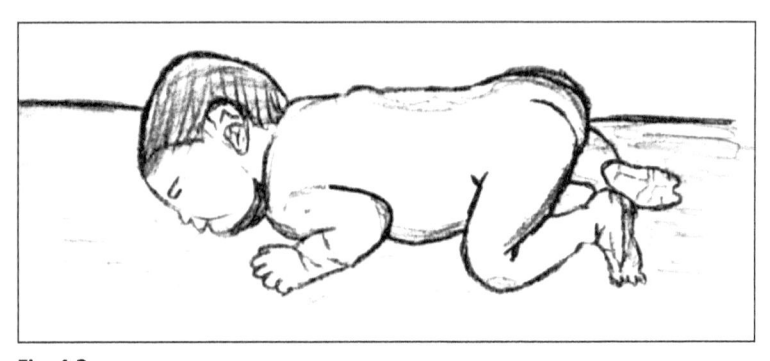

Fig. 4-2.

Alguns grupos musculares estão encurtados, como os peitorais, grande dorsal, redondo maior, redondo menor, deltoide anterior e subescapular. Há uma hipertonia fisiológica dos flexores dos quadris, onde o bebê apresenta uma postura de rotação externa e abdução.

O bebê "em prono" mantém o padrão postural "em flexão": a cabeça está quase sempre voltada para um dos lados, mas pode erguê-la por alguns segundos a fim de liberar as vias aéreas superiores e aliviar o peso corporal da face, uma vez que recebe a descarga de peso corporal na face e na região cervicoescapular pela presença da hipertonia fisiológica, devido ao padrão em flexão dos membros inferiores, que coloca o quadril mais elevado que a face, fazendo, assim, o deslocamento de peso no sentido cefálico.

Os joelhos situam-se embaixo ou ao lado do abdome, e, pela hipertonia nas articulações das coxofemorais, as nádegas se mantêm ligeiramente erguidas, e os pés em dorsiflexão.

Quando puxado para sentar, o bebê tenta iniciar o movimento de flexão da cabeça, mas perde-lhe o controle, caindo para trás. A função primária das extremidades nesta idade é movimentos ao acaso. Colocado na postura sentada não tem controle de cabeça, apresenta cifose total e peso nas tuberosidades isquiáticas.

Os bebês recém-natos não são passivos. Geralmente mexem-se enquanto estão acordados, através de movimentos espontâneos de pequenas amplitudes, exagerados e com vigor, principalmente das extremidades. Estes movimentos das extremidades aparecem com mais frequência quando estão em supino.

O neonato, geralmente, apresenta mais atividade com os membros inferiores do que com os membros superiores. Segundo Saint-Anne Dargassies,[22] isto ocorre devido à progressão de mielinização que se desenvolve no sentido caudocefálico. Os movimentos em flexão aumentam com a atividade ou com o estresse.[16] Os movimentos dos quatro membros e da cabeça, do bebê em condições normais, se desenvolvem contra a gravidade. O recém-nato apresenta marcha automática que irá desaparecer por volta da 8ª semana, dando início à fase de astasia.

Desenvolvimento Motor no 1º Mês

No 1º mês de vida há o predomínio da hipertonia flexora fisiológica nas posturas em prono e em supino, resultado da maturação do SNC durante a vida fetal. O desenvolvimento de um bebê a termo ocorre cefalocaudalmente e de proximal para distal. Primeiramente, vão-se instalando os movimentos globais, mais amplos, para depois surgirem os movimentos seletivos. Em relação à biomecânica, o tronco inicia os movimentos no plano sagital e, aos 3 meses, o bebê já começa a realizar a transferência de peso no sentido cefalocaudal; por volta dos 4-5 meses inicia a transferência lateral de peso, ativando o plano frontal; e, com 6-8 meses, começa a realizar a rotação de tronco no plano transversal.[24]

Durante o desenvolvimento do controle postural normal ocorre uma troca do controle motor primitivo para padrões de movimentos cada vez mais complexos, controlados, dissociados e seletivos.

Postura do Bebê em Supino

Mantém o predomínio da postura flexora (hipertonia flexora fisiológica); cabeça voltada para um dos lados; consegue trazer a cabeça na linha média, quando estimulada; ombros elevados e protraídos; cotovelos semifletidos ou fletidos, com pronação de antebraços; punhos em postura neutra (nem flexão, nem extensão); mãos ora abertas, ora fechadas; polegares podem estar aduzidos, porém, raramente inclusos; tronco fixado devido à reação cervical de retificação estar muito ativa; cifose lombar; pelve em retroversão; coxofemoral

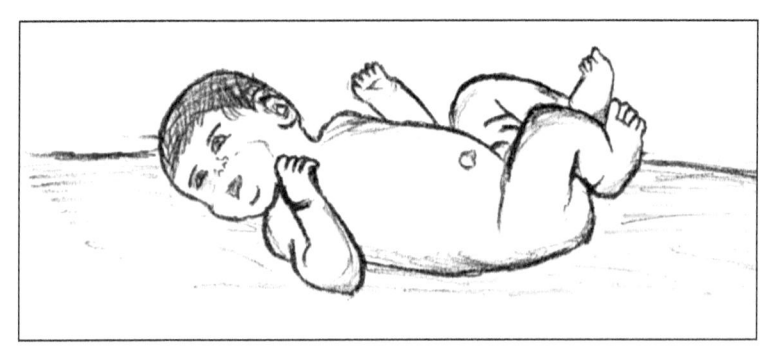

Fig. 4-3.

em semiflexão; pernas semifletidas, abduzidas, com rotação externa; pés: movimentam-se livremente; frequentemente tornozelos dorsiflexionados e dedos semiflexionados; raramente tocam o chão (Fig. 4-3).

O peso corporal encontra-se deslocado para a região cervicoescapular e ligeiramente para o dimídio em que o rosto estiver virado (lado facial). Nesta idade o bebê se comunica com o choro e com a movimentação espontânea. Quando está em estado de alguma carência, chora para que esta seja suprida; quando satisfeito, "conversa" com seu cuidador através da linguagem corporal; ao interagir com o seu cuidador, seu corpinho fica parado ouvindo a voz dessa pessoa; ao "falar", seu corpinho todo se movimenta harmoniosamente. Mesmo quando está sozinho, sem nenhuma carência, conversa com o ambiente, usando linguagem corporal própria, produzindo constantes movimentos que se desenvolvem contra a gravidade, na busca de estabelecer relações.

Esta ênfase dada à comunicação do bebê através da linguagem corporal tem como objetivo elucidar que não existe bebê saudável "paradinho". Na ausência desta movimentação, é necessário que se verifique o que pode estar ocorrendo. A identificação da mudança comportamental do bebê é fácil de ser observada na postura "em supino", descrita acima.

Postura do Bebê em Prono

O predomínio da postura flexora, pela presença da hipertonia fisiológica, mantém a coluna arredondada, ombros elevados e protraídos; cabeça voltada para um dos lados, elevando-a da superfície momentaneamente; braços fletidos sob o tórax, mãos fechadas e polegares aduzidos; ligeira movimentação de tronco, de acordo com a movimentação da cabeça, pela transferência de peso que a mesma promove; peso corporal deslocado para a face, antebraços e mãos; cifose lombar; coxofemorais semifletidos com retroversão pélvica; pernas semifletidas, abduzidas, com rotação externa; os pés movimentam-se livremente, frequentemente em dorsiflexão (Fig. 4-4).

Puxar para sentado os braços mantém flexão de cotovelo; a cabeça pende para trás, quando atinge a posição vertical; a cabeça cai para frente, oscila de um lado para o outro na tentativa de retificá-la, tronco muito abaulado. De pé, suspenso pelas axilas, apresenta apoio plantar e marcha automática presente.

Nos quatro primeiros meses de vida, o bebê permanece na postura em que é colocado, e cabe ao cuidador, no decorrer do dia, fazer-lhe as mudanças de posição necessárias para que o bebê receba os estímulos sensoriais nas diversas posturas.

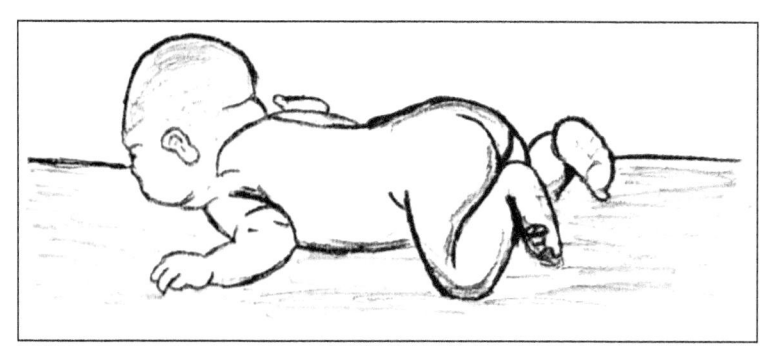

Fig. 4-4.

Desenvolvimento Motor no 2º Mês

No 2º mês, o bebê já passou por um processo de grande adaptação ao novo ambiente. Sob o ponto de vista motor, começa a ocorrer uma adaptação à força da gravidade, o tônus flexor começa a diminuir, e a reação labiríntica de retificação está mais ativa. Experimenta os padrões de assimetria corporal pela influência da maturação do tronco cerebral, com ativação da reação tônica cervical assimétrica.

Na Postura de Supino

O bebê apresenta atitude assimétrica, ocasionalmente com comportamento motor em RTCA (Reflexo Tônico Cervical Assimétrico), quando o organismo neuromotor experimenta a dissociação dos movimentos entre os dimídios corporais. Desta forma, um dimídio corporal executa os movimentos em extensão, do lado facial, e o outro dimídio executa os movimentos em flexão, do lado occipital, não obedecendo obrigatoriamente à posição da cabeça.

Com este padrão de movimento em postura de RTCA, que é desencadeado pela movimentação da cabeça, o bebê promove pequenos deslocamentos de peso corporal no tronco, esta informação ficará armazenada no córtex somestésico e tornar-se-á a base para que as reações de retificação ou endireitamento se instalem (Fig. 4-5).

Quando o bebê está com a cabeça na linha média, apresenta movimentos corporais com os mesmos padrões motores do primeiro mês, porém, com maior amplitude, devido à diminuição da hipertonia flexora fisiológica pela maturação dos sistemas neuromotores.

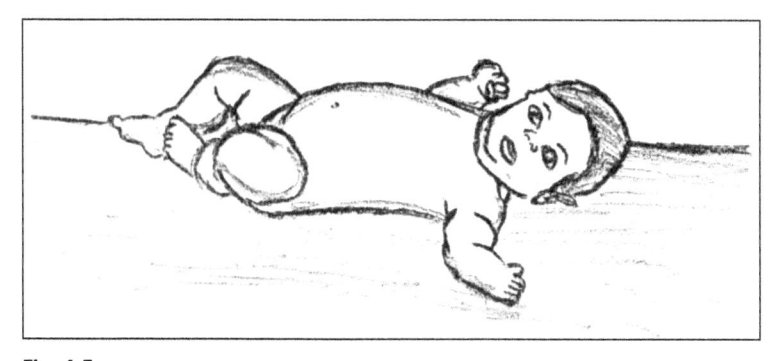

Fig. 4-5.

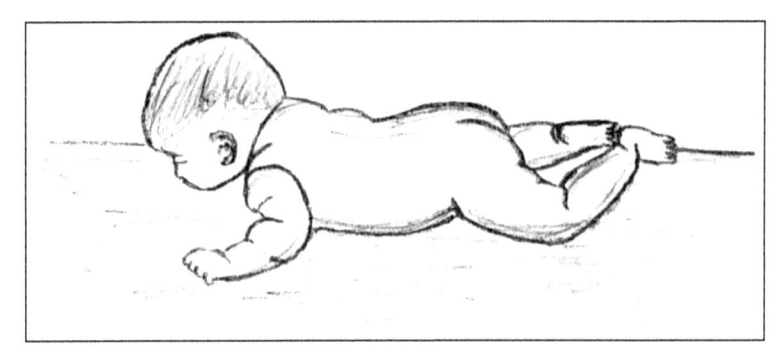

Fig. 4-6.

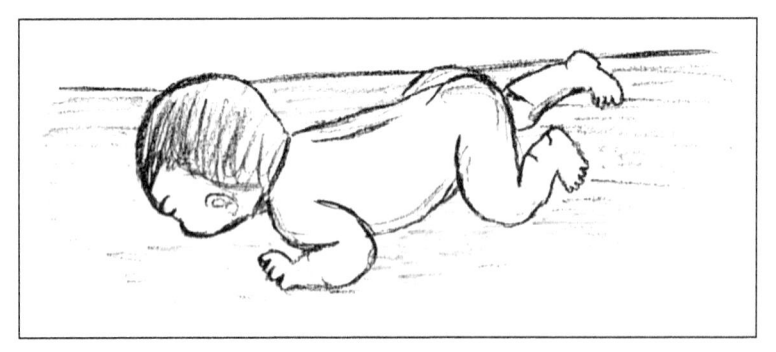

Fig. 4-7.

Postura em Prono (Fig. 4-6)

Eleva e mantém a cabeça mais ou menos a 45°, podendo girá-la para ambos os lados; o peso corporal ainda está deslocado para o tronco superior, devido à hipertonia flexora, principalmente na região das articulações coxofemorais; fase da assimetria de membros, principalmente dos superiores, pela presença de RTCA ocasional; apresenta movimentação espontânea em padrão de massa, movimentos não seletivos, ligeiramente mais amplos do que no primeiro mês (Fig. 4-7).

Quando acordado e ativo faz movimentos de flexoextensão com as pernas de forma dissociada; associado a esta movimentação ocorre aumento da flexão do quadril, o que impõe descarga de peso sobre a cintura escapular e a face.

Puxado para sentado, a cabeça pende para trás; quando atinge a posição vertical, a cabeça cai para frente, oscilando um pouco na tentativa de retificá-la, mantendo-a ligeiramente ereta por pouco tempo; tronco abaulado. De pé, suspenso pelas axilas, apresenta reação de apoio plantar, e marcha automática presente.

Desenvolvimento Motor no 3º Mês

No terceiro mês o desenvolvimento está intimamente ligado à exploração do próprio corpo, principalmente com as mãos, colocando-as na boca e esfregando-as, ou segurando os objetos que lhe são colocados nas mãos. Integrando, assim, a visão ao ato motor, onde, neste período, a grande via de interação é a visão.

Nesta fase do desenvolvimento da criança ocorre a transição do período mais assimétrico para o retorno à simetria. A extensão antigravitária simétrica do pescoço e tronco adquirida evolui para a área inferior da coluna, o que promove o ponto de estabilidade dinâmica para a elevação da cabeça e para o chutar das pernas - *kickings*. O controle da extensão simétrica é essencial para a elevação da cabeça em linha média. Esta habilidade é um importante passo para a construção do desenvolvimento do controle motor mais adiante.

Os movimentos de cabeça são mais amplos quando comparados aos meses anteriores, permanecendo por mais tempo na linha média, ativando assim o controle da cadeia anterior, fazendo parte dos pré-requisitos para sentar. O queixo começa a se encaixar, com isso ocorre o alongamento da musculatura da nuca.

O bebê consegue olhar para baixo, em direção ao peito, o que demonstra flexão ativa da cabeça com uma coluna cervical estável. A musculatura extensora se alonga excentricamente, retificando a coluna cervical, criando um alinhamento biomecânico apropriado para a ativação bilateral do ECOM (esternoclidomastóideo), fazendo a flexão da cabeça, entretanto, sem tirá-la da superfície de apoio. Os membros superiores encontram-se junto ao peito e puxam a própria roupa.

Na Postura de Supino

Ocorre neste mês o retorno à simetria; mantém a cabeça na linha média; leva as mãos até a linha média; brinca com as mãos, leva-as a boca, mantendo o foco visual nas mesmas; início da exploração voluntária, ainda com pouco controle cortical; segura brinquedos colocados nas mãos, pela presença do reflexo de preensão palmar, mas não consegue soltá-los; leva os objetos que tem nas mãos à boca; gira a cabeça para ambos os lados; movimentação espontânea dos quatro membros contra a gravidade, entretanto, com certo grau de flexão, os movimentos são realizados de forma mais harmoniosa, com maior amplitude (Fig. 4-8).

Postura de Prono

Faz apoio dos cotovelos com ombros perpendiculares aos cotovelos; eleva a cabeça a 90°, mantendo-a durante bastante tempo. A pelve vai começar a sair da retroversão para experimentar a anteroversão; a transferência de peso "caminhando" para o quadril, devido à aquisição da etapa de apoio dos cotovelos, apesar de os coxofemorais ainda apresentarem semiflexão (Fig. 4-9).

Puxado para sentar, a cabeça acompanha o movimento e mantém-se alinhada quando atinge a linha média. Tronco fica abaulado na região toracolombar. De pé, suspenso pelas axilas, não suporta peso corporal nos membros inferiores, iniciando-se a fase de astasia.

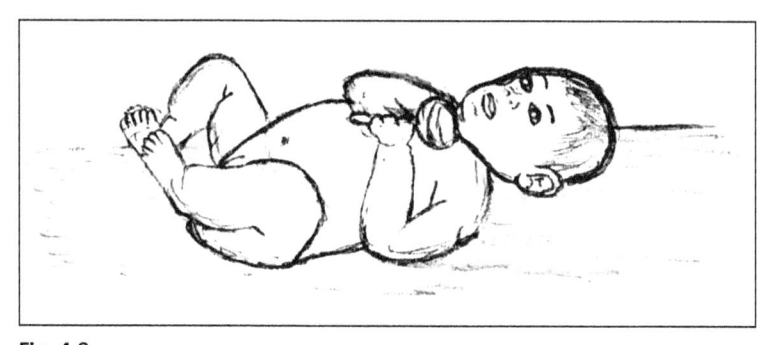

Fig. 4-8.

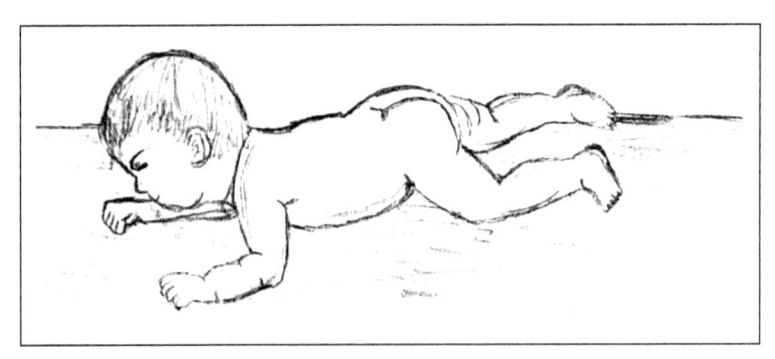

Fig. 4-9.

Segundo Wallon *apud* Fonseca,[14] o bebê estabelece contato com o mundo exterior através do movimento, e as suas relações com o meio ambiente vão sendo cada vez mais indecisas e ambíguas, passando a revelar uma intencionalidade que cresce em paralelo com a mielinização.

Na visão psicomotora, o bebê, quando nasce, perde a referência corporal que a placenta e o útero materno lhe ofereciam, o que faz com que se sinta desorganizado, porém, a presença da hipertonia flexora fisiológica lhe fornece, através da tensão muscular, a sensação corporal, tornando-se, assim, um fator organizacional. E, através da experimentação do padrão extensor, que é desencadeado pela reação do Moro vivenciada a partir do nascimento, percebe que, mesmo estando num meio que não lhe oferece referência corporal, este mesmo meio também não lhe traz agressividade (dentro de situações normais), então, ele pode diminuir seu estado de "suspense", passando para um estado de identificação do espaço físico que ocupa.

Esta experimentação espacial é possibilitada pela influência da reação tônica cervical assimétrica, que libera neurotransmissores para os motoneurônios flexores do lado occipital e para os motoneurônios dos extensores do lado facial. Com esta influência, experimenta também os movimentos corporais individualizados entre os dimídios, condição esta possibilitada pela atividade individualizada de cada hemisfério cerebral, integrados pelo corpo caloso.

Após o reconhecimento espacial, durante o 2° mês de idade cronológica, no 3° mês de idade, volta para a simetria, iniciando o conhecimento do próprio corpo através da exploração dos segmentos corporais, quando traz as mãos na linha média, levando-as à boca e chegando-as ao campo visual. Assim, ele começa a se conhecer. Esta fase se estende aproximadamente até o 8°/9° mês de idade. Nesse período também faz a exploração de objetos e do outro, ora de forma ocasional, ora intencional, quando estes estiverem dentro do seu campo visual. A partir do 9° mês, aproximadamente, diminui a exploração corporal aumentando a exploração do objeto, do outro e do meio.[25]

Desenvolvimento Motor no 4° Mês

O bebê adquire extensão total de cotovelo para alcançar objetos; o úmero apresenta-se em rotação interna, fazendo com que a criança comece a usar a flexão em vez de fazer adução dos braços para alcançar um objeto. As mãos do bebê de 4 meses geralmente estão abertas quando ele tenta pegar um objeto, porém, os polegares continuam sendo mantidos próximos à palma da mão (aduzidos). A criança ainda não consegue soltar voluntariamente os objetos, no entanto, é através da manipulação dos mesmos que vai alinhar os dedos na linha mediana, fazendo com que se torne possível a transferência do objeto de uma mão para outra.

Postura em Supino

A cabeça se mantém na linha média; faz elevação das pernas e dos braços contra a gravidade, com extensão de cotovelos e joelhos; os ombros estão bem posicionados, isto é, não mais elevados; executa movimentos dos braços sem a dissociação escapuloumeral; pega objetos que são colocados ao seu alcance; brinca com as mãos sem dissociação da cintura escapular; coloca as mãos nos joelhos; brinca com os pés; apresenta movimentos mais coordenados; explora os membros inferiores com os pés (Fig. 4-10).

Postura de Prono

Faz elevação da cabeça, mantendo-a elevada enquanto houver motivação; adquire o controle cortical; faz apoio dos braços com extensão de cotovelos; intensifica a transferência de peso entre os dimídios; faz dissociação de membros superiores enquanto brinca, faz apoio dos braços de forma dissociada, um braço no padrão de flexão, com apoio do cotovelo, e o outro com o cotovelo em padrão de extensão; quadril todo em contato com o chão, devido ao ganho da extensão total do tronco; o peso corporal desloca-se até o quadril (Fig. 4-11).

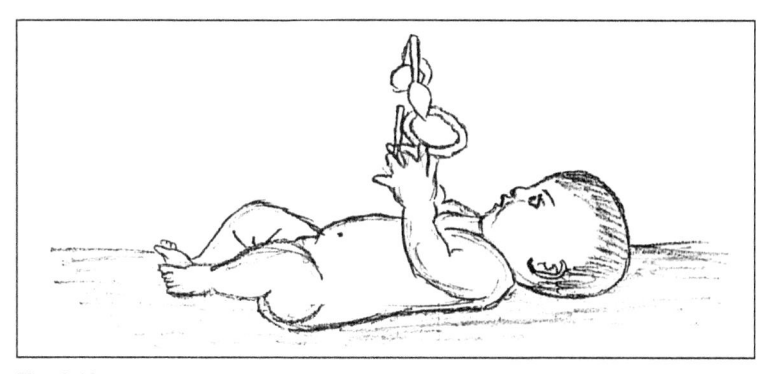

Fig. 4-10.

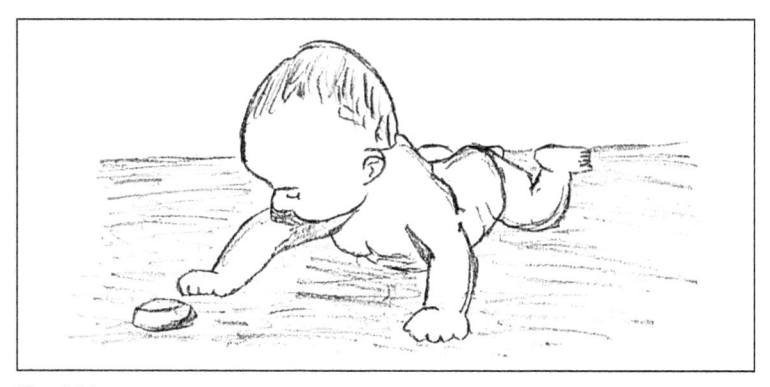

Fig. 4-11.

Ao ser puxado para sentar, auxilia no movimento, mantém a cabeça alinhada; tronco abaulado na região toracolombar; com diminuição da retroversão pélvica; pernas estão semifletidas, abduzidas, rodadas externamente com pés dorsiflexionados.

Quando testado de pé, suspenso pelas axilas, nesta postura não suporta peso corporal nos membros inferiores, estando na fase de astasia. Dependendo do tipo de estimulação que receba, pode estar tomando peso corporal nos inferiores por pouco tempo ou, no final do 4º mês, pode e deve estar iniciando o suporte de peso corporal nos membros inferiores sem a utilização da influência reflexa do apoio plantar.

No 4º mês, a etapa neuroevolutiva mais importante é o apoio de braço com extensão de cotovelo, e o ganho da extensão do quadril, em decorrência de as suas articulações apresentarem mais graus de liberdade, maior amplitude articular, por diminuição da hipertonia flexora, e pela influência da reação labiríntica de retificação.

O reflexo de preensão palmar está quase totalmente inibido, o que permite ao bebê realizar a preensão palmar voluntária, sai da atividade reflexa para dar início à atividade intencional. Consegue apanhar objetos colocados ao seu alcance, por já possuir extensão de cotovelo. Também já realiza flexão de ombro, o que permite que pegue objetos colocados no alto, porém, por não possuir dissociação escapuloumeral, não consegue alcançá-los. Já transfere objetos de uma mão para a outra, leva os brinquedos à boca intencionalmente, já que seu órgão explorador por excelência é a boca.

Os membros inferiores permanecem durante um longo tempo em elevação contra a gravidade. Os *kickings* são mais intensos devido à diminuição de hipertonia flexora. Em consequência, a anteroversão pélvica é mais acentuada, e, portanto, os *inputs* sensoriais mais intensos. A maior intensidade dos *kickings* também leva à maior transferência de peso no sentido cefalocaudal. Os joelhos começam a entrar no campo visual do bebê e, por isso, ele começa a tocá-los com as mãos. Quando coloca as mãos sobre os joelhos, e por algum outro motivo é estimulado a virar a cabeça para um lado, vira todo o seu corpo em bloco para o mesmo lado, ficando em decúbito lateral, o que faz com que comece a receber informações sensoriais dos dois dimídios corporais. Isso ocorre devido à reação cervical de retificação (RCR). Esse movimento, inicialmente, é ocasional e, depois de aprendido, é executado voluntariamente pelo bebê.

A integração da reação cervical de retificação com a reação labiríntica de retificação prepara o bebê para a reação corporal de retificação, esta possibilita a entrada do movimento de rotação no tronco, que permitirá ao bebê rolar a partir do 5º mês. Inicia a atividade do rolar da postura de prono para a postura de supino.

Quando o bebê está na postura de prono com apoio de cotovelo e quer pegar um brinquedo que se encontra à sua frente, faz extensão dos cotovelos com a elevação dos braços na tentativa de pegá-lo. Este padrão de apoio dos braços com extensão de cotovelos associado à diminuição da hipertonia flexora permite ao bebê encostar o dorso do pé no solo, ativando assim o sistema proprioceptivo, iniciando a formação do esquema corporal com todos os segmentos.

Entretanto, apesar de apresentar diminuição da hipertonia flexora, a articulação da coxofemoral permanece com pequeno grau de semiflexão sem atingir ainda o padrão da extensão total, mantendo-se ligeiramente fletida, o que faz com que o peso se mantenha sobre a coxa e o abdome. Nessa postura ocorre maior extensão da coluna, levando à maior solicitação da anteroversão pélvica e maior ação dos glúteos, o que leva os membros inferiores a se alinharem. O apoio dos braços com extensão dos cotovelos, além de ajudar na estabilização da cintura escapular, inicia a ativação do tríceps.

Desenvolvimento Motor no 5º Mês

No 5º mês, o bebê já se manifesta através de movimentos intencionais, ou seja, através de sua motricidade (que é o ato motor realizado com a intencionalidade). As reações mesencefálicas que são integradas no nível III, de acordo com a teoria hierárquica, começam a influenciar e a controlar a motricidade do bebê no final do 5º mês, quando a cabeça se ajusta com a reação corporal de retificação, promovendo um controle funcional presente em todas as posturas. Quando é puxado para sentar, o bebê realiza a flexão e eleva a cabeça com o queixo para dentro.

Na Postura de Supino (Fig. 4-12)

Quando nesta postura, apresenta livre movimentação de cabeça, mantendo-a na linha média voluntariamente, pelo tempo que desejar, dependendo da motivação; segura os pés com os joelhos semifletidos, podendo levá-los à boca; as pernas estão em rotação externa e abdução; alcança objetos com dissociação escapuloumeral, brinca com os objetos, transfere os objetos de uma mão para a outra, brincando com os mesmos e cruza uma perna sobre a outra.

Ao segurar um dos pés com as mãos, cruza a linha média com os membros superiores. Com isso promove várias transferências de peso em todos os sentidos no tronco, ativando a ação muscular dos oblíquos externos e internos, necessários ao controle do tronco. É importante, neste mês, perceber-se a capacidade que ele tem de fazer elevação dos membros contra a gravidade.

Caso o bebê deseje pegar um objeto que esteja mais alto do que o comprimento do seu braço, ele já consegue alcançá-lo, isto é, consegue fazer a dissociação escapuloumeral tirando a escápula do contato com a cama.

Eleva os pés, trazendo-os para dentro do seu campo visual, coloca as mãos nos pés com as pernas estendidas, podendo levá-los à boca. Seus membros inferiores apresentam mais graus de liberdade, pelo controle cortical, conseguindo colocar o pé sobre o joelho oposto.

Dessa forma, ele começa a explorar o corpo com a planta do pé. Nessa postura é possível, também, segurar os dois pés ao mesmo tempo, o que pode levar ao desequilíbrio, podendo rolar para decúbito lateral. Inicialmente, esse rolar é ocasional, passando ele, depois, a brincar ativamente com a situação. Quando rola dessa forma, o faz dissociando as cinturas, ativando os oblíquos dessa maneira. Seus pés, quando em repouso, estão apoiados no solo pela planta do pé, porém, o peso colocado só no bordo posterior do calcanhar.

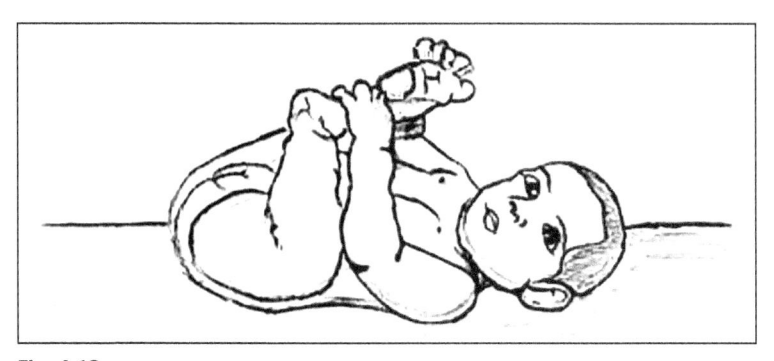

Fig. 4-12.

Na Postura de Prono

Nesta postura rola para supino, brinca de voar, fazendo extensão total do corpo e dos membros, faz transferência de peso de um braço para o outro para manipular o brinquedo, faz o movimento de "*pivotiar*" e mata-borrão, e vai rodando em torno do eixo corporal na tentativa de pegar o objeto (Fig. 4-13).

Quando o bebê faz apoio de cotovelo com um braço, e com o outro braço tenta pegar um objeto que está ao seu lado, porém, um pouco mais alto, ele irá rolar por desequilíbrio para o lado do braço que está apoiado sobre o cotovelo. Inicialmente é ocasional, depois passa a ser intencional (Fig. 4-14).

A etapa-chave do 5º mês é a aquisição do rolar da postura de prono para supino. O bebê faz a dissociação do uso dos membros superiores no apoio de braço, isto é, fragmenta o apoio dos braços, um fazendo suporte do peso em postura de flexão de cotovelo, e o outro em postura de extensão, pois consegue se apoiar pelo cotovelo com um dos braços, e com o outro, pela a mão. Faz isso preparando uma base para pegar um objeto com a mão livre, apoiando-se com o cotovelo do outro braço. Dessa forma, neste mês, na postura de prono, ele aprimora a transferência de peso laterolateral (Fig. 4-15).

Quando o bebê tenta pegar um objeto que está à sua frente, eleva os braços à frente, simultaneamente, fazendo extensão simétrica e total na direção cefalocaudal (membros

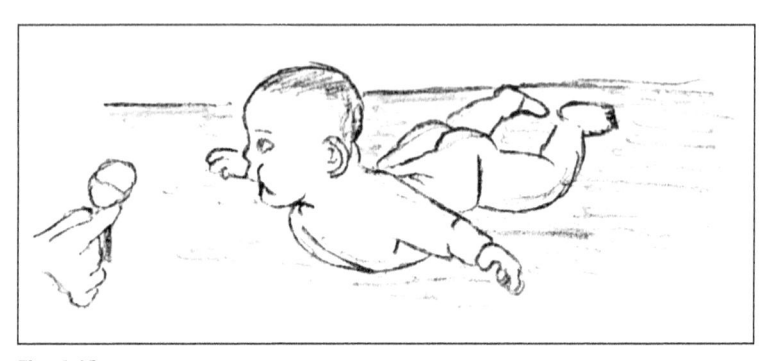

Fig. 4-13.

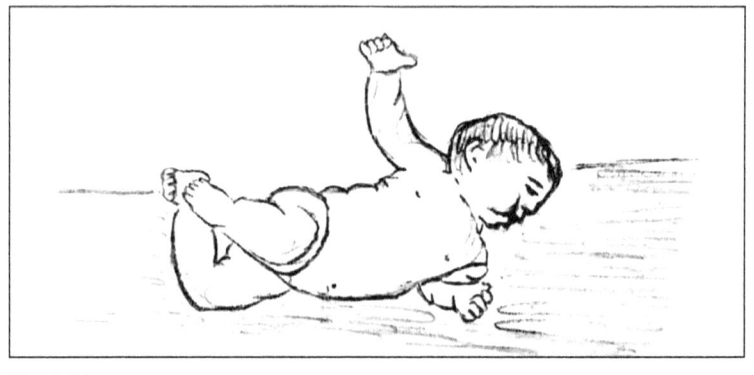

Fig. 4-14.

superiores, coluna e membros inferiores). Com isso, os membros inferiores entram em extensão, rotação externa e abdução, preparando o padrão de extensão total contra a gravidade, para, no futuro, manter-se de pé.

Devido à transferência de peso promovida pela dissociação dos membros superiores, o bebê começará a dissociar os membros inferiores, numa resposta biomecânica, ocorrendo, então, extensão, rotação interna com adução do membro inferior do mesmo lado do membro superior que está em flexão de cotovelo, e flexão, rotação externa com abdução do membro inferior do lado do membro superior, que está em extensão de cotovelo. Nesse jogo biomecânico, o bebê consegue fazer extensão total nas articulações coxofemorais pelo deslocamento de peso sobre as mesmas. Essa atividade de transferência de peso, nesta postura, prepara o bebê para a marcha. Neste mês, trabalha estabilização de tronco e fragmentação dos membros inferiores para a marcha (Fig. 4-16).

Quando puxada para sentar auxilia no movimento, mantém a cabeça alinhada, tronco ligeiramente abaulado na região lombar; diminuição da retroversão pélvica; as pernas ficam semifletidas, abduzidas, rodadas externamente, com pés dorsiflexionados.

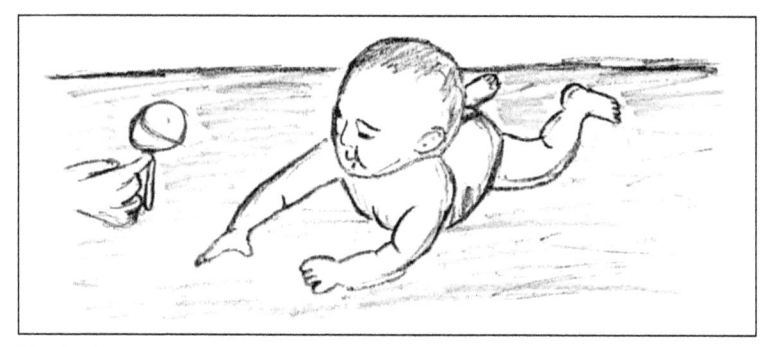

Fig. 4-15.

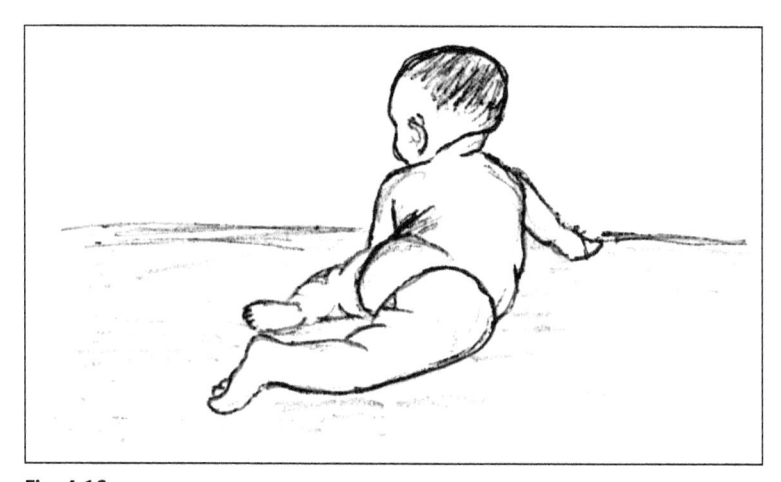

Fig. 4-16.

De pé, suspenso pelas axilas, inicia o suporte de peso corporal nos membros inferiores, por um pequeno período de tempo e logo senta, começa a sair da fase de astasia, e no final do 5° mês é capaz de suportar peso nas pernas, brincando com o movimento de flexoextensão das mesmas, ativando assim o sistema proprioceptivo dos membros inferiores para a formação do esquema corporal.

Desenvolvimento Motor no 6° Mês

O componente de controle motor sobre o padrão da flexão para vencer a ação da gravidade se completa em supino aos 6 meses, quando a criança adquire a condição de manter os quatro membros em extensão e a cabeça em flexão, vencendo a ação da gravidade com manutenção da postura dos segmentos corporais. Isso demanda força e controle dos abdominais. Neste momento, os isquiotibiais são ativamente alongados através da contração do quadríceps, enquanto os quadris são mantidos em flexão; levanta a cabeça da superfície de apoio de forma independente e realiza rotação da pelve sobre os ombros, ou vice-versa. A ação dos músculos abdominais e dos oblíquos é evidente, enquanto o brincar com os pés continua. O bebê está apto, agora, a rolar dissociando a pelve dos ombros na transição de supino para prono.

Na Postura de Supino

Faz elevação das pernas com extensão de joelhos e as coxofemorais com angulação de 90°; segura os membros inferiores em extensão, preparando o sentar em "*long sitting*"; brinca de bater o bumbum no chão e daí empurra-se para cima; rola para prono; faz elevação de cabeça, pelo controle cortical dos flexores de pescoço, o que possibilita iniciar o movimento intencionalmente; ajuda para sentar, oferecendo os braços, levantando-os junto com a cabeça para que alguém o pegue; faz ponte, elevação da pelve com joelhos fletidos e pés apoiados, otimizando assim a ação dos glúteos; mantém os braços elevados contra a gravidade, enquanto houver motivação, e coloca os pés na boca (Fig. 4-17).

Realiza preensão voluntária, solta o objeto quando perde o interesse pelo mesmo ou, quando resolve pegar outro objeto, simplesmente deixa-o cair. Segura os pés com as mãos, fazendo flexão e elevação de ombro e extensão de cotovelo, fragmentando, portanto, tanto os membros inferiores quanto os superiores. Nesta postura, faz transferência de peso corporal

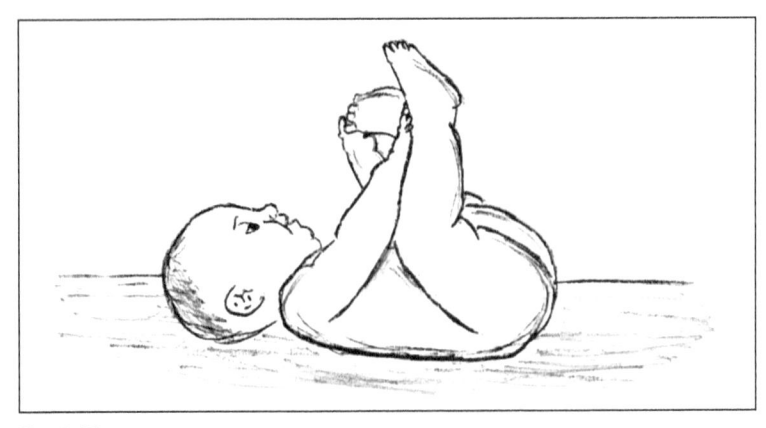

Fig. 4-17.

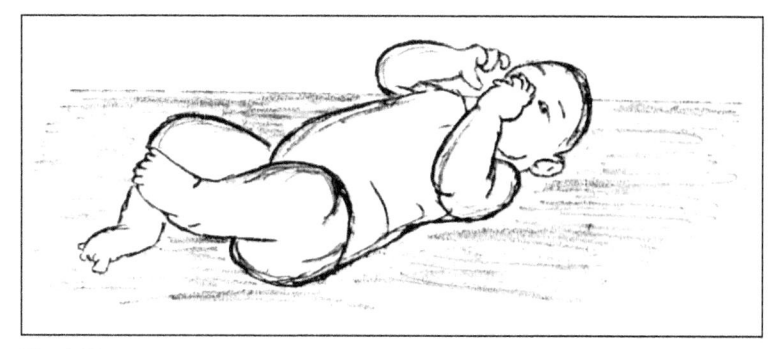

Fig. 4-18.

cefalocaudal e caudocefálico, ocorrendo estimulação dos esternoclidomastóideos e abdominais. Este é o mesmo padrão utilizado na postura de sentar em "*long sitting*": ele prepara o bebê para sentar e promove o alongamento na função excêntrica dos isquiotibiais (Fig. 4-18).

Com a planta do pé em total contato com o chão, arrasta para trás, brinca de bater o bumbum no solo, e empurra-se para cima fazendo a ponte, ou seja, elevação de quadril com pés apoiados, joelhos fletidos a 90°, que é importante por ajudar a estabilizar a cintura pélvica e estimular os glúteos.

Através da postura de segurar os pés, com flexão de ombro e extensão de cotovelos e flexão de quadril e extensão de joelhos, ele cai para um dos lados, acionando a musculatura abdominal, principalmente os oblíquos, necessários à estabilização do tronco.

Na Postura de Prono

Não permanece na postura, rola para ambos os lados; arrasta-se para trás, com padrão simétrico de movimento; faz dissociação dos membros inferiores, um em flexão, abdução e rotação externa, e o outro em extensão, adução e rotação interna. Neste mês, o bebê já faz fragmentação de movimentos, isto é, coordena os padrões de flexão, de extensão e rotação na sua motricidade. Os padrões de flexão e de extensão competem em pé de igualdade entre eles. Estabelece-se, portanto, o equilíbrio da ação muscular entre os agonistas e os antagonistas. A sua mão já está mais explorativa, porém, a boca continua sendo seu órgão explorador (Fig. 4-19).

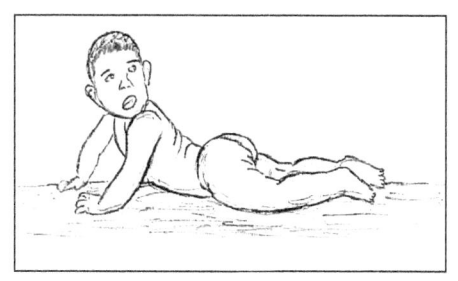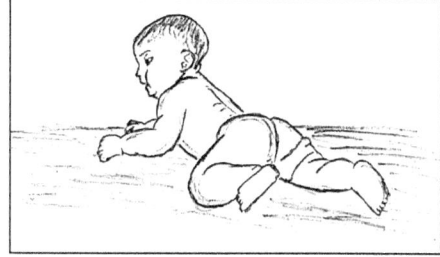

Fig. 4-19.

Nesta postura, o bebê já faz com que o peso corporal consiga chegar aos joelhos, em razão do ganho de maior controle nos padrões de extensão, e, quando está fazendo apoio de braços com extensão de cotovelos, arrasta-se para trás. Rola para ambos os lados intencionalmente, rola para supino sem a necessidade de ser estimulado, isto é, quando está cansado de ficar apoiado nos braços, rola para supino a fim de descansar.

A transferência e a tomada de peso lateral são mais elaboradas do que as do 5º mês, pois ele dissocia mais os membros inferiores e as cinturas. Com isso vai se preparando para fletir cada vez mais uma das pernas, até que, no 7º mês, consegue sentar. Vira a cabeça para um lado quando estimulado, do lado facial faz maior rotação externa, flexão e abdução do membro inferior e extensão do membro superior; e do lado occipital, maior adução e rotação interna e extensão do membro inferior e apoio de cotovelo no membro superior (Fig. 4-20).

Puxado para sentar, auxilia no movimento com alinhamento pélvico. Colocado na postura de sentado fica sentado por algum tempo, se colocado, e depois cai para os lados. Quando colocado na postura *de pé*, e mantido, suporta peso nos membros inferiores por curto período de tempo; a fase da astasia já está quase totalmente inibida, conseguindo permanecer mais tempo com suporte de peso nos membros inferiores.

Quando sentada, o peso do corpo desloca-se para a frente e o lactente faz apoio à frente com os braços. Quando ganha controle sobre a extensão e a flexão contra a gravidade, os dois componentes se combinam para produzir movimentos laterais e de rotação. O controle eficiente da pelve feito pela musculatura proximal do tronco, especialmente pelos oblíquos abdominais, facilita a ativação dos músculos extensores, rotadores externos e abdutores do quadril (Fig. 4-21).

A etapa neuroevolutiva mais significativa do 6º mês é o bebê conseguir permanecer sentado, quando colocado, e fazer flexão de cabeça ativamente contra a gravidade. Isto indica integridade do SNC.

Desenvolvimento Motor no 7º Mês

Este mês se caracteriza pela capacidade de passar ativamente de deitado para sentado e pela vasta possibilidade de mudanças de posturas com padrões de movimento bastante variados, que vão desde a postura de deitado até a postura *de pé* com apoio, apresentada pela maioria dos bebês quando estimulados.

O bebê fica na postura de *quatro apoios*, com todas as extremidades abduzidas e simetricamente alinhadas, os quadris abduzidos e os joelhos normalmente mais afastados do que os pés, embora isso seja variável.

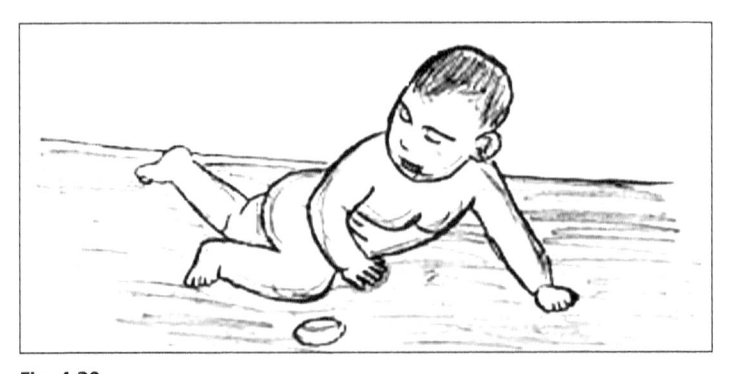

Fig. 4-20.

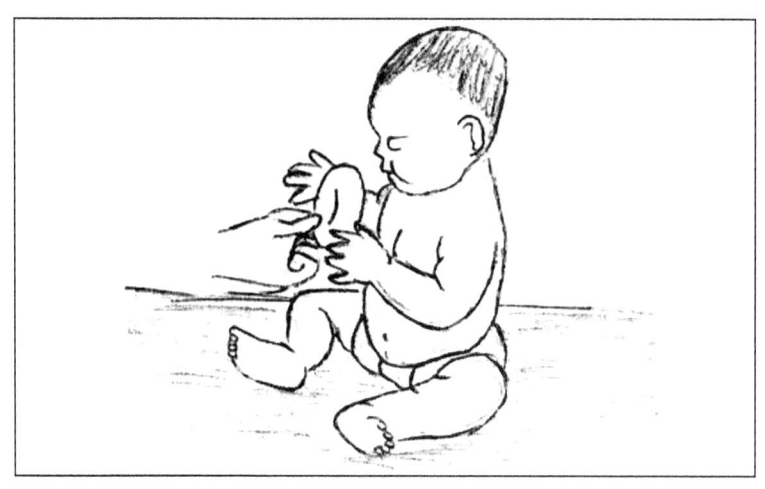

Fig. 4-21.

Um importante aspecto do 7º mês é que o bebê já possui bom controle de tronco, permitindo que as extremidades inferiores comecem a desenvolver seus próprios componentes específicos. Muitos iniciam a transição de escalar os móveis e as pessoas. De pé, o corpo segue os movimentos da cabeça; a rotação da cabeça facilita a rotação do tronco superior, mas não do inferior que permanece simétrico e estável assegurando estabilidade no centro de gravidade (Fig. 4-22).

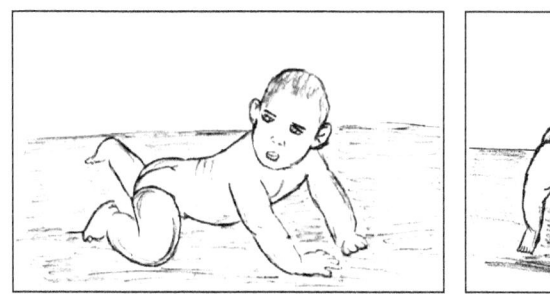 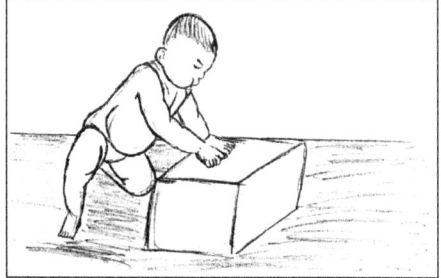

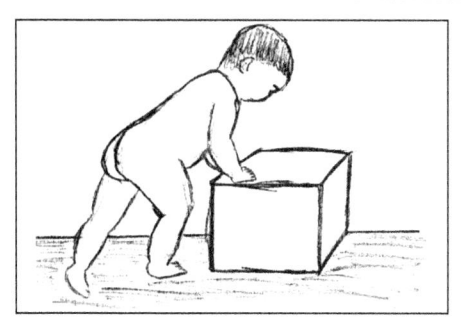

Fig. 4-22.

Na Postura de Supino

A criança permanece na postura de supino por pouco tempo quando está explorando algum objeto ou os pés. Sua preensão voluntária é mais elaborada que no 6º mês, mas solta o brinquedo da mesma forma, automaticamente, quando se interessa por outro objeto. Arrasta-se para trás; rola para prono; não gosta de ficar em supino.

No 7º mês não gosta de permanecer em supino. Isto porque, em prono, consegue arrastar-se para trás, um pouco para frente, desloca-se em torno do eixo corporal, passa para sentado, enfim, tem mais liberdade de movimento e domínio corporal, possibilitando, assim, melhor interação com o meio por meio da manipulação dos objetos. Neste período, a motricidade do bebê é guiada pela intencionalidade que a visão faz despertar, isto é, o bebê é motivado pelo que vê, ou seja, logo deseja tocar o objeto, aprimorando, assim, a coordenação visomotora.

Na Postura de Prono

Arrasta-se mais para trás do que para frente. Quando se arrasta para trás, o faz de forma simétrica, até que o pé encontre algum obstáculo. Quando isso ocorre, ele se impulsiona para a frente assimetricamente, dissociando os membros superiores e inferiores.

O bebê que explorou bastante o ambiente nesta postura, vivenciando os padrões dissociados dos membros superiores e inferiores, conseguirá passar para gatinhas, dissociando os membros inferiores, o que é o ideal porque facilita a ativação dos movimentos de rotação do tronco e dos membros.

A sequência da passagem da postura de prono para sentado ocorre quando o bebê quer pegar um brinquedo que está do seu lado; ele estende o membro superior do lado do brinquedo e flete o membro inferior do mesmo lado, e aí vai girando em torno do seu eixo corporal, fletindo cada vez mais o membro inferior que já estava fletido, até que transfere o peso para a perna fletida, quando ele senta. A primeira vez é ocasional, e depois passa a ser intencional.

Sentado

Apresenta controle de tronco e de quadril suficiente para sentar independente e usar as mãos para alcançar a frente e manipular objetos. Brinca livremente na postura; por apresentar as reações de retificação e equilíbrio, passa para prono e vice-versa. Arrasta-se sentado; sentado, gira em círculos; pelve alinhada com tronco ereto (Fig. 4-23).

Colocado de pé, e mantido seguro pelas axilas, toma peso nos membros inferiores, com base alargada; saltita ativamente, brincando. No final do 7º mês começa a fazer as transferências de peso na lateral, levantando uma das pernas para tocar em algum objeto, ou colocando um dos pés na grade do berço; quando sustentado de pé, o bebê é capaz de dar passos com grande amplitude. Só anda para a frente se a pessoa que o está segurando inclinar o corpo dele para a frente.

No final deste mês o bebê já pode adotar a postura de gatinhas. Apoia-se nos membros superiores e traz rapidamente os membros inferiores à frente. Permanece sentado sem se apoiar. No 6º mês, apoia-se nos móveis; anteriormente e, no 8º mês, lateralmente. De sentado, pode passar para prono. Esta mudança de postura não é executada intencionalmente, mas porque ele cai. E, no final do 7º mês, o bebê já consegue, de sentado, passar para prono voluntariamente.

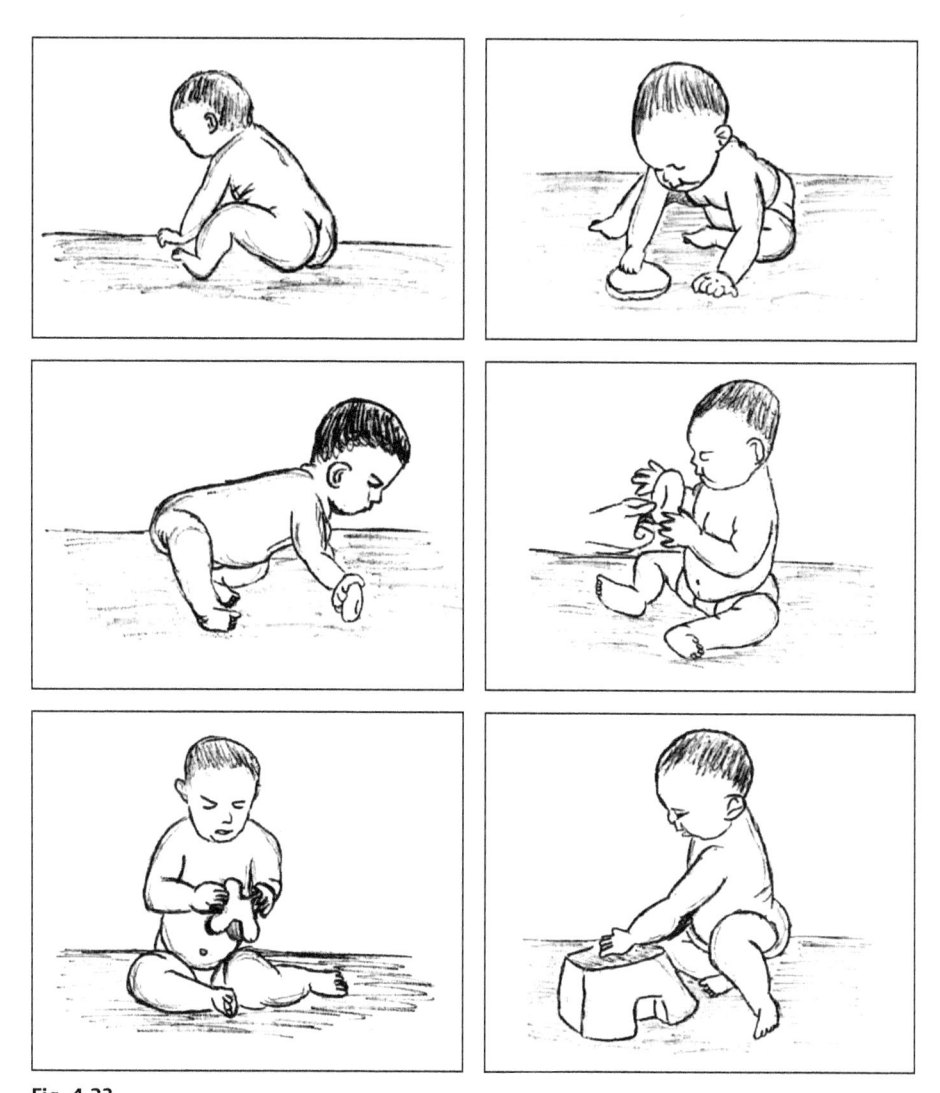

Fig. 4-23.

Desenvolvimento Motor no 8º mês

Neste mês, o bebê consegue, sentado, passar ativamente para os dois lados (por exemplo, virar-se do lado direito para o lado esquerdo enquanto está sentado), sem necessitar de apoio dos braços, podendo estar ou não manuseando objetos. E, a partir da posição de sentado, pode ajoelhar-se se tiver a mão apoiada em alguma coisa mais alta (berço, cadeira, cama etc.). Se tiver uma boa dissociação de membros inferiores, vai se levantar usando a postura de *meio ajoelhado* para passar à *de pé*.

Nesta fase não permanece mais deitado se estiver acordado, ficando nesta postura somente quando estiver dormindo. Tem preferência por se manter nas posturas de sentado, de gatas, engatinhando e *de pé* com apoio. Realiza essas atividades incansavelmente, num vai e volta à postura anterior, cada vez com padrões motores mais elaborados e mais aprimorados (Fig. 4-24).

De ajoelhado, passa para meio ajoelhado se tiver boa dissociação; então, desloca o peso para frente e passa para *de pé*. Toma peso nos membros inferiores, apoiando o abdome no sofá ou cama. Cai constantemente de bumbum para trás. No final do 7º mês, começou a adotar a postura de gatinhas. Nesta fase ele faz somente transferências de peso, principalmente no sentido anteroposterior e, se for bem estimulado, em menos de uma semana, isto é, no 8º mês, já está engatinhando. Engatinha com movimentos cruzados e passando para sentado (Fig. 4-25).

A etapa neuroevolutiva, marco do 8º mês, é a aquisição do engatinhar, podendo manifestar-se em qualquer semana do mês. O importante é que o bebê adquira a postura de quatro apoios até o final deste mês.

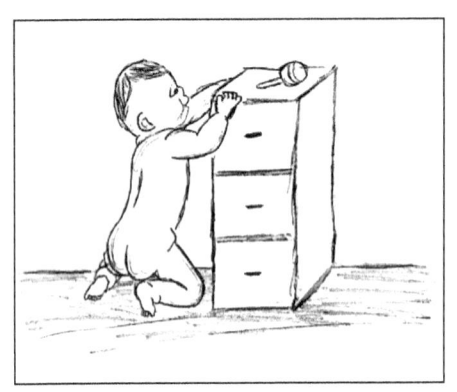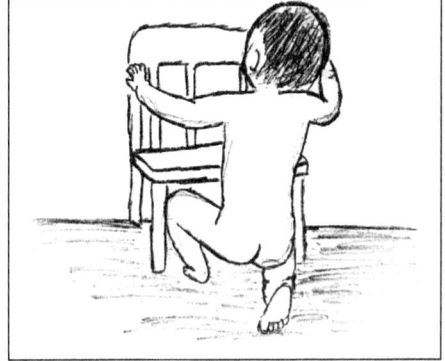

Fig. 4-24.

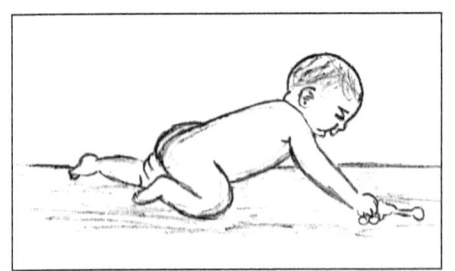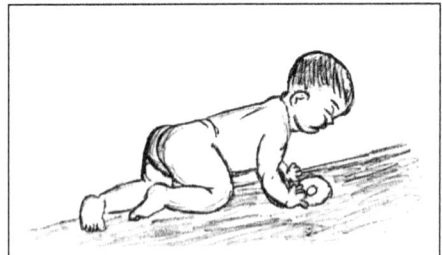

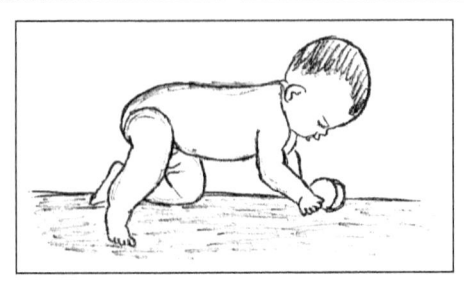

Fig. 4-25.

Na visão desenvolvimentista, é importante que não se estimule em excesso a motricidade para o ganho da marcha neste período, através da demasiada colocação do bebê *de pé* ou em "voadores". É necessário que o sistema possa maturar na sequência ideal e no período propício, não corroborando, assim, com possíveis lacunas nas etapas psicomotoras, o que, posteriormente, poderá se manifestar em quadros de dificuldade de atenção, concentração e memória, na fase escolar.

Desenvolvimento Motor no 9º Mês

Neste mês o bebê brinca com todas as atividades motoras que adquiriu até o momento, fazendo uma atividade circular, onde repete, inúmeras vezes, tudo que experimentou, consolidando, assim, o aprendizado das mesmas, e a maturação de todos os sistemas envolvidos: passa de sentado para prono; fica de gatinhas, engatinha; não permanece em prono, nem em supino, quando está em atividade; engatinha com rapidez, com rotação de tronco; passa para *de pé*, usando o meio ajoelhado; engatinha com padrão de movimentos cruzados; fica de pé, segurando no berço; coloca um dos membros inferiores na grade do berço (Fig. 4-26).

Aos 9 meses, quando apoiado em um objeto, fica em pé, sem necessidade de estabilizar a pelve na borda da cama ou do sofá, estabilizando os joelhos no apoio. Para estabilizar joelhos, fica constantemente fletindo-os e estendendo-os. É capaz de andar na lateral com apoio dos dois braços no final dos 9 meses, porém, cai constantemente de bumbum no chão.

Fica de gatinhas no início do 8º mês e, depois, já engatinha rapidamente com rotação de tronco, em padrão com movimentos cruzados. No 9º mês, o bebê torna o engatinhar bem eficiente. Ocorrem movimentos recíprocos das extremidades, e a contração do tronco. Ele usa essa habilidade para explorar o ambiente (Fig. 4-27).

No 8º e 9º mês, o bebê aprimora todas as atividades já adquiridas, ativando as reações de proteção, retificação e equilíbrio, através da repetição de todas as atividades. Neste período é importante que lhe sejam disponibilizados brinquedos de encaixe simples, de rosca, de forma redonda, que, ao caírem no chão, desloquem-se para promoverem no bebê o desejo de pegá-los, aumentando, assim, a sensação de movimento, otimizando o organismo somatossensorial e cinestésico.

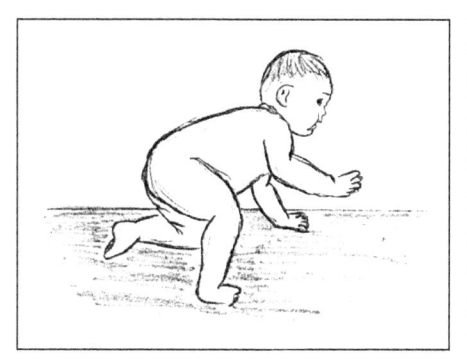 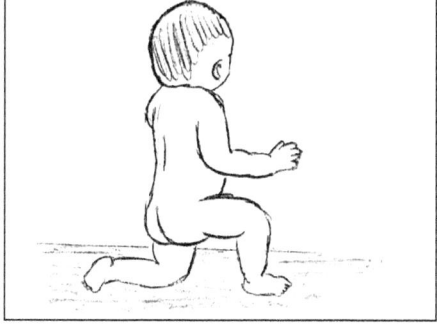

Fig. 4-26.

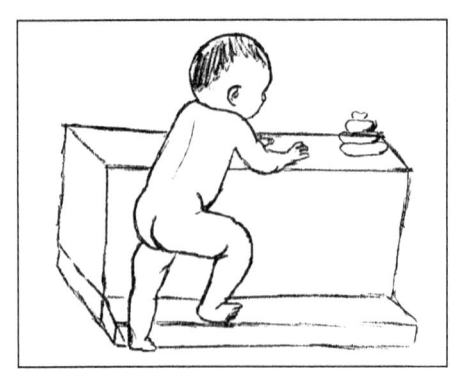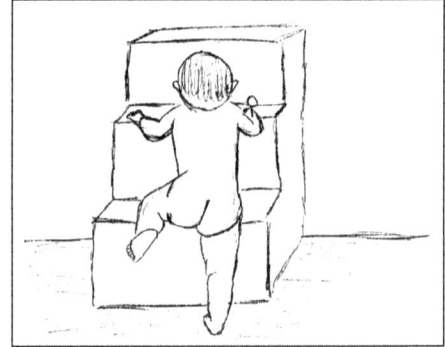

Fig. 4-27.

Quando de pé, já consegue transferir todo o peso do corpo para os MMII, entretanto, as mãos nos móveis ainda são necessárias. O sentar no chão agora é planejado. O controle da pelve também permite que suba escadas com boa habilidade, porém, não consegue descê-las.

O andar de lado no berço torna-se mais refinado. A abdução do quadril agora é acompanhada de mais extensão do que flexão do mesmo. À medida que a rotação da pelve torna-se mais controlada, melhor é a dissociação entre as pernas.

Desenvolvimento Motor no 10º Mês

No 10º mês, o bebê continua otimizando as etapas neuroevolutivas adquiridas e exercita a possibilidade de ficar de pé sem apoio; realiza as transferências de peso laterais, fazendo um ensaio para a marcha espontânea.

Engatinha; passa de gatinhas para sentado; passa de sentado para prono; engatinha com padrão de movimentos cruzados; fica de pé e abaixa-se, segurando no berço com uma das mãos. Consegue andar na lateral com apoio dos membros superiores. Intencionalmente, faz plantiflexão ativamente, dos pés, para pegar alguma coisa colocada em lugar alto, estabilizando, dessa forma, o tornozelo, e estimulando a formação dos arcos plantares. Nesta fase é muito comum, ainda, cair de "bumbum" (Fig. 4-28).

Enquanto está de pé, se for chamado, vira-se para trás, aumentando a base de sustentação e, com um pé para frente e outro para o lado, mantém a postura com apoio de uma só mão, de 10 para 11 meses. Além do mais, já consegue deslocar-se de um móvel para outro, quando os móveis estão próximos, e parar de pé, sozinho, por um curto período de tempo, com a base alargada.

Passa para *de pé* ativamente, com apoio manual; quando de pé, já consegue transferir todo o peso do corpo para um dos MMII, entretanto, as mãos nos móveis ainda são necessárias.

O andar de lado no berço torna-se mais hábil. A abdução do quadril agora é acompanhada de mais extensão do que flexão do quadril. À medida que a rotação da pelve torna-se mais controlada, melhor é a dissociação entre as pernas, permitindo o apoio unipodal, no entanto, necessita de apoio manual.

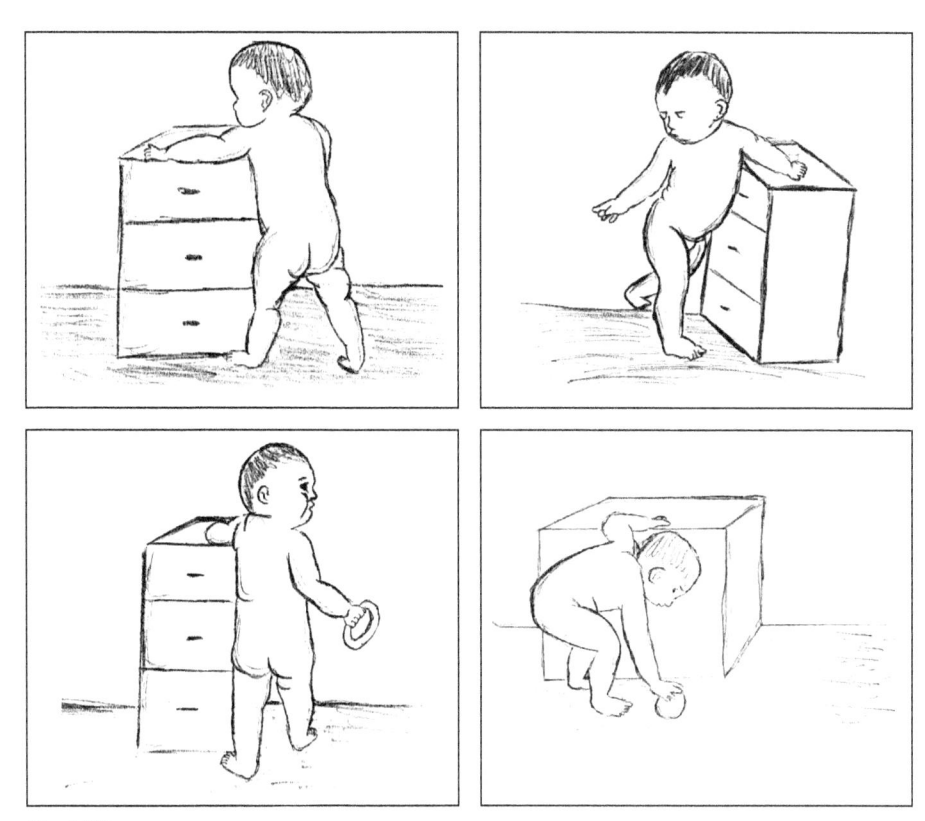

Fig. 4-28.

Desenvolvimento Motor no 11º Mês

Este é um mês de poucas aquisições motoras, entretanto, a linguagem aprimora-se dia após dia. Na esfera motora faz a posição de "urso", apoia as mãos no chão com os joelhos em extensão; no berço, eleva a perna, tentando sair. Com isso, aprimora a transferência de peso lateral; troca de pé; anda lateralmente com apoio nos móveis; em pé, com apoio dos membros superiores, transfere-se de um móvel para outro, quando os mesmos estão próximos; consegue parar em pé, sem apoio dos membros superiores, por um período curto de tempo, ativando as reações de proteção, retificação e equilíbrio, e dá o primeiro passo quando consegue ficar de pé sozinho; desencosta a barriga do móvel para brincar com as mãos; fica de pé sozinho, com a base alargada; faz estabilização dos tornozelos quando fica na ponta dos pés para alcançar algum objeto; alguns bebês podem apresentar a marcha espontânea neste mês; isto é observável nos lugares onde predomina o clima quente (Fig. 4-29).

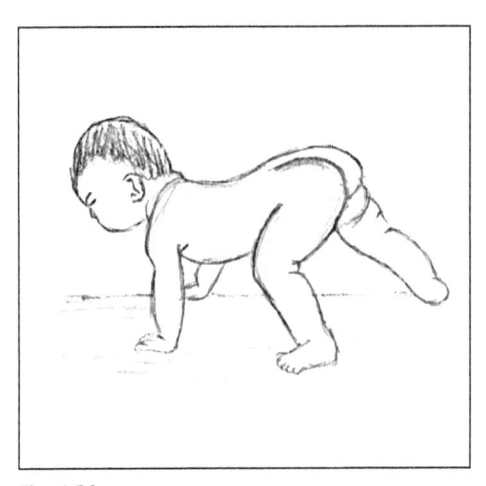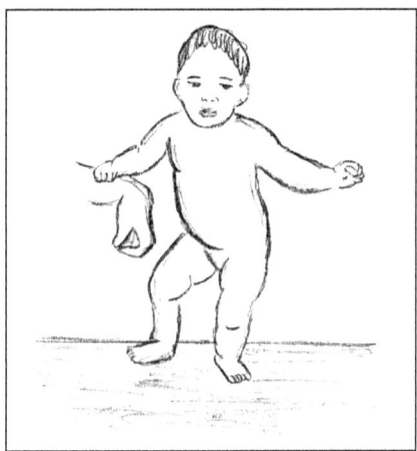

Fig. 4-29.

Desenvolvimento Motor no 12º Mês

No 12º mês, o bebê pode levantar-se para ficar de pé e dar alguns passos, ainda inseguros devido à imaturidade das reações de equilíbrio.

No início dos 12 meses, anda apoiado só com uma das mãos; abaixa-se sozinho; pode ficar parado sem apoio; brinca na posição de meio ajoelhado e meio sentado no calcanhar da perna que suporta o peso sem apoio; no final do 12º mês, anda sozinho.

Aos 12 meses de idade, deverá adquirir a marcha espontânea, porém, começa a andar sozinho com fixação da região cervicoescapular, a fim de ganhar tônus contra a gravidade, portanto, seus braços ficam elevados e abduzidos, e a base de sustentação mantém-se alargada (Fig. 4-30).

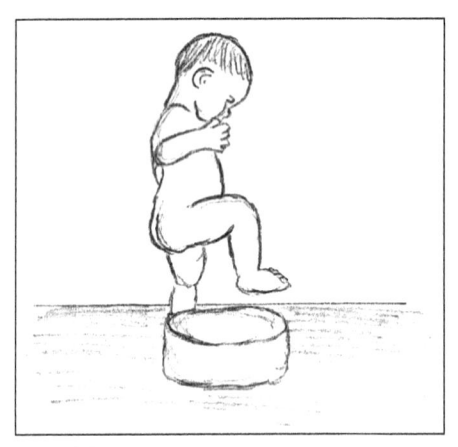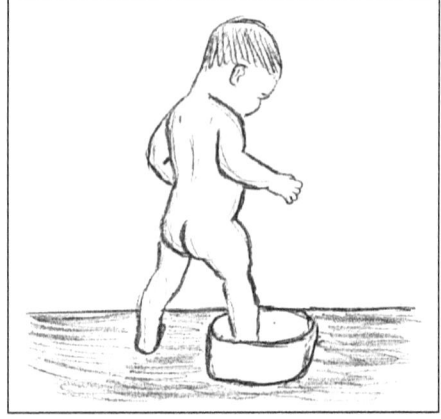

Fig. 4-30.

Desenvolvimento Motor no 13° Mês

A marcha da criança está aprimorada, dessa forma, a base de sustentação foi diminuída e seus braços não estão tão elevados. O bebê deve ter também a capacidade de ficar de cócoras, levantando-se e abaixando-se nessa posição. Quando isso ocorrer, significa que o sistema neurofisiológico está intacto e todas as vias aferentes e eferentes estão funcionando integradamente (Fig. 4-31).

A descrição do tópico acima, relativo ao desenvolvimento motor, teve como base fundamental um profundo estudo sobre os seguintes autores: Bly, 1994; Gesell e Amatruda, 1990; Fonseca, 1988; Flehmig, 1987; e a escala de Denver, 1967.

Através desses estudos, somados à observação no dia a dia do *follow-up* de crianças, do nascimento até os 5 anos de idade, pelo Programa de Assistência Integral e Social de Criança (PAISC), programa do Ministério da Saúde Federal, elaborou-se uma escala de sinais de normalidade voltada para facilitar a observação da instalação do desenvolvimento motor, com o objetivo de realmente se realizar o diagnóstico precoce dos distúrbios neuromotores, através da elucidação da etapa do desenvolvimento motor inerente à idade do bebê.

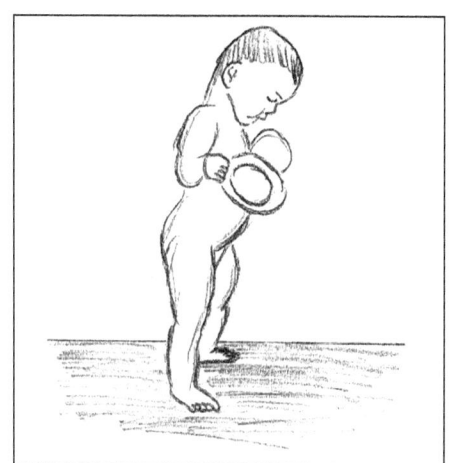
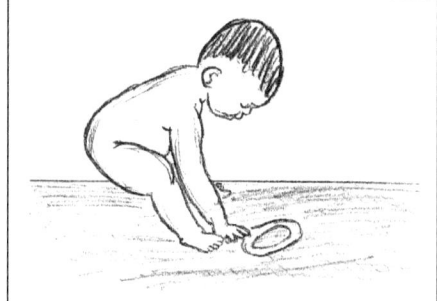
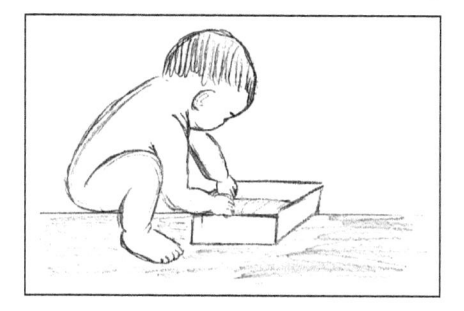

Fig. 4-31.

ETAPAS IMPORTANTES DO DESENVOLVIMENTO MOTOR

Sinais de normalidade no bebê, segundo a autora, Gonçalves Céu:[20]

- **1º mês** – em prono: o bebê deve ter a capacidade de liberar as vias aéreas, e fazer pequena elevação de cabeça;
- **2º mês** – em prono: elevar a cabeça e mantê-la por algum tempo;
- **3º mês** – em prono: fazer apoio de cotovelos, com braços próximos ao corpo, cotovelos perpendiculares aos ombros, cabeça elevada enquanto houver motivação;
- **4º mês** – em prono: fazer apoio de braços, com extensão de cotovelos; em supino: fazer uso das mãos na linha média; executar movimentos de membros inferiores e superiores contra a gravidade;
- **5º mês** – em prono: fazer apoio de braço, com extensão de cotovelo; rolar para supino; em supino: executar movimentos dos quatro membros contra a gravidade;
- **6º mês** – colocado sentado: deve permanecer com a coluna ereta; rolar de supino para prono;
- **7º mês** – passar para sentado, partindo da postura de deitado; arrastar-se;
- **8º mês** – "ficar de quatro", ou engatinhar;
- **9º mês** – estar engatinhando, ou fazendo ensaios para isto, brincando com as transferências de peso na postura de gatas;
- **10º mês** – passando para *de pé*, e engatinhando;
- **11º mês** – ficar de pé encostado com a barriga (no sofá, na cama), com os calcanhares no chão;
- **12º mês** – parar em pé sozinho, podendo ou não estar andando;
- **14º mês** – andar sozinho;
- **16º mês** – assumir a postura *de cócoras*;
- **18º mês** – subir escadas com apoio, sem alternar degraus;
- **24º mês** – correr bem, com boas reações de equilíbrio; chutar uma bola, sem cair.

Como foi descrito no primeiro capítulo, o desenvolvimento motor, quando é bem elaborado, permite e favorece a interação do organismo neuromotor com o meio, com o outro e com ele mesmo, ou seja, a motricidade humana expressa através do ato motor embutido da intencionalidade.

Esse mecanismo é determinado pela presença de um conjunto de fatores e sistemas integrados, interativos e interdependentes, resultantes de um sistema nervoso central intacto. Entretanto, na presença de lesão deste sistema, há a supressão ou a interrupção desse desenvolvimento, e a motricidade reflexa patológica manifesta-se quebrando todo o conjunto de intercomunicações, dependências e interdependências.

Assim sendo, faz-se necessária a descrição dos padrões motores impostos pela influência dos reflexos patológicos que promovem o desenvolvimento motor anormal, para facilitar a identificação deste com o objetivo de na possibilidade de identificação de algum padrão de comportamento motor anormal, iniciar-se a aplicação de um programa de intervenção sensório-motora, evitando-se, assim, o aprendizado do modelo anômalo.

NOÇÕES BÁSICAS SOBRE O DESENVOLVIMENTO INFANTIL

Para se falar sobre o desenvolvimento infantil frequentemente se divide em domínios específicos, como motor grosseiro, motor fino, linguagem, cognitivo e crescimento social/emocional. Essas designações são úteis, mas existem superposições substanciais. Os estudos estabeleceram as médias de idades alcançadas por marcos específicos, bem como faixas de normalidade. Em uma criança normal, os progressos são variáveis dentro de diferentes domínios, como por exemplo, a criança que começa a andar tarde, no entanto, consegue falar sentenças mais cedo do que a média em geral.

Influências ambientais, que variam da nutrição até a estimulação e do impacto da doença até os efeitos de fatores psicológicos, interagem com os fatores genéticos para determinar o grau do progresso e padrão de desenvolvimento.

Graber[26] acrescenta, ainda: *"A análise do desenvolvimento ocorre constantemente quando pais, profissionais da escola e médicos avaliam as crianças. Muitas são as ferramentas disponíveis para monitorar o desenvolvimento com mais especificidade. O Denver Developmental Screening Test II facilita a avaliação em vários domínios. A ficha de pontuação indica a média das idades em que são adquiridas certas aptidões e demonstra com exatidão o conceito crítico da faixa de normalidade. Outras ferramentas também podem ser usadas"* (grifo nosso).

O desenvolvimento motor se divide em motor fino (como pegar pequenos objetos, desenhar) e capacidades motoras amplas (como andar, subir escadas). O desenvolvimento infantil é um processo contínuo que depende da herança genética, de fatores ambientais. Normalmente as crianças começam a andar por volta dos 12 meses, podem subir escadas mantendo-se firme aos 18 meses e correm bem aos 2 anos, mas a idade em que essas habilidades são adquiridas pelas crianças normais podem variar, apresentando-se antes ou depois das idades médias. O desenvolvimento motor não deve ser acelerado de modo significativo pela aplicação de estímulos aumentados. A hiperestimulação motora pode levar a déficit de atenção que influenciará as funções cerebrais de: atenção, concentração e memória. Esta condição trará como consequência dificuldade de aprendizagem quando o mesmo ingressar na escola.

Através da escala de Denver II é possível identificar a idade média de aquisição dos marcos motores: o lactente deverá adquirir o controle de cabeça aos 3 meses de idade; sentar aos 6 meses; engatinhar entre 8 e 10 meses; andar por volta dos 12 meses; levantar-se sem apoio aos 13 meses; subir escadas aos 18 meses e correr aos 2 anos. Esta escala é muito importante para que possamos determinar presença ou não de atraso na aquisição motora da criança. Assim como também para refletirmos sobre os resultados da técnica de tratamento eleita para a intervenção, se ela está sendo apropriada ou não, se não houver ganho no desenvolvimento motor com a intervenção há que se repensar o "porque ?".

Desenvolvimento da Linguagem

A habilidade de compreensão da linguagem precede a habilidade da fala; crianças com poucas palavras geralmente podem compreender bastante. Na presença de atrasos de linguagem torna-se importante que a criança seja avaliada quanto à existência de outros atrasos de desenvolvimento. Crianças com atrasos das linguagens receptiva e expressiva apresentam, mais frequentemente, outros problemas de desenvolvimento. A avaliação de qualquer retardo deve ser iniciada com testes auditivos. A maioria das crianças que apresentam atraso de linguagem tem inteligência normal. Por outro lado, crianças com desenvolvimento acelerado da linguagem estão frequentemente acima da média de inteligência.

Progressos de linguagem abrangem desde o modo de expressar os sons vogais (arrulhar) até a introdução de sílabas que se iniciam com consoantes (ba-ba-ba; da-da-da). A maioria das crianças pode dizer "Papa" e "Mama" aos 12 meses, usa várias palavras aos

18 meses e forma frases de 2 ou 3 palavras aos 2 anos. Aos 3 anos, em média, uma criança pode manter uma conversação. Aos 4 anos, ela pode contar histórias simples e envolver--se em uma conversa com adultos ou outras crianças. Aos 5 anos a criança pode ter um vocabulário de vários milhares de palavras.

Mesmo antes dos 18 meses, as crianças podem ouvir e compreender a história que é lida para elas. Aos 5 anos, as crianças são capazes de recitar o alfabeto e reconhecer palavras simples escritas. Todas essas habilidades são fundamentais para aprender a ler palavras, frases e sentenças simples. Dependendo da exposição a livros e habilidades naturais, a maioria das crianças começa a ler aos 6 ou 7 anos de idade. Esses limites são muito variáveis.

Desenvolvimento Cognitivo

Desenvolvimento cognitivo refere-se ao amadurecimento intelectual das crianças. Afeto e educação apropriados ao lactente e no início da infância são reconhecidos como fatores críticos para o crescimento cognitivo e a saúde emocional. Por exemplo, a leitura para a criança, desde cedo, contribui com experiências intelectualmente estimulantes e propicia um relacionamento educativo caloroso, o que trará importante impacto sobre o crescimento nesses domínios.

O intelecto das crianças pequenas é avaliado pela observação das aptidões de linguagem, curiosidade e habilidades de resolver problemas. Assim que a criança começa a verbalizar, torna-se mais fácil avaliar a função intelectual utilizando ferramentas clínicas especializadas. No momento em que a criança vai à escola, ela fica sob monitoramento constante como parte do processo acadêmico.

Aos 2 anos, a maioria das crianças entende o conceito de tempo em termos amplos. Muitas crianças com 2 e 3 anos de idade acreditam que tudo o que aconteceu no passado aconteceu "ontem", e tudo o que acontecerá no futuro, acontecerá "amanhã". Uma criança nessa idade tem imaginação fértil, mas tem dificuldade de distinguir fantasia da realidade.

Aos 4 anos de idade, a maioria das crianças tem uma compreensão mais apurada do tempo. Elas percebem que o dia é dividido em manhã, tarde e noite. Elas podem até mesmo apreciar a mudança das estações.

Aos 7 anos, as capacidades intelectuais das crianças se tornam mais complexas. Nesse momento, as crianças são cada vez mais capazes de distinguir mais de um aspecto de um evento ou situação ao mesmo tempo. Por exemplo, crianças em idade escolar podem reconhecer que um frasco alto e estreito pode armazenar a mesma quantidade de água do que um curto e largo. Elas podem reconhecer que remédios podem ter um gosto ruim, mas podem fazê-las se sentir melhor, ou que a mãe pode estar nervosa com elas, mas mesmo assim pode amá-las. As crianças são cada vez mais capazes de entender a perspectiva de outra pessoa e, assim, aprender os fundamentos de esperar sua vez em jogos ou conversas. Além disso, as crianças em idade escolar são capazes de seguir as regras consensuais dos jogos. As crianças nessa idade também são cada vez mais capazes de raciocinar usando os poderes da observação e múltiplos pontos de vista.

Desenvolvimento Emocional e Comportamental

Emoção e comportamento baseiam-se no temperamento e na fase de desenvolvimento da criança. Cada criança tem um temperamento ou humor individual. Algumas crianças podem ser alegres e adaptáveis e desenvolver facilmente rotinas regulares de dormir, acordar, comer e outras atividades diárias. Essas crianças tendem a responder positivamente a novas situações. Outras crianças não são muito adaptáveis e podem ter grandes irregularidades em suas rotinas. Essas crianças tendem a reagir negativamente a novas situações. Contudo, outras crianças estão em algum ponto intermediário.

O crescimento emocional e a aquisição de aptidões sociais são avaliados pela observação da interação da criança com outras, em situações diárias. Quando a criança começa a falar, a compreensão do seu estado emocional torna-se muito mais acurada. Assim como acontece com o intelecto, a função emocional pode ser delineada mais precisamente com ferramentas especializadas. Por exemplo, chorar é o principal meio de comunicação dos recém-nascidos. Recém-nascidos choram porque estão com fome, incomodados, aflitos e por muitas outras razões que podem não ser óbvias. Os pais normalmente dão às crianças que choram comida, trocam a fralda e procuram uma fonte de dor ou desconforto. Se essas medidas não funcionarem, pegar no colo ou andar com o recém-nascido algumas vezes ajuda. Às vezes, nada funciona.

Por volta dos 8 meses de idade, os recém-nascidos normalmente se tornam mais ansiosos em relação a separar-se dos pais. Separações ao deitar e em creches podem ser difíceis e marcadas por acessos de raiva. Esse comportamento pode durar muitos meses. Para muitas crianças maiores, dormir um pouco ou dar um brinquedo para distrair a criança pode servir nesse momento como um objeto de transição.

Aos 2 a 3 anos, as crianças começam a testar seus limites e fazer o que elas foram proibidas de fazer, simplesmente para ver o que vai acontecer. Os "nãos" frequentes que as crianças ouvem dos pais refletem a luta pela independência nessa idade. Embora angustiantes para os pais e filhos, os ataques de raiva são normais porque ajudam as crianças a expressar sua frustração durante um momento em que não conseguem verbalizar seus sentimentos. Os pais podem ajudar a diminuir o número de ataques de raiva não deixando que os filhos se cansem ou fiquem indevidamente frustrados e entendendo os padrões de comportamento dos seus filhos e evitando situações que, provavelmente, podem induzir a ataques de raiva. Algumas crianças têm particular dificuldade em controlar seus impulsos e precisam que seus pais estabeleçam limites mais estritos em torno dos quais pode haver alguma segurança e regularidade em seus mundos.

Dos 18 meses a 2 anos de idade, as crianças normalmente começam a estabelecer a identidade de gênero. Durante os anos pré-escolares, as crianças também adquirem uma noção do papel de gênero, do que meninos e meninas costumam fazer. Espera-se que elas explorem os órgãos genitais nessa idade e os sinais de que as crianças estão começando a estabelecer uma conexão entre a imagem corporal e o gênero.

Entre os 2 e 3 anos de idade, as crianças começam a brincar de maneira mais interativa com outras crianças. Embora ainda possam ser possessivas em relação aos brinquedos, elas podem começar a compartilhar e até mesmo se revezar nas brincadeiras. Afirmar a posse dos brinquedos dizendo: "isso é meu!" ajuda a estabelecer o sentido do eu. Embora crianças nessa idade lutem por independência, elas ainda precisam dos pais por perto para sentir-se seguros e apoiados. Por exemplo, elas podem se afastar dos pais quando se sentem curiosas e logo depois se esconderem atrás deles quando estão com medo.

Dos 3 aos 5 anos, muitas crianças se interessam por brincadeiras envolvendo fantasia e amigos imaginários. As brincadeiras envolvendo fantasia permitem às crianças exprimir com segurança diferentes papéis e sentimentos intensos de maneiras aceitáveis. As brincadeiras envolvendo fantasia também ajudam as crianças a crescer socialmente. Elas aprendem a resolver conflitos com os pais ou outras crianças de maneira que as ajudam a desabafar frustrações e manter a autoestima. Também nesse momento aparecem medos típicos da infância como "o monstro no armário". Esses medos são normais.

Dos 7 aos 12 anos, as crianças superam inúmeros desafios: autoconceito, a base para o que é estabelecido pela competência em sala de aula; relacionamentos com colegas, que são determinados pela capacidade de socialização e adaptação; e relacionamentos familiares, que são determinados, em parte, pela aprovação que as crianças obtêm dos pais e irmãos. Embora muitas crianças pareçam dar muita importância a grupos de colegas, elas continuam buscando, principalmente nos pais, o suporte e orientação de que necessitam. Irmãos podem servir como modelos de vida e como suportes valiosos e críticos em relação ao que pode ou não ser feito. Nesse momento na vida, as crianças são muito ativas e se envolvem em muitas atividades e estão ansiosas para explorar novas atividades. Nessa idade, as crianças são aprendizes ansiosos e muitas vezes respondem bem a conselhos sobre segurança, estilos de vida saudáveis e prevenção de comportamentos de alto risco.

As considerações sobre o desenvolvimento infantil apresentada acima foram todas colhidas do *site* www.msdmanuals.com. A presente autora trouxe quase na íntegra o conteúdo, em função de o mesmo estar descrito de uma forma tão sucinta, clara e objetiva e de tão fácil entendimento que qualquer inferência acrescentada poderia macular a obra do autor.[26]

REFERÊNCIAS BIBLIOGRÁFICAS

1. Lapierre AB, Aucouturier B. A simbologia do movimento. Porto Alegre: Artmed; 1998.
2. Merleau-Ponty M. Fenomenologia da percepção. Tradução de Alberto Ribeiro de Moura. São Paulo: Martins Fontes; 1994.
3. Burns YR, McDonald J. Fisioterapia e crescimento na infância. São Paulo: Editora Santos, 1999.
4. Fonseca V. Aprender a aprender: a educabilidade cognitiva. Porto Alegre: Artmed; 1998.
5. Banich MT. Neuropsychology: the neural bases of mental function. New York: Houghton Mifflin; 1997.
6. Frankenburg W, Camp B. Validity of the Denver developmental screening test. Child Developmental. 1971;42:475-85.
7. Coriat LF. Maturação psicomotora no primeiro ano de vida da criança. São Paulo: Cortez e Moraes; 1977.
8. Bobath K. The neurophysiological basis for the treatment. London: Spastics International, 1980.
9. Schimidt RA. Motor control and learning: a behavioral emphasis. Champaign, Illinois: Human Kinetics, 1982.
10. Bobath B. Abnormal postural reflex activity: caused by brain lesions. 3rd ed. London: Willian Heinemann; 1985.
11. Bobath B. Students' papers: second course in the Bobath Centre. London, England, 1986.
12. Flehmig I. Desenvolvimento normal e seus desvios no lactente: diagnóstico e tratamento precoce do nascimento até o 18° mês. Rio de Janeiro, São Paulo: Atheneu; 1987.
13. Cunha MSV. Para uma epistemologia da motricidade humana. 2. ed. Lisboa: Compendium; 1994.
14. Fonseca V. Da filogênese à ontogênese da motricidade. Porto Alegre: Artmed; 1988.
15. Gesell A, Amatruda CS. Diagnóstico do desenvolvimento: avaliação e tratamento do desenvolvimento neuropsicológico do lactente e na criança pequena - o normal e o patológico. Rio de Janeiro, São Paulo: Atheneu; 1990.
16. Bly L. Motor skills acquisition in the first year. Arizona: Therapy Skill Builders; 1994.
17. Shepherd RB. Fisioterapia em pediatria. São Paulo: Santos; 1996.
18. Newcombe N. Desenvolvimento infantil: abordagem de mussen. 8. ed. Porto Alegre: Artmed; 1999.
19. Goldberg C, Sant AV. Desenvolvimento motor normal. In: Tecklin JS. Fisioterapia pediátrica. Porto Alegre: Artmed; 2002.
20. Gonçalves Céu MP. Desenvolvimento motor normal e seus desvios. Apostila do curso ministrado na Universidade Católica de Petrópolis, com organização da Fundação Municipal da Saúde de Petrópolis; 2000.

21. Eckert HM. Desenvolvimento motor. São Paulo: Manole; 1993.
22. Dargassies SAS. Neurological development in the full-term and premature infant. New York: Elsevier Science; 1977.
23. Dubowitz L, Dubowitz V, Mercuri E. The neurological assessment of the preterm and full-term newborn infant. 2nd ed. London: Cambridge University; 1999.
24. Hall SJ. Biomecânica básica. 3. ed. Rio de Janeiro: Guanabara Koogan; 2000.
25. Gonçalves Céu MP Interferência dos reflexos e reações na psicomotricidade do paralisado cerebral. Monografia apresentada como requisito parcial para a obtenção do titulo de especialista. Rio de Janeiro: IBMR in MIMEO; 1992.
26. Graber EG. Desenvolvimento Infantil. [Online] Manual MSD Versão para Profissionais de Saúde; Ultima modificação do conteúdo Fev/2019. Disponível em: <https://www.msdmanuals.com/pt/profissional/pediatria/crescimento-e-desenvolvimento/crescimento-físico-de-lactentes-e-crianças>

CAPÍTULO 5

DESENVOLVIMENTO MOTOR ANORMAL

Este capítulo, que teve como fontes de referência os trabalhos de Karel & Berta Bobath, tem como objetivos descrever as reações e reflexos tônicos patológicos e responder aos seguintes questionamentos:

- Como estes interferem na motricidade humana normal?
- Qual etapa ou etapas motoras sua presença impedirá ou dificultará no desenvolvimento dos reflexos e reações normais?

Quando o cérebro humano imaturo sofre uma agressão, no período que compreende desde a vida intrauterina até mais ou menos 5 anos de idade, essa lesão poderá ocasionar uma parada ou uma desorganização no desenvolvimento sensório-motor perceptivo da criança. A lesão ocasionada pode ser denominada *Encefalopatia Crônica da Infância* ou *Paralisia Cerebral*, sendo a última expressão a mais utilizada pela literatura existente.

Convém ressaltar que, durante a revisão da literatura referente às causas de lesões cerebrais, a referência *síndrome hipóxico-isquêmica* foi encontrada frequentemente. Esta última mostrou-se adequada para designar quadros das disfunções neuromotoras ocorridas nos primeiros anos de vida, podendo, também, ser utilizada para designar os comportamentos motores do tipo da *paralisia cerebral*.

Essa lesão não é de caráter progressivo, manifesta-se por uma desordem da postura e do movimento, pela alteração do tônus muscular, pelo distúrbio da inervação recíproca e pelo desequilíbrio no sistema alfa-gama. A lesão do SNC ocasiona a perda do controle inibidor dos altos centros sobre a formação reticular, levando, assim, à liberação do sistema gama, manifestando-se por meio da espasticidade ou pela liberação de movimentos involuntários.

A formação reticular tem várias funções, dentre outras, atua também na regulação do tônus muscular. Estende-se do mesencéfalo até o bulbo; no nível mesencefálico, tem ação facilitadora e, no nível bulbar, ação inibitória. Não se conseguiu, ainda, detectar exatamente o percurso que um estímulo faz desde o seu planejamento até a formação reticular, onde será facilitado ou diminuído, para que haja um tônus adequado para a postura e o movimento.[1]

Sabe-se, entretanto, que a formação reticular emite impulsos que chegam ao corno anterior da medula, onde fazem sinapse com neurônios internunciais que, por sua vez, fazem sinapses com os motoneurônios alfa e gama. Como afirma Machado,[1] o sistema gama é responsável pelo tônus de base, e qualquer interferência nele levará à alteração do tônus de ação; consequentemente, haverá alteração do sistema alfa, interferindo na amplitude de movimento. Na realidade, a alteração do tônus de base e de ação é decorrente do desequilíbrio do sistema alfa-gama associado à genética do indivíduo.

93

Portanto, quando o tronco encefálico perde o controle dos altos centros, apresentando liberação dos impulsos facilitatórios, passa a manifestar-se por reflexos tônicos patológicos. Estes reflexos são ativados pela posição ou movimentação da cabeça no espaço, e seus receptores estão localizados nos labirintos, musculatura do pescoço, e nas áreas reflexógenas. São eles: reflexo tônico labiríntico, reflexo tônico cervical simétrico e assimétrico, reação positiva de suporte e reações associadas.

REFLEXO TÔNICO LABIRÍNTICO

Sempre que o Reflexo Tônico Labiríntico (RTL) estiver presente, é patológico e sugestivo de injúria cerebral. Ele impede a manifestação da reação labiríntica de retificação e a instalação do controle motor contra a gravidade, favorecendo, assim, a instalação da espasticidade que se desenvolve a favor da gravidade e impõe um desenvolvimento com padrões motores anormais.

O RTL é provocado pelos movimentos da cabeça (alteração de posição ou movimentação no espaço), o que estimula os órgãos otolíticos dos dois labirintos, onde se localizam seus receptores. Não se pode dizer que é uma reação primitiva, como era afirmado pela literatura alemã,[2] já que não se identifica o padrão postural durante a instalação das etapas do desenvolvimento motor "normal", da mesma forma que o padrão motor imposto por este reflexo.

Este reflexo, em supino, manifesta-se com hiperextensão de cabeça e pescoço, podendo apresentar abertura dos olhos e boca, retração da cintura escapular com elevação de ombros, protrusão de ombros com adução de braços, flexão de cotovelos, pronação de antebraços, flexão palmar dos punhos com desvio ulnar, inclusão de polegares com flexão dos dedos, hiperextensão do tronco que leva à anteriorização da pelve e semiflexão de coxofemoral e adução com rotação interna e extensão das pernas e dependendo da gravidade impões o padrão nos membros inferiores de "tesoura" (Fig. 5-1).

Esse padrão de "tesoura" se manifesta com uma perna cruzada sobre a outra, e os pés apresentam-se plantiflexionados e invertidos, o que ocorre, principalmente, nos casos de espasticidade grave. Nos quadros dos atetoides, ou tônus flutuantes, os pés apresentam plantiflexão e eversão.

Ocorre, ainda, na postura de supino, a liberação de impulsos facilitatórios e, dependendo do grau de lesão, a criança pode apresentar o padrão postural global em opistótono, representado pela formação de um arco no tronco; pela hiperextensão da coluna, o bebê poderá não tocar com os glúteos no solo, fazendo apoio apenas com a nuca e com o calcanhar do lado mais extensor (Fig. 5-1).

Nessa situação supina, pela interferência da ação da gravidade que desloca o peso corporal para um dos dimídios, este, associado à influência do reflexo tônico cervical assimétrico, leva à assimetria de tronco e obliquidade do quadril, o que poderá favorecer a luxação da articulação coxofemural.

Quando se coloca o bebê em prono, há perda ou diminuição da influência dos impulsos facilitatórios extensores, levando, assim, a um padrão de flexão total onde a criança não consegue desenvolver as reações labirínticas de retificação que lhe permitem a liberação das vias aéreas superiores, e, pelo aumento da hipertonia flexora, gera-se um grande desconforto, pois o peso corporal permanece deslocado para a face e para os ombros, devido aos membros inferiores apresentarem a tríplice flexão*. Dependendo do tipo de alteração do tônus flutuante ou espástico, sua manifestação na postura de prono será: nos

---

* A tríplice flexão é manifestada pelo aumento da espasticidade flexora nos membros inferiores.

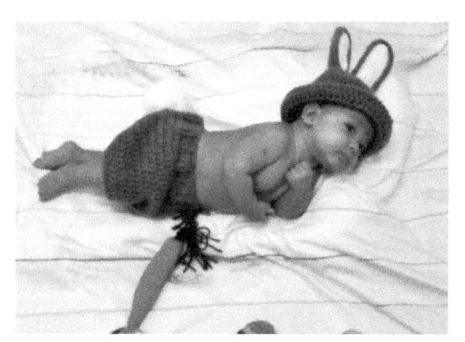

Fig. 5-1. Reflexo tônico labiríntico. (Fonte: acervo da autora.)

atetoides ocorrerá a entrada do padrão flexor total e nos espásticos graves e moderados manter-se-á o padrão extensor.

Este reflexo é totalmente incapacitante nos casos de quadriplegia grave, porque impede a instalação das seguintes funções, como afirmam Karel e Berta Bobath (1985): contato olho-olho; contato olhos-mãos; mãos na linha média; exploração do objeto com mãos, boca, olhos; percepção das partes do corpo pela exploração das mãos e pelo movimento de deslocamento do corpo no espaço; rolar, e todas as atividades voluntárias; entrada de qualquer reação de retificação ou equilíbrio; impede o controle visomotor.

Quanto à elaboração do esquema corporal e imagem corporal, a criança acometida com certeza apresentará seus esquemas corticais modificados pelos padrões impostos. Torna-se importante que os terapeutas que atuam com crianças portadoras de paralisia cerebral lembrem-se de que o esquema e imagem corporal de seus pacientes são exatamente aqueles padrões motores impostos pelas lesões cerebrais, e que o esquema corporal é um grande organizador psíquico. Portanto, principalmente durante a fisioterapia, temos que ter cuidado com o manuseio, para não desorganizar o lactente ou a criança.

É comum perceber-se em vários tipos de atendimento crianças chorando, o que geralmente é interpretado como pirraça, quando, na realidade, é resultado do próprio manuseio que "tira" totalmente o padrão motor patológico com a inibição do mesmo. Esta inibição excessiva, na verdade, desorganiza o esquema corporal* da criança levando ao estado de confusão mental.

Quando se apresenta um padrão motor em extensão total grave, denomina-se opistótono, o que quer dizer que o grau de lesão é grande. Portanto, quando se coloca o lactente na postura de prono, ele ainda manterá o padrão extensor devido à gravidade do quadro, podendo manter o rosto fora do apoio, pela forte influência do reflexo tônico labiríntico ou pela presença de encurtamentos musculares da musculatura posterior do pescoço e tronco.

Todos esses fatores vão dificultar ou impedir a instalação do desenvolvimento cognitivo, intelectual, emocional, afetivo e social, pela incapacidade da criança em mover-se, explorar o ambiente, a si mesmo, e o objeto.

---

* Convém lembrar que o esquema corporal é uma representação mental que não pode ser visualizada pelo terapeuta, mas quando modificada bruscamente, sem que haja a elaboração e o aprendizado de um novo programa motor, levará à desorganização do mesmo. A formação de um novo programa motor se estabelece através da repetição ativa do aprendiz, e, às vezes, para que a criança seja capaz de produzir ativamente um movimento, é necessário que se utilize um pouco dos reflexos patológicos.

REFLEXO TÔNICO CERVICAL ASSIMÉTRICO

O Reflexo Tônico Cervical Assimétrico (RTCA) é uma resposta proprioceptiva desencadeada pelo movimento lateral do pescoço com hiperextensão do mesmo, ocorrendo, assim, o aumento da hipertonia extensora, do lado facial, e flexora, do lado occipital (Fig. 5-2).

O reflexo tônico cervical assimétrico está associado ao padrão extensor e apresenta-se o seguinte padrão, quando na postura de supino:

Membros Superiores

- *Lado facial:* braço fica estendido, abduzido ou aduzido, rodado internamente com pronação de antebraço, flexão palmar de punho com desvio ulnar, polegar incluso, dedos semifletidos.
- *Lado occipital:* braço fica fletido, com abdução, rotação interna, pronação, flexão palmar com desvio ulnar, polegar incluso, dedos fletidos.

Tronco

- *Lado facial:* estendido, com musculatura hiperalongada e inativa.
- *Lado occipital:* fletido, levando a encurtamento da musculatura.

Membros Inferiores

- *Lado facial:* extensão de quadril podendo apresentar ligeira semiflexão de coxofemoral pela anteroversão pélvica, extensão de joelho, rotação interna, adução, plantiflexão com inversão ou eversão, dependendo do tipo de tônus.
- *Lado occipital:* semiflexão de coxofemoral, joelho e tornozelo, adução, rotação interna, dedos em garra.

Esse padrão assimétrico leva à postura de obliquidade do quadril que, junto à adução e semiflexão dos membros inferiores, favorece a instalação de luxação da articulação coxofemoral.

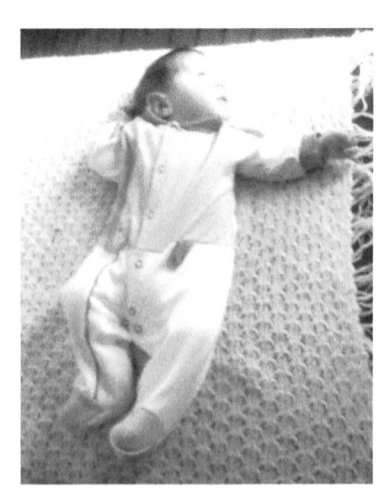

Fig. 5-2. Reflexo tônico cervical assimétrico (RTCA). (Fonte: acervo da autor.)

Quando a criança é colocada em prono, se este reflexo for muito forte, ela se manterá no padrão igual ao de supino, demonstrando sua fixação e o encurtamento da musculatura do pescoço. Quando não se apresenta fixado, em prono, o lado facial apresenta um padrão flexor e o lado occipital apresenta um padrão extensor, ocorrendo inversão dos padrões.[3]

Geralmente, nessa situação, o peso corporal estará deslocado para o lado extensor. Nas crianças com o tipo de tônus flutuante ou atetoide ou *kernicterus*, às vezes, o peso pode estar em diagonal, não obedecendo ao princípio de que o lado que toma peso estará alongado. A persistência deste reflexo dificulta ou impede a criança de: trazer mãos na linha média, importante na elaboração da simetria, do esquema corporal, e imagem corporal; trazer as mãos à boca, estágio importante para o início da exploração do objeto e de si mesma; experimentar por meio do manuseio bimanual do objeto, o que possibilita melhor exploração do mesmo; desempenhar as funções de rolar, sentar, engatinhar e andar. Estas posturas e mudanças de posturas são importantes para a locomoção.

A persistência do RTCA também poderá levar a deformidades significativas, como escoliose do tronco e luxações de coxofemoral, estas podem ocorrer bilateralmente. As crianças com tipo de tônus atetoide são portadoras de bom nível cognitivo, e, às vezes, fazem uso do reflexo para obterem mudança e manutenção de postura, locomoção e atividades da vida diária.

Em função de o RTCA manifestar-se na forma de padrões totais, onde o movimento da cabeça determina o padrão dos segmentos corporais, esta autora não concorda com o uso do termo *reflexo tônico cervical assimétrico* quando estamos falando do bebê normal, mas, sim, *atividade espontânea assimétrica*, porque se apresenta de forma variada e, não, estereotipada como o RTCA. Este sempre vem acompanhado de alteração de tônus muscular.

REFLEXO TÔNICO CERVICAL SIMÉTRICO

O padrão de reflexo conhecido como Reflexo Tônico Cervical Simétrico (RTCS) é a resposta a um estímulo proprioceptivo obtido pela movimentação anteroposterior, ou flexoextensão da cabeça, ocorrendo aumento da hipertonia dos membros superiores e inferiores. Quando ocorrer flexão de cabeça, o bebê apresentará o comportamento postural de flexão de membros superiores e extensão de membros inferiores, que apresentam os seguintes padrões:

- A flexão de cabeça é acompanhada do abaulamento do tronco; os membros superiores apresentarão elevação dos ombros, adução dos braços, rotação interna, flexão de cotovelo com pronação de antebraço, flexão palmar de punho com desvio ulnar, inclusão de polegar com flexão dos dedos. Apesar do padrão de flexão com adução, podemos encontrar a rotação interna dos membros superiores. Os membros inferiores apresentam hipertonia extensora, com ligeira semiflexão da coxofemoral, pela tensão do psoas-ilíaco com extensão do quadril, extensão de joelhos, adução com rotação interna, pés plantiflexionados com inversão (Fig. 5-3).
- Na extensão de cabeça ocorrerá uma hiperextensão de pescoço e coluna. Os membros superiores apresentam extensão com rotação interna e adução, flexão palmar dos punhos com acentuado desvio ulnar, podendo apresentar adução ou inclusão dos polegares com flexão dos dedos. Os membros inferiores apresentam o padrão típico da tríplice flexão: flexão de quadril, joelhos, tornozelos e dedos em garra. Geralmente este padrão vem acompanhado de adução e rotação interna das pernas, que varia de acordo com o grau de hipertonia ou de flutuação de tônus.

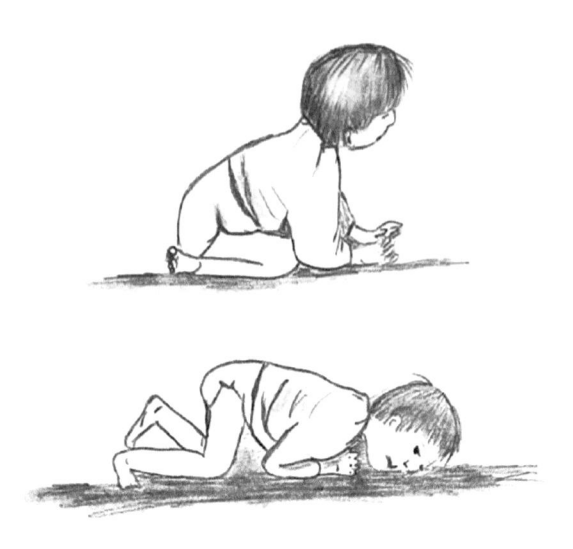

Fig. 5-3. Reflexo tônico cervical simétrico (RTCS).

Este reflexo, geralmente, é típico nos quadros de diplegia, porém, muito frequente nos quadros de atetose e nos quadriplégicos espásticos moderados e leves. Dificulta ou impossibilita o ficar de pé porque, quando a criança apresentar flexão de cabeça, os membros inferiores apresentarão o padrão extensor, que joga o peso corporal para trás; e, quando apresentar a extensão de cabeça, apresentará a tríplice flexão dos membros inferiores, que perdem a capacidade de suportar o peso corporal.

Entretanto, aproximadamente aos 3 anos de idade, as crianças portadoras de disfunções neuromotoras, que não adquiriram as etapas do desenvolvimento motor, utilizam com grande frequência este reflexo, porque lhes facilita a passagem de postura *de* prono para sentado sobre os calcanhares, favorecendo o sentar em *"w sitting"*, o que aumenta a base de sustentação, permitindo-lhe manter os braços fora do apoio, livres para o manuseio de objetos e brinquedos, porém, bloqueia a rotação do tronco.

A manutenção da postura em *"w sitting"* não requer da criança reações de retificação e equilíbrio muito elaboradas, por ser uma postura de "encaixe" biomecânico total. Elas usam o reflexo também para a locomoção de quatro apoios e o engatinhar homólogo, podendo saltitar tipo "coelhinho".

A permanência nessa postura é de efeito maléfico, pois leva a encurtamentos musculares e, posteriormente, a contraturas que evoluem para deformidade dos membros inferiores. Com isso, reforçam o padrão da tríplice flexão, que impossibilitará a criança, no futuro, de ficar de pé e andar. Sua presença também é um dos fatores responsáveis pela instalação das subluxações e luxações desses quadros.

REAÇÕES ASSOCIADAS

As reações associadas (Fig. 5-4) são movimentos involuntários e inconscientes resultantes do esforço físico-mental da criança na tentativa de realizar alguma tarefa, produzindo aumento de tônus muscular nos membros comprometidos, ou quando realizam movimentos voluntários.

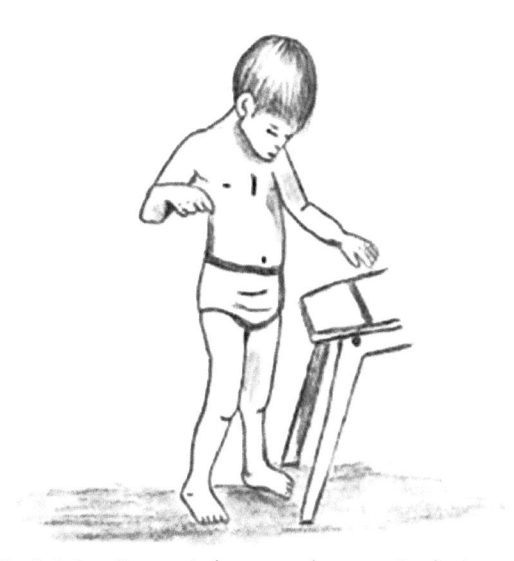

Fig. 5-4. Reação associada no membro superior direito.

A fisiopatologia é complexa. Em geral, são consequência da liberação da função inibitória que a via piramidal exerce sobre os centros motores subcorticais.[2] Aparecem durante o movimento voluntário, no esforço, na dor, no choro, no riso, no estresse, na euforia, na tosse, no bocejar etc. Manifestam-se no lado afetado – ou no mais afetado – quando o dimídio bom – ou menos afetado – tenta realizar ou realiza uma atividade com esforço, ou nova, ou muito seletiva.

Nos quadros de quadriplegia espástica grave, as reações associadas não são visíveis, sendo percebidas à palpação como um aumento da tensão muscular, e pode ser observável pela abertura dos olhos e da boca. São bem visíveis nos quadriplégicos moderados, com resposta generalizada (globais). Nos diplégicos são mais visíveis nos membros superiores. Nos hemiplégicos são visíveis no braço, durante a marcha, e, quando sentados, aparecem na perna plégica e na boca. Nos quadriplégicos leves, as reações associadas são generalizadas, mas apresentam padrões de hipertonia leve.

Segundo o casal Bobath, as reações associadas são as piores atividades tônicas reflexas, porque a criança, com sua tendência e vontade de mover-se, brincar, alcançar e loco-mover-se, sendo portadora de tônus anormal, terá sua movimentação sempre executada com esforço. Isto constantemente gera reações associadas que, por sua vez, são respostas estereotipadas, ocasionando persistência de padrão patológico e levando a contraturas e deformidades. As reações associadas, quando instaladas, impossibilitam a recuperação dos padrões de postura e movimento normais, e produzem aumento da espasticidade em todos os segmentos comprometidos.

A autora, entretanto, tem outra visão sobre a manifestação das reações associadas, afirma que elas servem de alerta para o profissional que atua na área da reabilitação, porque, quando elas se manifestam estão informando que alguma coisa está incorreta. Por exemplo, o manuseio pode estar inadequado ou avançado de mais para este paciente ou para este momento, a criança pode estar com medo ou com dor, o pont-chave de controle escolhido pode estar errado, pode-se estar apertando além do que a criança pode suportar. Quando as reações associadas aparecem chamam a atenção para verificar o que pode estar inadequado, aí o profissional atento não precisa permanecer fazendo o tratamento incorreto. Tão logo haja a manifestação das reações, o profissional pode imediatamente checar e modificar a situação causadora. Por outro lado, enquanto se manuseia a criança e as reações não se manifestam, isto significa que a terapia empregada certamente está correta.

As reações associadas não devem ser confundidas com os "movimentos associados"; estes podem aparecer durante a execução de uma tarefa que exija muito esforço e que também ocorram em circunstâncias normais, por exemplo, ao se aprender uma nova habilidade. Os movimentos associados nem sempre se manifestam de forma estereotipada e não ocorrem com o mesmo padrão motor, tendo padrões com variedade dentro do normal.[4]

REAÇÃO POSITIVA DE SUPORTE

A reação positiva de suporte (Fig. 5-5) aparece automaticamente no bebê normal na fase de recém-nato, como apoio plantar, permanecendo até o 2º mês de vida, sendo responsável pela tomada de peso nos membros inferiores nesse período, quando se coloca o bebê de pé para a pesquisa desta reação. Ao final do 2º mês desaparece, dando origem à fase da astasia, quando o bebê deixa de suportar o peso corporal nos membros inferiores, reiniciando por volta do 4º/5º mês em diante, numa forma experimental, para então se tornar voluntária por volta do 8º mês. Seus receptores se localizam na região do antepé, denominada região reflexógena do pé. Na presença de lesão cerebral, persiste após o 2º mês.

Esta reação, associada a outros reflexos tônicos, nos quadriplégicos, desencadeia a presença de cocontração exagerada dos membros inferiores, gerando um pilar rígido que impede o movimento graduado necessário à marcha e ao ficar de pé. Ocasiona, também, um padrão de extensão do quadril e do joelho, adução com rotação interna da perna, plantiflexão com inversão do pé, gerando impulso extensor, que empurra o corpo constantemente para trás. Quando a reação persiste por longo tempo, provoca contratura do tendão de Aquiles e da fáscia plantar. E, na criança hemiplégica, associa-se à espasticidade do quadril, jogando-o para trás em retroversão, e faz a elevação do ilíaco, favorecendo a hiperextensão do membro plégico.

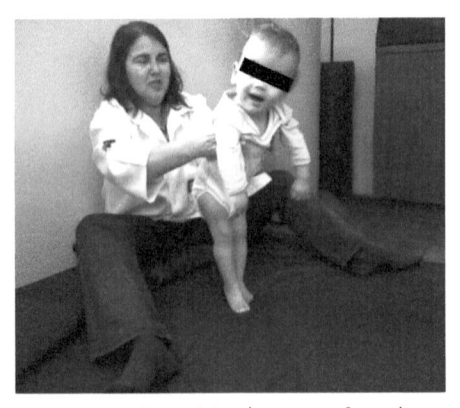

Fig. 5-5. Reação positiva de suporte frontal.
(Fonte: acervo da autora.)

Esta reação é a modificação estática do impulso extensor espinhal, transformando um membro em rígido pilar de cocontração para a sustentação do peso (reflexo de ficar de pé). A reação é produzida por um estímulo duplo:

1. Tátil, isto é, pelo toque da parte anterior da sola do pé no chão.
2. Proprioceptivo, ou seja, pela pressão que resulta em um estiramento dos músculos intrínsecos do pé.

Em consequência ao aumento do tônus postural nos membros inferiores, nos grupos musculares flexores e extensores que produzem a cocontração nos mesmos, principalmente nos músculos antigravitários, a perna enrijece-se, transformando-se num pilar rígido para a sustentação. Este efeito perdura enquanto os estímulos estiverem ativos.[4]

Os reflexos tônicos foram primeiramente publicados por Magnus (1924 e 1926); Walshe (1923 e 1946); Schaltembrand (1925, 1926, 1927); Rademaker (1935); Weisz (1938); Sherrington (1947); *apud* Bobath B.[3-6]

O casal Bobath, em seu livro *Atividade tônica reflexa anormal*,[3] dedica todo o estudo a esse tema, deixando claro que o mais importante não é diagnosticar qual reflexo tônico está presente, mas como esses reflexos interferem nos padrões motores da criança portadora de sequela da paralisia cerebral.

Karel Bobath afirma que:

> *"É comparativamente fácil observar estes reflexos em funcionamento em uma criança gravemente espástica ou atetoide, que mostra claramente a atividade do "reflexo tônico" liberado, pois a espasticidade e os espasmos intermitentes são frequentemente muito fortes para permitir qualquer modificação dos padrões primários por meio de atividade compensatória. Na maioria dos casos, entretanto, os reflexos e padrões do movimento são alterados com o tempo pelas atividades compensatórias da criança, que são anormais, mas não podem ser interpretadas apenas em termos de reflexos primários. O esforço da criança produz padrões secundários anormais de grande variedade individual; deste modo, é muito mais importante estudar os padrões de hipertonia, tanto primário quanto secundário compensatório, que se mostra na criança, independentemente de poderem ser explicados em termos dos poucos "reflexos tônicos" conhecidos e de sua interação. Além disso, é mais importante avaliar a maneira segundo a qual eles interferem no equilíbrio normal e na habilidade funcional".[4]*

Esses reflexos foram estudados isoladamente, principalmente por Sherrington (1947) e Magnus (1926), que realizaram seus estudos através de experiências com animais, produzindo lesões no sistema nervoso central, observando-os um a um. Mas sabe-se que, no paciente portador de paralisia cerebral, não aparecem de forma isolada. Manifestam-se sempre de forma inter-relacionada, a não ser nos casos graves, e sua identificação e visualização são bem claras, o que não acontece com os casos moderados e leves, porque os reflexos tônicos atuam sempre em conjunto; haverá sempre a predominância de um deles sobre os outros, dependendo do tipo de tônus e da topografia do caso clínico. Esta forma de manifestação interligada transforma-se num conjunto de fatores que impedirão a aquisição da aprendizagem motora e do desenvolvimento motor, aquisições estas imprescindíveis para que ocorra a posse da autonomia pessoal.[3,4]

Na visão psicomotora, refletindo sobre a visão de Lapierre & Aucouturier, a quebra do mecanismo neuroevolutivo decorrente de lesão cerebral impedirá ou dificultará a criança de libertar-se do estado de objeto para evoluir ao estado de sujeito, quando de fato toma posse das suas vontades e dos seus desejos. Portanto, se refletirmos sobre a vida de um dependente físico ou mental, concluiremos que este se encontra na impossibilidade de viver o seu dia a dia, permanecendo no estado de objeto, ficando desprovido de poder satisfazer ou realizar seus "reais" desejos. Na realidade, a criança dependente é, na maioria das vezes, objeto de sua família, tornando-se motivo de frustração, ou realizando o desejo da mesma.[7]

Como um dos objetivos desta obra é o de contribuir para o diagnóstico o mais precoce possível, torna-se relevante, também, descrever os sinais precoces encontrados nos quadros de lesão cerebral, decorrente da síndrome hipóxico-isquêmica nos primeiros meses de vida.

SINAIS PRECOCES DE LESÃO CEREBRAL EM RECÉM-NATOS

É de extremo valor elucidar os sinais precoces de lesões cerebrais para que, ao serem identificados, os responsáveis possam ser orientados quanto à possibilidade de iniciar um programa de intervenção sensório-motora, dentro dos períodos sensitivos propícios.[8] Abaixo, uma relação dos sinais que o bebê pode apresentar:

- Extensão exagerada de pescoço, oferecendo resistência à movimentação passiva da cabeça;
- Elevação exagerada dos ombros, e que, na movimentação passiva, apresentam resistência, ocasionando a manobra do cachecol incompleta.
- Sinal da roda denteada nos segmentos acometidos.
- Mãos constantemente fechadas, com polegares inclusos, podendo ser uni ou bilateral, e, na tentativa de abdução passiva, sente-se resistência ao movimento.
- Movimentação de membros superiores e inferiores curtos e estereotipados em flexo-extensão.
- Presença de resistência à movimentação passiva da abdução das pernas e à extensão dos joelhos.
- Pés rígidos – pouca movimentação, tanto em plantiflexão (o que é mais comum) como em dorsiflexão.
- Na pesquisa do ângulo poplíteo, apresentar ângulo menor ou igual a 90°, oferecendo resistência durante a pesquisa, podendo também apresentar assimetria dos mesmos.
- Ausência de realização de movimentos de membros superiores e inferiores, na postura de supino, contra a gravidade, e de elevação de cabeça quando em prono.

Convém lembrar que no desenvolvimento motor normal, os membros superiores e inferiores apresentam movimentos, nos padrões de extensão, abdução, com rotação externa, executados contra a gravidade. O desenvolvimento axial ocorre através da manifestação do padrão flexor, permitindo a instalação do padrão extensor, e, da competição e interação entre os dois padrões resulta o equilíbrio das forças musculares, que são requisitadas a cada novo movimento para a aquisição das etapas neuroevolutivas.

Porém, quando surgem os padrões de movimentos, de rotação interna e adução nos membros, executados a favor da gravidade, e a presença do padrão extensor no tronco desde os primeiros dias de vida, significa que está se instalando um desenvolvimento motor anormal. Quando estes padrões de movimento se manifestam, indicam que ocorreu uma lesão no SNC do bebê.

Entretanto, existe o questionamento quanto à possibilidade de os sinais neurológicos se manifestarem de forma transitória, porém, não foi encontrado ainda nenhum protocolo de avaliação, ou exame por imagem, que possa afirmar se um determinado sinal é indicativo de lesão definitiva ou transitória. É em função de as consequências da lesão cerebral, quando instalada, traduzirem-se nas formas de disfunções neuromotoras, que se designa que a criança tornar-se-á um adulto deficiente físico. Nessa incerteza diagnóstica optamos por seguir a teoria de Mednick (1977), *apud* Eckerd,[9] que afirma que os sinais neurológicos transitórios desaparecerem após o 8º dia de nascimento.

Uma das precursoras do tratamento precoce, Dra. Elisabeth Kong,[10] afirmou que: "a observação clínica dos movimentos espontâneos de bebês é o instrumento diagnóstico mais confiável para detectar crianças potencialmente portadoras de paralisia cerebral. Os três primeiros meses de idade, ou da idade corrigida do pré-termo, mostram ser um estágio importante no diagnóstico da paralisia cerebral, porque os sinais anormais podem desaparecer, levando ao desenvolvimento motor tendendo à normalidade, ou podem aumentar caracterizando o desenvolvimento motor típico da paralisia cerebral, de acordo com a topografia. O aumento de padrões de movimentos anormais a partir dos 3 meses de idade indica necessidade imediata de tratamento".

INDICADORES DE RISCO
Sinais Precoces de Lesão Cerebral em Recém-Natos[8]

É de extremo valor elucidarem-se os sinais precoces de lesões cerebrais para que, ao serem identificados, possam ser orientados quanto à possibilidade de iniciar um programa de intervenção sensório-motora dentro dos períodos sensitivos propícios.

- Bebês que apresentam extensão exagerada de pescoço, oferecendo resistência à movimentação passiva da cabeça.
- Bebês que apresentam elevação exagerada dos ombros e que na movimentação passiva apresentam resistência, ocasionando a manobra do cachecol incompleta.
- Mãos constantemente fechadas, com polegares inclusos, podendo ser uni ou bilateral, e na tentativa de abdução passiva sente-se resistência ao movimento.
- Movimentação de membros superiores e inferiores curtos e estereotipados em flexo-extensão.
- Presença de resistência à movimentação passiva da abdução das pernas e a extensão dos joelhos.
- Pés rígidos – pouca movimentação, tanto em plantiflexão (que é mais comum), como em dorsiflexão.
- Na pesquisa do ângulo poplíteo, apresentar ângulo menor ou igual a 90°, oferecendo resistência durante a pesquisa, podendo também apresentar assimetria dos mesmos.
- Ausência de realização de movimentos de membros superiores e inferiores na postura de supino contra a gravidade e de elevação de cabeça quando em prono.

Dubowitz & Dubowitz[11] consideram como sendo sinais anormais o comportamento de:

a) Tônus flexor de membros superiores maior que o de membros inferiores.
b) Controle inadequado de cabeça.
c) Tremores e sobressaltos.
d) Polegares em adução persistente.
e) Moro anormal.

f) Movimentos oculares anormais.
g) Orientação visual e auditiva inadequada.
h) Irritabilidade.
i) Assimetria em membros.
j) Hipertonia de musculatura extensora cervical.

Portanto, acredita-se que a persistência dos sinais neurológicos é indicativa da presença de lesão cerebral, e estas lesões podem ocorrer por diversas causas, porém, neste estuo, só serão elucidadas em capítulo próximo às causas decorrentes da prematuridade.

REFERÊNCIAS BIBLIOGRÁFICAS

1. Machado A. Neuroanatomia funcional. 2. ed. Rio de Janeiro: Atheneu; 1998.
2. Flehmig I. Desenvolvimento normal e seus desvios no lactente: diagnóstico e tratamento precoce do nascimento até o 18° mês. Rio de Janeiro, São Paulo: Atheneu; 1987.
3. Bobath B. Abnormal postural reflex activity: caused by brain lesions. 3rd ed. London: William Heinemann; 1985.
4. Bobath K. A neurophysiological basis for the treatment. London: Spastics International, 1980.
5. Bobath B, Bobath K. Motor development in the different types of cerebral palsy. London: Willian Heinemann; 1975.
6. Bobath B. Students papers: second course in The Bobath Centre. London, 1986.
7. Lapierre A, Aucouturier B. A simbologia do movimento. Porto Alegre: Artes Médicas, 1998.
8. Gonçalves Céu MP. Importância do diagnóstico precoce: sinais precoces de lesão cerebral em RN. Rev Soc Méd. (Petrópolis), 1999;4(8):6-9.
9. Eckert HM. Desenvolvimento motor. 3. ed. São Paulo: Manole; 1993.
10. Kong E. Diagnóstico e tratamento precoce dos distúrbios do movimento causados por lesões centrais. Traduzido e publicado pela Abradimene Original: Kinderarztliche Práxis, 1999;4:222-34 — Kirchheim — Verlag Mainz.; 2001.
11. Dubowitz LMS, Dubowitz V, Mercuri E. The neurological assessment of the preterm and full term newborn infant. 2nd ed. London, Cambridge: Mac Keith Press; 1999.

BIBLIOGRAFIA COMPLEMENTAR

Dargassies SA. Neurological development in the full-term and premature infant. New York: Elsevier Science, 1977.
Diament A. Exame neurológico do lactente. In: Diament A, Cypel S. Neurologia infantil. 4. ed. Rio de Janeiro, São Paulo, Ribeirão Preto, Belo Horizonte: Atheneu; 2005.
Fonseca V. Da Filogênese a ontogênese da motricidade. Porto Alegre: Artmed; 1988. p. 137.
Gherpelli JLD. Avaliação neurológica do recém-nascido prematuro. In: Diament NA, Cypel S. Neurologia infantil - Lefèvre. 2. ed. Rio de Janeiro, São Paulo: Atheneu; 1989.
Gherpelli JLD. Avaliação neurológica do recém-nascido prematuro. In: Diament NA, Cypel S. Neurologia infantil. 3. ed. Rio de Janeiro, São Paulo: Atheneu; 1996.
Gherpelli JLD. Avaliação neurológica do recém-nascido prematuro. In: Diament NA, Cypel S. Neurologia infantil. 4. ed. Rio de Janeiro, São Paulo, Ribeirão Preto, Belo Horizonte: Atheneu, 2005.
Gherpelli JLD. Desenvolvimento neuropsicomotor do recém-nascido de muito baixo peso. In: Procianoy RS, Leone CR. (Eds.). Programa de Atualização em Neonatologia (PRORN). Porto Alegre: 2007; Ciclo 4, Módulo 3. p. 143-62.
Gherpelli JLD. Propedêutica neurológica do recém-nascido e sua evolução. Rev Med (São Paulo) 2003;82(1-4):22-33.

CAPÍTULO 6

PREMATURIDADE: BREVE HISTÓRICO

A Organização Mundial da Saúde (OMS), em 2001, considerou na classificação de prematuridade os recém-nascidos abaixo de 37 semanas de gestação. Com os avanços da tecnologia nos últimos 10 anos, bebês considerados prematuros extremos, ou até mesmo tidos como inviáveis para a sobrevida, têm surpreendido médicos especialistas e familiares. O nascimento de bebês prematuros extremos torna-se cada vez mais frequente no mundo atual. Tanto pelo avanço da reprodução assistida, que aumenta a incidência de gravidez múltipla, como também porque, a partir da década de 1980, foi possível produzir em laboratório o surfactante que é necessário no organismo para permitir a expansão dos pulmões, impedindo o colabamento alveolar.[1]

Na falta do surfactante, a grande maioria dos prematuros morria asfixiada. Houve, também, grande evolução nos equipamentos: modernas incubadoras são capazes de detectar alterações mínimas nos sinais vitais do bebê; aparelhos para exames sofisticados e cirurgias foram se tornando possíveis; adotou-se o uso de sondas, cateteres e agulhas com o diâmetro de um fio de cabelo, desenhados para impingir o menor sofrimento possível aos pequeninos, e serem introduzidos em calibres extremamente finos.

O menor bebê do mundo é uma menina que nasceu nos Estados Unidos, em 2004, com 26 semanas de gestação, Rumaisa Rahman, pesando apenas 244 g e medindo 20 centímetros. No aniversário de 1 ano, já pesava 5,9 kg. O quinto menor bebê nasceu em 2006, no Brasil, no Rio de Janeiro, Arthur, com 385 g, 23 cm e com 25 semanas gestacionais. Recebeu alta hospitalar com 2 kg. O bebê mais prematuro do mundo nasceu com 21 semanas e 6 dias de gestação, em outubro de 2006, no Baptist Children's Hospital de Miami, e ficou internado por 4 meses na UTIN desde o nascimento.[2]

O "bebê milagroso", como foi chamado pelos médicos, está "saudável e cheio de vida", de acordo com nota emitida pelo hospital, e "suficientemente bem para que seus pais cuidem dele em casa". Esse bebê, que ficou no ventre de sua mãe por pouco mais de 5 meses, estava no dia da alta hospitalar com 1,8 kg, mas pesava apenas 280 gramas e media 24 cm ao nascimento, sendo um pouco maior do que uma caneta esferográfica, conforme informação do hospital. Amillia é a sobrevivente mais prematura já registrada e ainda não se conhece qualquer caso de um bebê nascido antes das 23 semanas de gestação que tenha resistido, de acordo com a Universidade de Iowa, que mantém um registro sobre bebês prematuros.

Amillia foi concebida por fertilização *in vitro*, nasceu de cesariana depois que as tentativas de atrasar o parto prematuro fracassaram. Ao nascer, respirava sem ajuda e fez até algumas tentativas de chorar. Segundo a Associação Americana de Pediatras, bebês nascidos com menos de 23 semanas e 400 gramas não são considerados viáveis. "Talvez tenhamos de reconsiderar nossos padrões de viabilidade à luz do caso de Amillia", disse William Smalling, neonatologista do Baptist Children's Hospital, considerando, ainda assim, que é uma situação "excepcional" (Fig. 6-1).[3]

Há duas décadas, apenas 20% dos bebês que nasciam com menos de 600 g sobreviviam. Atualmente, nas melhores clínicas, esse índice é de pelo menos 40%. Para bebês entre 750 g e 1 kg, a taxa de sobrevivência saltou para 90%. Com base nos relatos médicos, observam-se melhoras significativas na sobrevida e desenvolvimento de lactentes extremamente prematuros*. De 1988 a 1991, a recuperação de bebês com menos de 23 semanas aumentou em 15%, a de bebês com 24 semanas para 56%, e a de bebês com 25 semanas, para 80%. São dados significativos resultantes da intervenção e do acompanhamento médico especializado com suporte tecnológico de alto nível.

Taxa de sobrevida do RNPT por idade gestacional:[4]

- *Prematuros de 22 semanas:* taxas de sobrevivência de 2 a 15%.
- *Prematuros de 23 a 25 semanas:*
  - Bebês de 23 semanas entre 15 e 40%.
  - Com 25 semanas é em torno de 55 a 70%.

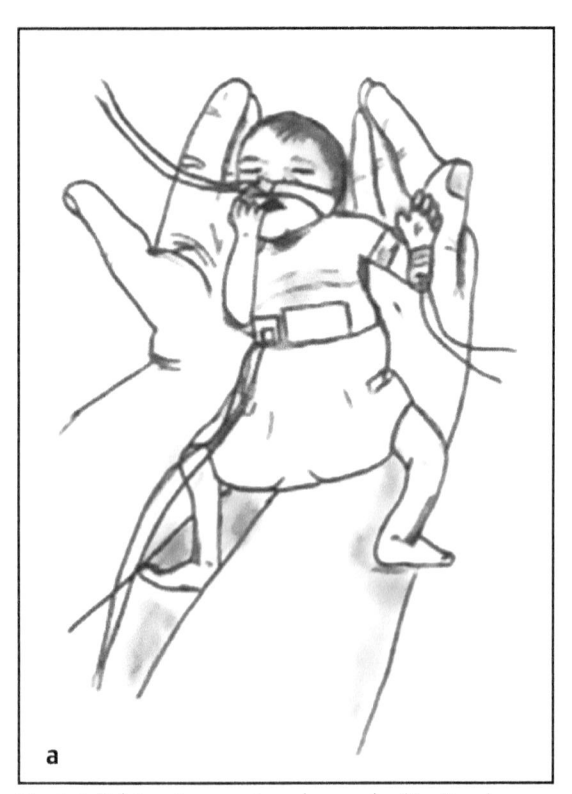

a

Fig. 6-1. Bebê mais prematuro do mundo. *(Continua)*

---

* Como *prematuros extremos*, são classificados todos os bebês que nascem com 26 semanas ou menos, ou pesando menos de 1.000 g.

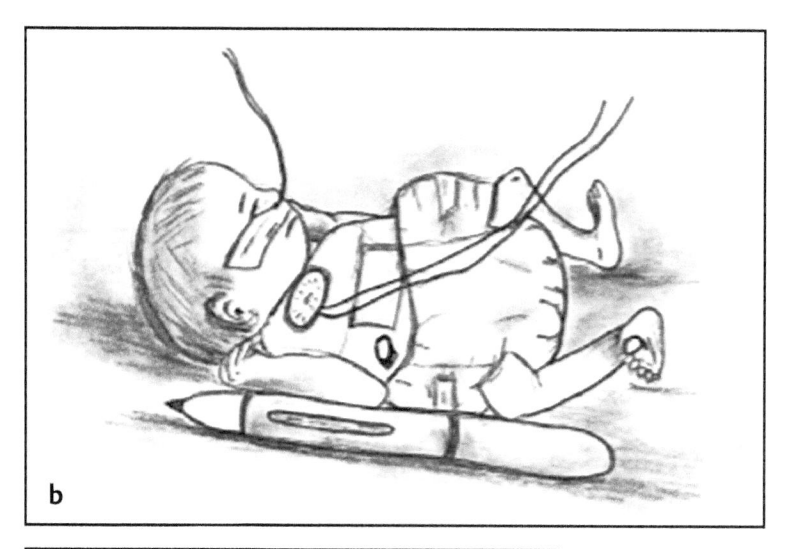

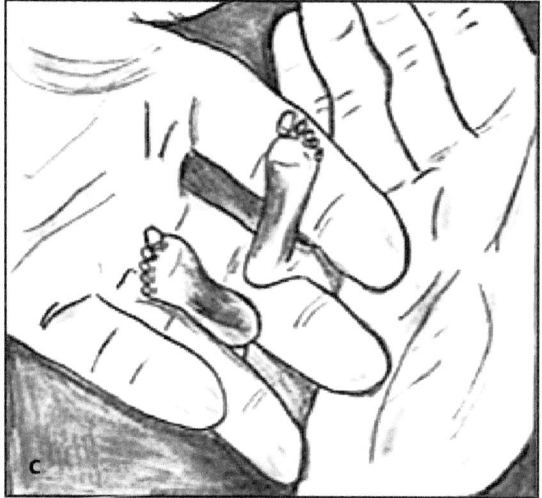

Fig. 6-1. *(Cont.)*

- *Prematuros de 26 a 28 semanas:* sobrevivência entre 75 a 85%.
- *Prematuros de 29 a 32 semanas:* sobrevivência é entre 90 e 95%.
- *Prematuros de 33 a 36 semanas:* sobrevivência é maior do que 95%.

Prognóstico do RNPT:
Cerca de 20 a 35% terão deficiências graves, como:

- Paralisia cerebral.
- Deficiência intelectual grave.
- Cegueira, surdez, ou uma combinação destes.
- Entre 25 e 40% deles poderão ter deficiências leves a moderadas, como formas sutis de deficiência visual, paralisia cerebral moderada ou leve.

- Asma crônica (bronquiolite).
- Dificuldades de aprendizagem.
- Problemas de comportamento como transtorno de déficit de atenção.

No presente momento, os relatos médicos sugerem que bebês com menos de 23 semanas são inviáveis à sobrevida, e as evidências apontam que a idade mínima apropriada seria de 25 semanas gestacionais, desde que a temperatura e a alimentação sejam adequadas, e o emprego do oxigênio seja prudente, para não causar lesão ocular ou retardo mental, com acompanhamento frequente da dosagem dos gases sanguíneos, e o surfactante exógeno seja ministrado no momento "ouro", reduzindo assim os riscos que ameaçam o prematuro.

Após o caso Amillia, o Conselho de Bioética de Nuffild, na Grã-Bretanha, que analisa questões éticas criadas em função dos avanços na pesquisa médica, preocupado com o rumo dessas pesquisas, elaborou um relatório com as recomendações de quando se devem ressuscitar bebês prematuros, ou colocados em unidades de terapia intensiva, que foi divulgado após 2 anos de trabalhos. Para os bebês com menos de 23 semanas, a recomendação do Conselho é que os médicos considerem cada caso e analisem a situação levando em conta o desejo dos pais. Entretanto, essas recomendações contrastam com os avanços médicos que permitem que a vida de bebês cada vez mais prematuros seja prolongada. Por outro lado, as pesquisas mostram que muitos desses bebês acabam não vivendo muito, ou desenvolvem deficiências sérias.[5]

Parte do problema é que, apesar dos avanços, muitas vezes os médicos não sabem quais bebês irão sobreviver em médio prazo. "O instinto natural é tentar salvar todos os bebês, mesmo os que têm poucas chances de sobrevivência", disse a professora Margaret Brazier, que coordenou a produção do relatório. "Não achamos que seja sempre certo submeter um bebê ao estresse e à dor de um tratamento invasivo se esse bebê não tem muitas chances de melhorar, e a morte é inevitável", disse.[5]

A Grã-Bretanha tem o mais alto nível de nascimentos prematuros da Europa Ocidental. Cerca de 300 bebês nascem anualmente com 23 semanas no país. Eles têm 17% de chance de sobrevivência, comparada com 50% para os nascidos com 25 semanas. Entre os bebês nascidos com 21 semanas, as chances de sobrevivência são inexistentes, enquanto apenas 1% dos nascidos com 22 semanas vive o suficiente para deixar o hospital. "Enquanto apenas uma pequena porcentagem dos bebês, na Grã-Bretanha, nasce com 24 semanas ou menos, é essencial que cada bebê seja tratado como um indivíduo, e receba o melhor e mais apropriado tratamento", disse Andy Cole, presidente da Bliss. "Nós fortemente apoiamos a recomendação de que a escolha do tratamento para os bebês mais vulneráveis seja uma decisão conjunta entre pais e médicos", disse.[5] O relatório do Conselho de Bioética, no entanto, diz que bebês não devem ter suas vidas ativamente encerradas, independentemente da seriedade de suas condições, e lista as recomendações do Conselho da Grã-Bretanha*.

Recomendações do relatório publicado na Grã-Bretanha:[5]

- *Nascidos com menos de 22 semanas:* não devem receber tratamento intensivo.
- *Entre 22 e 23 semanas:* só devem receber tratamento intensivo se os pais pedirem e os médicos concordarem.
- *Entre 23 e 24 semanas:* os pais, após discutir com os médicos, devem ter a palavra final.

---

* A fonte dessas recomendações sugeridas pelo Comitê de Bioética da Grã-Bretanha foi retirada do *site*: www.bbc.co.uk/portuguese/reporterbbc/story/2006/11

- *Entre 24 e 25 semanas:* os bebês devem receber tratamento intensivo, a não ser que os pais e médicos concordem que não há chance de sobrevivência, ou que o nível de sofrimento é muito grande.
- *Com mais de 25 semanas:* tratamento intensivo deve ser a regra.

Quanto ao Brasil, não foi encontrada, na revisão da literatura ou noticiários científicos, qualquer opinião sobre o tema até o presente momento.*.[6]

- De acordo com a organização mundial da saúde em 2012, no mundo nasceram mais de 15 milhões de prematuros por ano. Entretanto, mais de 1 milhão deles morreu dias após o parto.[7]
- Ainda de acordo com os relatórios da organização mundial da saúde em 2018 afirmaram que anualmente no mundo, cerca de 30 milhões de bebês nascem prematuros ou com baixo peso.[4]
- Em 2017, em torno de 2,5 milhões de recém-nascidos morreram nos primeiros 28 dias de vida, a maioria por causas evitáveis. Cerca de 65% eram prematuros.[4] Apesar dos avanços tecnológicos, pode-se observar que o percentual de óbitos nos primeiros 28 dias de vida ainda não apresentou queda significativa.
- Entre os recém-nascidos com maior risco de morte e deficiência, estão aqueles com complicações relacionadas à prematuridade, lesão cerebral durante o parto, infecção bacteriana grave, icterícia e/ou condições congênitas.[4]

Os países subdesenvolvidos apresentam taxas mais altas de partos prematuros. O Brasil está entre os 10 países no mundo com o maior número de partos prematuros, num total de 280 mil partos por ano.[7] Em 2019, no Brasil, nasceram cerca de 340 mil bebês prematuros a cada ano, com aumento da taxa de 11,5%. No Brasil estima-se que nasçam de 15 a 20 mil bebês/ano com asfixia perinatal. Do total de mortes infantis, 5,3 milhões ocorrem nos primeiros 5 anos de vida, quase metade delas no primeiro mês de vida. A prematuridade é a segunda causa de morte de crianças com menos de 5 anos de idade, ficando atrás somente da pneumonia. A taxa de mortalidade brasileira dos bebês prematuros é de 9,2%.[4] Aproximadamente de 30 a 40% dos RNPT sofre lesão cerebral.[8,9]

Aproximadamente 1 de cada 10 bebês nascidos nos Estados Unidos nasce prematuramente. Graus maiores de prematuridade estão associados a maiores riscos de complicações sérias e até mesmo potencialmente letais. A prematuridade extrema é a causa individual mais frequente de morte de recém-nascidos. Além disso, os recém-nascidos muito prematuros também correm um risco elevado de ter problemas em longo prazo, sobretudo atraso no desenvolvimento, paralisia cerebral e distúrbios de aprendizagem. Ainda assim, a maioria dos bebês nascida prematuramente cresce sem dificuldades de longo prazo.

Não obstante, as chances do bebê pré-termo sobreviver em bom estado serão tanto maiores quanto mais avançado for o seu grau de maturidade, que está correlacionado com a idade gestacional e peso de nascimento. Quanto mais velho, maior é o grau de maturação.

A maturação do SNC processa-se de maneira semelhante, tanto *in utero* quanto no interior da incubadora, desde que as condições ambientais e alimentares sejam adequadas.[10] Entretanto, quanto mais novo for o bebê, mais suscetível a lesões ele ficará.

---

* Nota da autora.

A prematuridade tem diversas etiologias que não são objetos deste estudo. Portanto, serão abordados, neste capítulo, somente a classificação do neonato, as implicações mais frequentes na prematuridade que favorecem a ocorrência de lesões cerebrais, e alguns aspectos dos padrões motores do prematuro.

Balest[11] faz afirmação corroborativa de que a idade gestacional diz respeito à idade do feto em semanas, que abrange entre o primeiro dia da última menstruação da mãe e o dia do parto. Esse período costuma ser ajustado de acordo com outras informações que o médico recebe, incluindo o resultado de exames de imagem e físico. O exame de ultrassom é muito utilizado pelas informações que apresentam; além de ser não invasivo, oferece outras informações sobre a idade gestacional e as características do feto. Calcula-se que o nascimento do bebê (data prevista do parto) ocorre depois de 40 semanas de gestação. Quando os recém-nascidos nascem antes de completarem 37 semanas de gestação são classificados como prematuros.

Bebês prematuros quanto à idade gestacional são categorizados como:

- *Prematuro extremo:* nasceu antes da 28ª semana de gestação.
- *Muito prematuro:* nasceu entre a 28ª e a 32ª semana de gestação.
- *Moderadamente prematuro:* nasceu entre a 32ª e a 34ª semana de gestação.
- *Prematuro tardio:* nasceu entre a 34ª e a 37ª semana de gestação.[11]

Quanto ao peso ao nascer, os pré-termos tendem a ser menores que os lactentes nascidos a termo. Os gráficos de crescimento de Fenton fornecem uma avaliação mais precisa do crescimento *versus* idade gestacional.

Pré-termos são categorizados pelo peso ao nascer:

- *< 1.000 g:* peso extremamente baixo ao nascer (PEBN).
- *1.000 a 1.499 g:* peso muito baixo ao nascer (PMBN).
- *1.500 a 2.500 g:* peso baixo ao nascer (PBN).[12]

Competências do RNPT em relação à idade gestacional:

- Bebê prematuro de 28 semanas tem os pulmões subdesenvolvidos, a maioria deles precisa de assistência respiratória.
- Bebê prematuro 32 semanas. Também costumam requerer assistência respiratória já que os seus pulmões não estão completamente desenvolvidos. No entanto, aos 8 meses de idade gestacional (34 semanas) o bebê já tem o reflexo de sucção.
- Normalmente, para avaliar a capacidade de sobrevivência do pequeno, os médicos dão mais importância ao peso do que à idade gestacional.
- Antes de tudo, cabe lembrar que cada bebê é único. Parece clichê dizer isso, mas vale reforçar esse fato.
- É impossível prever com precisão quais as taxas de sobrevivência e se haverá sequelas para o bebê após o nascimento prematuro.
- As possibilidades de sobrevida estão condicionadas pela IG, peso ao nascer e pelas complicações que o prematuro apresenta. De todos estes fatores, o mais importante é a IG, já que esta determina a maturidade dos órgãos.

- *Prematuros de 22 Semanas*
  - Sobrevivência: taxas de sobrevivência de 2 a 15%.
  - Prognóstico: poucos bebês nascidos tão prematuros conseguem sobreviver, por isso não há muita informação sobre possíveis sequelas para a saúde nesse grupo de bebês.

- *Prematuros de 23 a 25 Semanas*
  - Sobrevivência: bebês nascidos de 23 semanas têm taxa de sobrevivência entre 15 e 40%. Com 25 semanas é em torno de 55 a 70%.
  - Prognóstico: cerca de 20 a 35% terão deficiências graves, como paralisia cerebral, deficiência intelectual grave, cegueira, surdez, ou uma combinação destes. Cerca de 25 a 40% deles poderão ter deficiências leves a moderadas, como formas sutis de deficiência visual, paralisia cerebral leve que afeta o controle motor, asma crônica, dificuldades de aprendizagem e problemas de comportamento como transtorno de déficit de atenção.
- *Prematuros de 26 a 28 Semanas*
  - Sobrevivência: as taxas de sobrevivência são de 75 a 85%.
  - Prognóstico: aproximadamente 10 a 25% terão deficiências graves, como a paralisia cerebral ou disfunção neuromotora, deficiência intelectual grave, cegueira, surdez, ou uma combinação destes.
  - Entre 50 e 60% terão dificuldades de natureza leve, como formas sutis de deficiência visual, paralisia cerebral leve que afeta o controle motor, asma crônica, dificuldades de aprendizagem e problemas de comportamento como transtorno de déficit de atenção.
  - Cerca de 25 a 40% terão deficiências leves a moderadas, como formas sutis de deficiência visual, paralisia cerebral leve que afeta o controle motor, asma crônica, dificuldades de aprendizagem e problemas de comportamento como transtorno de déficit de atenção.
- *Prematuros de 29 a 32 Semanas*
  - Sobrevivência: a taxa de sobrevivência é entre 90 e 95%.
  - Prognóstico: cerca de 10 a 15% estão em risco de deficiências graves, como paralisia cerebral, deficiência intelectual grave, cegueira, surdez ou uma combinação destes, o que exigirá cuidados médicos significativos.
  - Cerca de 15 a 20% terão dificuldades leves a moderadas, como formas sutis de deficiência visual, paralisia cerebral leve que afeta o controle motor, asma crônica, dificuldades de aprendizagem e problemas de comportamento como transtorno de déficit de atenção.
- *Prematuros de 33 a 36 semanas*
  - Sobrevivência: a taxa de sobrevivência é superior a 95%.
  - Prognóstico: o risco para deficiências graves é praticamente o mesmo das crianças nascidas a termo. No entanto, estes bebês estão sob maior risco de paralisia cerebral leve, atraso no desenvolvimento e problemas relacionados com o período escolar.

CLASSIFICAÇÃO DO NEONATO SEGUNDO OS CRITÉRIOS ADOTADOS PELA OMS/2001

Conforme os critérios adotados pela OMS no ano de 2001, considera-se bebê a termo aquele que nasce entre as 37 e 42 semanas de idade gestacional; de pré-termo, o bebê que nasce a partir de 36 semanas e 6 dias; e de pós-termo, o que nasce após 42 semanas e um dia.

O neonato também deverá ser classificado quanto ao peso e tamanho do nascimento:

- *AIG*: quando é adequado para a idade gestacional.
- *GIG*: quando é grande para a idade gestacional.
- *PIG*: quando é pequeno para idade gestacional. A prematuridade pode ser classificada em limítrofe, moderada ou extrema.

Método de New Ballard

Ele é um dos instrumentos para determinar a idade gestacional (Fig. 6-2).

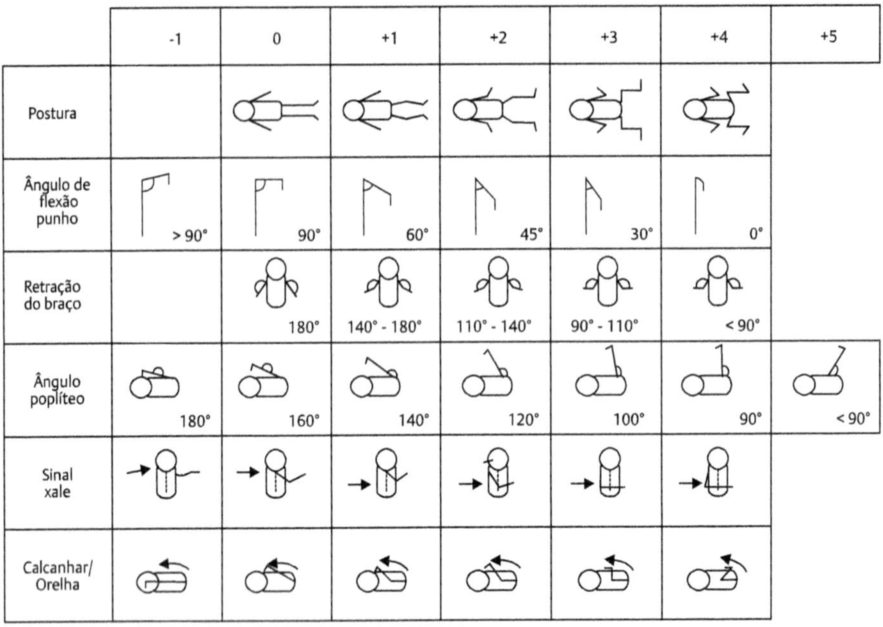

	-1	0	+1	+2	+3	+4	+5
Postura							
Ângulo de flexão punho	> 90°	90°	60°	45°	30°	0°	
Retração do braço		180°	140° - 180°	110° - 140°	90° - 110°	< 90°	
Ângulo poplíteo	180°	160°	140°	120°	100°	90°	< 90°
Sinal xale							
Calcanhar/ Orelha							
Pele	Pegajosa Friável Transparente	Gelatinosa Verrnelha Translúcida	Homogeneamente rósea Veias visíveis	Rash ou descamação superficial Poucas veias	Descamação grosseira Áreas de palidez Raras veias	Apergaminhada Fissuras profundas Sem vasos	Coriácea Fissuras profundas enrugadas
Lanugo	Nenhum	Esparso	Abundante	Lanugo lino	Áreas sem pelos	Praticamente ausente	
Superfície plantar	40-50 mm: -1 < 40 mm: -2	> 50 mm sem marcas	Marcas tênues	Marcas na superfície anterior	Marcas nos 2/3 anteriores	Marcas cobrem toda superfície plantar	
Glândula mamária	Imperceptível	Pouco perceptível	Aréola plana sem glândula	Aréola parcialmente elevada 1-2mm de glândula	Aréola borda elevada 3-4mm de glândula	Borda elevada 5-10mm de glândula	
Olhos/ orelhas	Pálpebras fundidas frouxam/ - 1 fortem/ - 2	Pálpebras abertas pavilhão plano permanece dobrado	Pavilhão parcial/ recurvado, mole com recolhimento lento	Pavilhão completam/encurvado, mole com recolhimento rápido	Pavilhão completam/ encurvado, firme recolhimento instantâneo	Cartilagem grossa Orelha firme	
Genital masculino	Escroto plano e liso	Testículo fora da bolsa escrotal sem rugas	Testículo no canal superior raras rugas	Testículo descendo poucas rugas	Testículo na bolsa rugas bem visíveis	Bolsa escrotal em pêndulo rugas profundas	
Genital feminino	Clitóris proeminente Lábios planos	Clitóris proeminente Lábios menores pequenos	Clitóris proeminente Lábios menores evidente	Lábios menores e maiores igualmente Proemitentes	Lábios maiores grandes e menores pequenos	Lábios maiores recobrem o clitóris e lábios menores	

Fig. 6-2. Método de New Ballard.

Classificação do RNPT Quanto ao Peso (Figs. 6-3 e 6-4)

É importante lembrar que, quando se fala em prematuridade é necessário para a classificação acima sempre fazer uso da curva para acompanhamento do ganho ponderal durante a estadia do RNPT no ambiente hospitalar. O uso semanal do preenchimento da curva dar-nos-á a informação objetiva e real da evolução do mesmo. Isto deverá ser utilizado pela equipe da fisioterapia para a tomada de decisão quanto à segurança da assistência cinesioterapêutica global ao recém-nascido. Caso o mesmo esteja apresentando perda de peso, o ideal é não manuseá-lo quanto ao motor global, fazendo somente assistência respiratória e posturamento, protegendo assim o RNPT de gasto energético. Sempre se lembrar de colocar o peso do dia e buscar sua relação com a idade gestacional corrigida.*

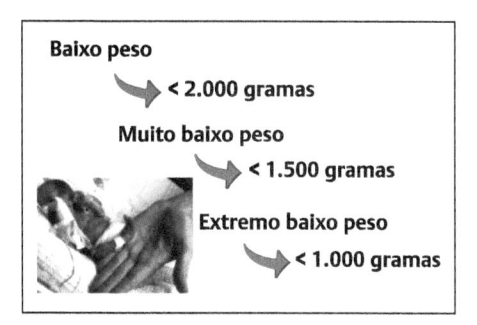

Fig. 6-3.

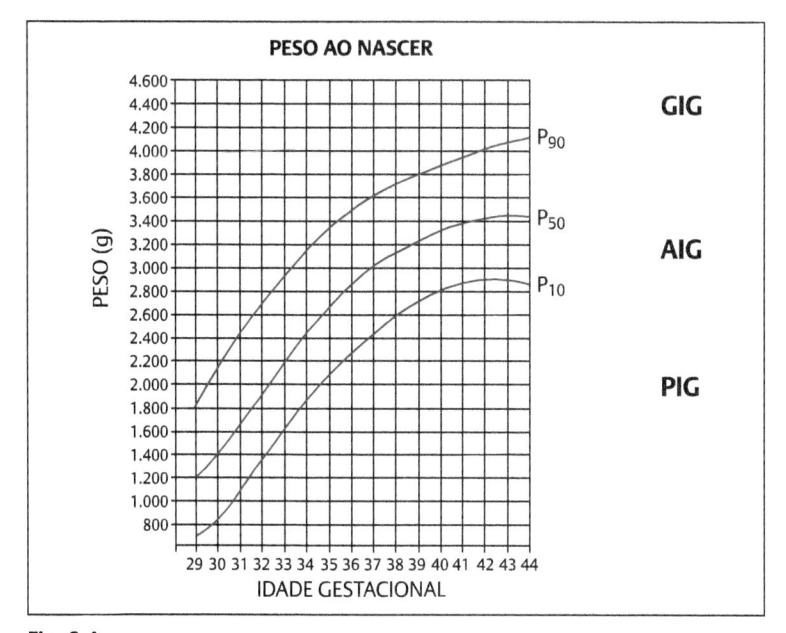

Fig. 6-4.

---

* Nota da autora.

Idade Cronológica × Corrigida

Em função da maturidade dos sistemas é necessário fazer a correção da idade do prematuro. A "idade cronológica" é a idade do tempo de vida do RN depois do nascimento. A "idade corrigida" é a idade ajustada ao grau de prematuridade. É calculada partindo da idade gestacional, realizada pelo método New Ballard, onde você evolui nas semanas até chegar à data de quando o bebê faria 40 semanas; ou quantas semanas e dias o neonato tem no dia que estiver sendo avaliado. Por exemplo: 36 semanas e 4 dias de IC; ou 36+4 de IC.

Por que utilizar a idade corrigida?

- Não dá pra exigir que um bebê prematuro adquira os marcos motores no mesmo período em que um bebê a termo.
- Não podemos esquecer que os prematuros são "mais novos" imaturos do que o que a sua idade real mostra.
- Também se deve levar em consideração que quando o prematuro nasce, ele é submetido a várias situações adversas ainda na UTI , o que influenciará também o seu padrão de crescimento e desenvolvimento.
- Utiliza-se a "idade corrigida" para avaliar de forma mais adequada o crescimento e desenvolvimento físico, intelectual e comportamental do prematuro, que é diferente do padrão típico de um bebê que nasce a termo.
- Essa diferença no crescimento e desenvolvimento tende a desaparecer durante os 3 (três) primeiros anos de vida.
- É importante fazer a triagem neuromotora neonatal para identificar os sinais iniciais da paralisia cerebral/disfunção neuromotora.
- Manter acompanhamento periódico para avaliar a aquisição dos marcos motores.
- As respostas dos reflexos primitivos e das reações arcaicas de endireitamento estão intrinsecamente relacionadas com a maturidade cerebral e com o tônus de nascimento, as respostas são efetivas na presença da hipertonia flexora fisiologia e estarão ausentes ou anormais na presença de lesão cerebral.

Prematuridade Tardia [*]

A prematuridade tardia compreende o grupo de neonatos nascidos no período entre as 34ª e 36ª semanas e 6 dias de gestação, sendo que, geralmente, pesam entre 2.200 e 2.800 g, e medem entre 45 e 46 cm de comprimento, e aproximadamente 32,5 cm de perímetro cefálico.

Os principais problemas que esses bebês podem apresentar são: controle irregular da temperatura corpórea; deficiência na deglutição; hiperbilirrubinemia e, menos frequentemente, síndrome do desconforto respiratório idiopático e infecções neonatais. A distinção do neonato pré-termo limítrofe torna-se importante, entretanto, deve-se ter um olhar preventivo quanto à instabilidade térmica, às alterações na mecânica alimentar e à insuficiência respiratória representada por retrações intercostais, taquipneia, cianose e icterícia, que, neles, podem representar imaturidade funcional ou graves sinais de doença. Convém lembrar que a monitoração da taxa máxima de bilirrubina no sangue é calculada dividindo-se por dois o peso do bebê no dia, então, o nível de bilirrubina a ser considerado para a entrada da medida terapêutica é de 50% do peso do bebê; estando acima, deverá

---

[*]   A presente autora **manterá a descrição, também,** da Classificação do Neonato Segundos os critérios adotados pela OMS/2001, entendendo ser importante para o leitor essa descrição quanto às características gerais nessas faixas etárias.

ser realizada a fototerapia como medida preventiva de Kernicteros*, ou até mesmo o ex-sanguinotransfusão, dependendo da taxa de bilirrubina no sangue e, principalmente, nos RNPT abaixo de 1.000 g.

Prematuridade Moderada

O conceito de prematuridade moderada engloba os bebês que nascem entre 32 e 34 semanas de gestação, sendo que a maior parte deles nasce com mais de 2.000 g de peso. Observa-se que, nos centros mais evoluídos, esses prematuros apresentam baixa mortalidade. O sofrimento e as situações clínicas características da prematuridade moderada habituais, neste grupo, são, em geral, partilhadas com as dos pré-termos extremos, sendo as descritas a seguir.

Prematuridade Extrema

Os recém-nascidos pré-termos extremos, ou de *prematuridade extrema*, são aqueles cuja idade gestacional é menor ou igual a 30 semanas, apresentando, por isso, maior imaturidade, e as intercorrências sendo mais frequentes e mais graves, o que favorece o desenvolvimento de deficiência em curto e/ou em longo prazo. Estes neonatos costumam pesar menos de 1.500 g, medir menos de 38 cm de estatura, e menos de 29 cm de perímetro cefálico ao nascimento. Os prematuros extremos atualmente foram reclassificados como citado por Balest:[11]

- *Muito prematuro:* nasceu entre a 28ª e a 32ª semana de gestação.
- *Prematuro extremo:* nasceu antes da 28ª semana de gestação.

CARACTERÍSTICAS DOS BEBÊS PREMATUROS

- Hipotonia muscular global.
- Imaturidade do padrão flexor e orientação na linha média diminuída.
- Falta de competência dos grupos musculares, dificultando assim a realização dos movimentos espontâneos contra a gravidade.
- Necessidade do uso de ventilação mecânica por longo período, o que favorece a postura inadequada de hiperextensão do pescoço e tronco, elevação das escápulas e imobilização da pelve na postura de anteroversão, impondo um obstáculo para a mecânica respiratória, principalmente para o músculo do diafragma, que se encontrará distendido, dificultando o movimento diafragmático.
- Desequilíbrio entre a ação dos músculos flexores e extensores, imposto pela imaturidade dos músculos flexores e pela ação da gravidade sobre o bebê com tônus global diminuído, interferindo no desenvolvimento do controle de cabeça e no desenvolvimento das aquisições de habilidades motoras. Esta condição é agravada na presença de qualquer lesão cerebral.
- Cabeça proporcionalmente maior que o corpo.
- Hipotonia global.
- Padrão flexor e orientação na linha média diminuídos.
- A gravidade atua sobre grupos musculares fracos, dificultando assim os movimentos espontâneos.
- Os bebês que são mantidos muito tempo em ventilação mecânica mantêm hiperextensão do pescoço, elevação das escápulas e imobilização da pelve em anteroversão.

---

* É a impregnação de bilirrubina nos núcleos da base que levará à manifestação da paralisia cerebral do tipo atetoide.

Maturação do Tônus Muscular

A maturação do tônus muscular segue uma progressão de caudocefálica de distal para proximal, particularmente para o tônus flexor.

- Com 28 semanas de gestação, os MM mostram mínima tensão à manipulação passiva.
- Com 32 semanas os MMII mostram um tônus flexor distinto.
- Com 36 semanas o tônus flexor torna-se proeminente nos MMII, e o tônus flexor é palpável nesta idade nos MMSS.
- O bebê a termo mostra uma postura em flexão global.

O SNC do recém-nascido a termo é extremamente imaturo anatomicamente e há consideráveis diferenças químicas e fisiológicas quando comparado ao cérebro do adulto. Os hemisférios cerebrais mostram pouca diferenciação das substâncias branca e cinzenta; a maioria dos neurônios está presente ao nascimento, porém, são imaturos em aspecto e em funcionamento.[13]

No bebê prematuro há pouca mielinização e as conexões polissinápticas estão no estágio inicial de formação. A função neurológica é, em grande parte, mas não exclusivamente, centrada ao nível de tronco cerebral e medula espinhal; os reflexos primitivos, como o Moro, preensão palmar, apoio plantar, marcha automática e reação de colocação, representam liberação da função neuronal primitiva, não inibida pelo controle cerebral superior.[14]

Gregório et al.,[15] após revisão de literatura, afirmaram que os recém-natos pré-termos (RNPT), nascidos com menos de 32 semanas, de idade gestacional e/ou peso menor que 1.500 g, desenvolvem "novas morbidades" uma vez que apresentam alto risco para desvios de desenvolvimento e de sequelas neuromotoras e sensoriais. As sequelas mais comuns são: atraso no desenvolvimento, distúrbios de aprendizagem, distúrbio do comportamento e paralisia cerebral.

A paralisia cerebral manifesta-se por quadros das disfunções neuromotoras, envolve um grupo de desordens não progressivas, caracterizadas por um distúrbio do tônus, da postura e do movimento, secundárias à disfunção ou malformação do encéfalo em desenvolvimento, que pode ocorrer no período pré, peri ou pós-natal, aproximadamente até os 5 anos de idade. Uma das possibilidades mais aceitas para este fato é a de que a paralisia cerebral represente um ponto final de uma cadeia de efeitos aversivos, ocorrendo num período em que o encéfalo está particularmente vulnerável a lesões hipóxico-isquêmicas.

Pelas considerações acima, o comportamento do desenvolvimento motor do lactente nascido antes do tempo parece manter relação direta com a idade biológica, até a idade aproximada de 18 meses. De modo que o exame do estado de desenvolvimento global do bebê nascido prematuramente exige, durante os dois primeiros anos de vida, a correção da idade, levando-se em conta a idade gestacional e necessitando-se, assim, fazer a tabela da idade corrigida.[16] Portanto, é de grande importância a observação minuciosa dos padrões motores do bebê prematuro para não se confundir o comportamento motor inerente à fase de prematuridade com os padrões motores anormais, causados pelos diversos fatores de lesão cerebral.

Características físicas de um recém-nascido prematuro:

- Tamanho pequeno.
- Cabeça grande em relação ao resto do corpo.
- Pouca gordura sob a pele.
- Pele rosada, fina e brilhante.
- Veias visíveis sob a pele.

- Poucas dobras nas solas dos pés.
- Pouco cabelo.
- Orelhas macias, com pouca cartilagem.
- Tecido da mama subdesenvolvido.
- Meninos: escroto pequeno com poucas dobras; os testículos podem não ter descido no recém-nascido prematuro.
- Meninas: grandes lábios não cobrem os pequenos lábios nos órgãos genitais.
- Respiração rápida com pausas curtas, episódios de apneia (pausa com mais de 20 segundos de duração), ou ambas.
- Reflexos de sucção e deglutição fracos ou mal coordenados.
- Atividade física e tônus muscular diminuídos (recém-nascido prematuro tende a não erguer os braços e pernas quando em repouso, como faz o recém-nascido a termo).
- Dorme a maior parte do tempo.

Complicações do Recém-Nascido Prematuro

A maioria das complicações da prematuridade é causada por órgãos e sistemas orgânicos que ainda não se desenvolveram ou amadureceram totalmente. O risco de haver complicações aumenta de acordo com o grau de prematuridade. O risco de complicações também depende, em parte, da presença de determinadas causas de prematuridade, como infecção, diabetes, hipertensão arterial ou pré-eclâmpsia.

Subdesenvolvimento do Cérebro

O subdesenvolvimento do SNC acarreta diversos problemas no prematuro em função do nascimento antes de o cérebro estar plenamente desenvolvido. Esses problemas incluem:

- Respiração inconsistente: a região do cérebro que controla a respiração regular pode estar tão imatura que os recém-nascidos prematuros têm uma respiração inconsistente, com pausas curtas na respiração ou períodos em que a respiração cessa completamente por 20 segundos ou mais (apneia da prematuridade).
- Dificuldade em coordenar a alimentação e a respiração: as partes do cérebro que controlam os reflexos que envolvem a boca e a garganta são imaturas. Por isso é possível que os recém-nascidos prematuros não consigam sugar e engolir normalmente, o que resulta em dificuldade em coordenar a alimentação com a respiração.
- Sangramento (hemorragia) no cérebro: o recém-nascido muito prematuro corre um risco maior de sofrer hemorragia cerebral.

Subdesenvolvimento do Aparelho Digestivo

O subdesenvolvimento do fígado pode causar vários problemas, incluindo:

- Episódios frequentes de regurgitação: o recém-nascido prematuro pode ter, de início, dificuldade com a alimentação. Ele não apenas tem reflexos de sucção e deglutição imaturos, como também seu estômago pequeno se esvazia lentamente, o que pode dar origem a episódios frequentes de regurgitação (refluxo).
- Episódios frequentes de não tolerar a alimentação: o intestino do recém-nascido prematuro se movimenta muito lentamente e, com frequência, o recém-nascido prematuro tem dificuldade em defecar. Devido à movimentação lenta do trato intestinal, o bebê prematuro não consegue digerir facilmente leite materno ou fórmula láctea que são dados a ele.

- Danos intestinais: recém-nascidos muito prematuros podem desenvolver um quadro clínico sério, no qual uma parte do intestino fica gravemente lesionada e pode causar infecção pela enterocolite necrosante (ECN). Acredita-se que agravos isquêmicos possam lesar a mucosa intestinal, permitindo o aumento da permeabilidade e deixando o intestino suscetível à invasão bacteriana. ECN raramente ocorre antes de a alimentação enteral ter começado e é menos comum entre lactentes amamentados no peito. A enterocolite necrosante começa na mucosa e pode progredir e envolver toda a espessura da parede intestinal, causando perfuração intestinal com peritonite subsequente e liberação de ar na cavidade intra-abdominal. A perfuração geralmente acomete o íleo terminal; o cólon e o intestino delgado proximal são envolvidos com menor frequência. Sepse ocorre em 20 a 30% dos lactentes e pode evoluir para óbito.[17]
- Hiperbilirrubinemia: o recém-nascido prematuro tende a apresentar hiperbilirrubinemia. No caso de hiperbilirrubinemia o fígado dos recém-nascidos demora a eliminar a bilirrubina do sangue. Assim, o pigmento amarelo se acumula, o que dá à pele e às partes brancas dos olhos uma tonalidade amarelada (icterícia). O recém-nascido prematuro tende a apresentar icterícia nos primeiros dias de vida. Em geral, a icterícia é leve e melhora à medida que o recém-nascido consome quantidades maiores durante as refeições e evacua com maior frequência (a bilirrubina é removida por meio da evacuação, o que faz com que, de início, as fezes tenham uma coloração amarelo-claro). Em casos raros, níveis elevados de bilirrubina se acumulam e colocam o recém-nascido sob o risco de desenvolver *Kernicterus*, que é um tipo de lesão cerebral causada por depósitos de bilirrubina nos núcleos da base.

Subdesenvolvimento do Sistema Imunológico

O bebê que nasce muito prematuramente apresenta níveis baixos de anticorpos. Os anticorpos da mãe atravessam a placenta no final da gestação e ajudam a proteger o recém-nascido contra infecção quando ele nasce. Os recém-nascidos prematuros têm uma quantidade menor dos anticorpos protetores da mãe e, portanto, correm um risco maior de ter infecções, sobretudo infecção sanguínea com sepse ou dos tecidos ao redor do cérebro (meningite). O uso de dispositivos invasivos no tratamento, como cateteres nos vasos sanguíneos e tubos endotraqueais, aumenta ainda mais o risco de desenvolvimento de infecções bacterianas sérias.

Subdesenvolvimento dos Rins

Antes do nascimento, os resíduos produzidos pelo feto são removidos pela placenta e excretados pelos rins da mãe. Depois do parto, os rins do recém-nascido precisam assumir essas funções. A função renal é reduzida em recém-nascidos muito prematuros, mas melhora à medida que os rins amadurecem. O recém-nascido com rins subdesenvolvidos pode ter dificuldade em regular tanto a quantidade de sais e outros eletrólitos como a quantidade de água no organismo. Problemas renais podem provocar insuficiência de crescimento e acúmulo de ácido no sangue, levando à acidose metabólica.

Subdesenvolvimento dos Pulmões

Os pulmões de recém-nascidos prematuros podem não ter tido tempo suficiente para se desenvolver plenamente antes do nascimento. A formação dos alvéolos, ou seja, os sacos minúsculos que absorvem oxigênio do ar e removem o dióxido de carbono do sangue, não ocorre antes de aproximadamente o começo do terceiro trimestre da gravidez. Além desse desenvolvimento estrutural, os tecidos dos pulmões precisam fabricar surfactante. O surfactante reveste a parte interna dos alvéolos e permite que eles permaneçam abertos durante o ciclo respiratório, o que facilita a respiração. Sem esse surfactante, os alvéolos tendem a colapsar no final de cada respiração, levando à atelectasia. Normalmente os pulmões não começam a produzir o surfactante até aproximadamente a 32ª semana de gestação e a produção geralmente não é adequada até entre a 34ª e a 36ª semana.

O significado desses fatores é que o bebê que nasce prematuramente corre o risco de ter problemas de respiração, incluindo a síndrome da angústia respiratória (SAR). É possível que o recém-nascido com problemas de respiração precise da assistência com ventilação mecânica invasiva (VMI). Quanto mais prematuro for o recém-nascido, menor a quantidade de surfactante disponível e maior a probabilidade de ocorrência da síndrome da angústia respiratória. Não existe um tratamento para fazer com que a estrutura pulmonar amadureça com mais rapidez, porém, com nutrição adequada, os pulmões continuam a amadurecer com o passar do tempo.

Há duas abordagens que aumentam a quantidade de surfactante e reduzem a probabilidade e a gravidade da angústia respiratória:

- Antes do nascimento: medicamentos corticosteroides, como a betametasona, aumentam a produção de surfactante no feto e são administrados à mãe por injeção quando se prevê a ocorrência de um parto prematuro, geralmente entre 24 e 48 horas antes do parto.
- Após o nascimento: é possível que o médico administre o surfactante exógeno diretamente na traqueia do recém-nascido.

Subdesenvolvimento dos Olhos

A retina é o tecido sensível à luz e localiza-se no fundo do olho. A retina é alimentada por vasos sanguíneos que se encontram na sua superfície. Os vasos sanguíneos crescem a partir do centro até as margens da retina durante a gestação e não terminam de crescer até a gestação estar quase a termo. No caso de bebês prematuros, especialmente os bebês prematuros extremos e muito extremos, é possível que os vasos sanguíneos parem de crescer e/ou cresçam de maneira anômala. Os vasos anômalos podem sangrar ou criar tecido cicatricial que pode repuxar a retina. Esse distúrbio é chamado retinopatia da prematuridade e ocorre após o nascimento. Nos casos mais graves, a retina se descola do fundo do olho e causa cegueira. Bebês prematuros, especialmente os que nascem antes de 31 semanas de idade gestacional, costumam receber exames oculares periódicos para que o médico possa tentar detectar algum desenvolvimento anômalo dos vasos sanguíneos. Se houver um risco elevado de ocorrer o descolamento da retina, é possível que o médico utilize tratamento a *laser* ou administração medicamentosa.

Dificuldade em Regular os Níveis de Glicose no Sangue

Visto que os recém-nascidos prematuros têm dificuldade em se alimentar e manter níveis normais de açúcar (glicose) no sangue, muitas vezes eles são tratados com soluções de glicose administradas pela veia (por via intravenosa) ou administradas por meio de doses orais pequenas e frequentes. Caso não seja alimentado em intervalos regulares, o recém-nascido prematuro pode apresentar níveis baixos de glicose no sangue, levando à hipoglicemia. A maioria dos recém-nascidos com hipoglicemia não apresenta sintomas. Outros recém-nascidos apresentam letargia, tônus muscular deficiente, má alimentação ou apresentam tremores. Em casos raros, eles apresentam convulsões.

Além disso, o recém-nascido prematuro tende a apresentar níveis de glicose no sangue elevados (hiperglicemia) caso ele tenha uma infecção ou sangramento no cérebro ou receba um excesso de glicose por via intravenosa. Contudo, a hiperglicemia raramente causa sintomas e pode ser controlada ao limitar a quantidade de glicose administrada ao recém-nascido ou por meio da utilização de insulina por um curto período de tempo.

Problemas Cardíacos

Um problema comum entre os bebês menos maduros é a persistência do duto arterioso (PDA). O duto arterioso é um vaso sanguíneo no feto que conecta as duas artérias grandes que saem do coração, denominadas artéria pulmonar e aorta. No bebê a termo, a parede muscular do canal arterial fecha o vaso sanguíneo durante as primeiras horas ou dias de vida. Entretanto, no caso de bebês prematuros, o vaso sanguíneo pode permanecer aberto, o que resulta em um excesso de fluxo sanguíneo através dos pulmões, o que exige que o coração trabalhe mais. Na maioria dos bebês prematuros, o PDA acaba se fechando espontaneamente, porém, às vezes, são administrados medicamentos para ajudar o PDA a se fechar mais rapidamente. Em alguns casos é realizado um procedimento cirúrgico para fechar o PDA. A incidência geral dos defeitos cardíacos congênitos estruturais entre os prematuros é baixa.

A complicação cardíaca mais comum é a persistência do duto arterioso.

O duto arterioso tem maior probabilidade de não fechar após o nascimento do prematuro. A incidência de PDA aumenta à medida que a prematuridade aumenta; o PDA ocorre em quase metade dos lactentes com menos de 1.750 g de peso ao nascer e em cerca de 80% daqueles com menos de 1.000 g. Cerca de um terço a metade dos recém-nascidos apresenta algum grau de insuficiência cardíaca. Prematuros com 29 semanas ou menos de gestação e que apresentam a síndrome do desconforto respiratório têm 65 a 88% de risco de PDA sintomático. Se as crianças têm 30 semanas ou mais de gestação no momento do nascimento, o canal se fecha espontaneamente em 98% até a alta hospitalar.

Dificuldade em Regular a Temperatura Corporal

Uma vez que a superfície cutânea de recém-nascidos prematuros é grande em relação ao peso comparativamente aos recém-nascidos a termo, eles tendem a perder calor rapidamente e ter dificuldade em manter uma temperatura corporal normal, sobretudo se estiver em um quarto frio, onde há uma corrente de ar, ou estiverem perto de uma janela quando a temperatura externa estiver fria. Se o bebê não for mantido aquecido, há uma queda na temperatura corporal levando ao quadro de hipotermia. O recém-nascido que tem hipotermia não ganha peso adequadamente e pode ter várias outras complicações. Para prevenir a ocorrência de hipotermia, os bebês prematuros são mantidos aquecidos na incubadora ou em um berço com aquecedor irradiante em unidade intermediária neonatal.

Fatores Sugestivos de Lesão Cerebral

Como foi descrito anteriormente, em função da imaturidade dos sistemas, o RNPT fica mais exposto à incidência de lesões do SNC. Neste estudo só serão descritas as causas que desencadeiam distúrbios neuromotores, provenientes de lesões intracranianas decorrentes da hipoxemia ou anóxia pré, peri e pós-natal. A anóxia *intrapartum* é um estado em que as trocas gasosas encontram-se comprometidas e cuja persistência leva à hipoxemia* progressiva e à hipercapnia. Vários são os *fatores sugestivos de lesão cerebral.*

Segundo Tecklin *et al:*[1]

> *"As lesões associadas à síndrome hipóxico-isquêmica incluem necrose neuronal seletiva, estado marmoreado dos núcleos da base e do tálamo, lesões encefálicas parassagitais e leucomalácia periventricular. A necrose neuronal seletiva do córtex cerebral, do diencéfalo, dos núcleos da base, do cerebelo e especialmente do tronco encefálico, em uma distribuição ampla, mas característica, é um resultado comum de um episódio hipóxico-isquêmico. Como resultado da necrose neuronal, o giro pode diminuir de tamanho e as fibras da glia podem substituir as substâncias branca e cinzenta. A mielinização da substância branca pode ser esparsa".*
>
> *"O estado marmoreado é caracterizado pela aparência de mármore do tálamo e dos núcleos da base. Perda neuronal, gliose e hipermielinização exemplificam a patologia encontrada nesses defeitos. A hipoxemia contribui para a causa do estado marmoreado. A lesão encefálica parassagital (infarto divisório) é principalmente o resultado da diminuição do fluxo sanguíneo encefálico. As áreas nas quais as lesões ocorrem estão associadas a ramos periféricos das principais artérias encefálicas. Embora tais lesões sejam bilaterais, elas podem ser assimétricas. A diminuição sanguínea sistêmica faz com que as áreas parassagitais fiquem altamente vulneráveis a danos, e as porções posteriores dos hemisférios cerebrais são ainda mais suscetíveis às lesões. Características clínicas relacionadas à lesão parassagital incluem quadriplegia espástica, atraso na linguagem e deficiências visoespaciais".*

Doença do Sistema Nervoso Central

A matriz germinativa periventricular (é uma massa muito extensa de células embrionárias dispostas sobre o núcleo caudado na parede lateral dos ventrículos laterais e presente apenas no feto) é exposta à hemorragia, que pode se estender para dentro dos ventrículos cerebrais (hemorragia intraventricular). Também pode ocorrer infarto da substância branca periventricular (leucomalácia periventricular) por motivos completamente desconhecidos. Hipotensão, perfusão cerebral inadequada ou instável e picos de pressão arterial (como quando líquido ou coloide é injetado rapidamente IV) podem contribuir para infarto ou hemorragia cerebral. Lesão da substância branca periventricular é um fator de risco principal para paralisia cerebral e atrasos no desenvolvimento.

Hemorragia Periventricular

A hemorragia periventricular (HPV) apresenta uma incidência de 40% nos fetos nascidos com menos de 1.000 g, e de 30% nos recém-nascidos com peso entre 1.000 e 1.500 g. A hemorragia instala-se na matriz germinativa que se localiza acima do núcleo caudado. A ruptura para a luz do ventrículo ocorre em 70% dos casos de HPV, a matriz germinativa

---

* Hipoxemia é caracterizada pela diminuição da oxigenação do SNC que pode ser decorrente de um estado de hipoglicemia, isquemia, ou hemorragia intracraniana.

está presente na idade gestacional de 24 a 34 semanas, involuindo rapidamente após esse período. Ela resulta da ruptura dos frágeis capilares da matriz germinativa; acompanha, muitas vezes, a síndrome de insuficiência respiratória, necessitando da ventilação mecânica, ocorrendo acidose metabólica e os distúrbios da coagulação sanguínea. Pode-se, portanto, distinguir 4 graus de HPV:[18]

- *Grau I:* hemorragia subependimária;
- *Grau II:* hemorragia intraventricular ocupando menos de 50% da luz do ventrículo;
- *Grau III:* hemorragia intraventricular ocupando mais de 50% da luz do ventrículo;
- *Grau IV:* hemorragia intraparenquimatosa pode ocorrer devido ao sangramento em uma área cerebral primária isquêmica, ou ser consecutiva a um infarto venoso.

A dilatação pós-hemorrágica do ventrículo é observada em mais de 40% dos casos de hemorragia periventricular. Em geral, as medidas dos ventrículos laterais são tiradas no corte coronário do exame ultrassonográfico, na região do forame de Monro. Normalmente o ventrículo mede 3 mm ou menos; de 4 a 7 mm corresponde à dilatação discreta do ventrículo; de 8 a 12 mm à dilatação moderada; na dilatação grave o ventrículo mede mais de 12 mm.

Com relação às hemorragias peri-intraventriculares (HPIV), Mello *et al.*[19] realizaram um estudo preditivo de sua presença em relação ao desenvolvimento motor e cognitivo de prematuros de muito baixo peso, após os 12 meses de idade corrigida. Concluíram que, na presença de HPIV, a probabilidade de uma criança ter distúrbio no desenvolvimento motor, estatisticamente, foi de 15% na população de prematuros de muito baixo peso.

As complicações do sistema nervoso central incluem:

- Dificuldade dos reflexos de sucção e deglutição.
- Episódios de apneia.

Apneia da prematuridade é definida como paradas respiratórias superiores a 20 segundos ou pausas inferiores a 20 segundos que estejam associadas à bradicardia (80 bpm), cianose central e/ou saturação de oxigênio inferior a 85% em recém-nascidos menor que 37 semanas de idade gestacional e sem nenhuma doença de base causadora de apneia. A causa pode ser a imaturidade do sistema nervoso central (apneia central); se o episódio de apneia é prolongado, também pode haver um componente de obstrução das vias respiratórias. O diagnóstico é feito por monitoramento cardiorrespiratório. O tratamento é feito com estimulantes respiratórios para a apneia central e posição da cabeça para a apneia obstrutiva. O prognóstico é excelente; a apneia desaparece na maioria dos pré-termos em 37 semanas da idade.

Hemorragia Intraventricular e Hemorragia Intracraniana

Hemorragia intra ou extracerebral pode ocorrer em qualquer recém-nascido, mas é particularmente comum entre prematuros; cerca de 25% dos prematuros com menos de 1.500 g têm hemorragia intracraniana.

As principais causas da hemorragia intracraniana incluem: hipóxia-isquemia; variações na pressão arterial; hipoperfusão com reperfusão. Pressões anormais exercidas sobre a cabeça durante o trabalho de parto tornam a hemorragia mais provável é a presença da matriz germinativa (massa de células embrionárias dispostas sobre o núcleo caudado na parede lateral dos ventrículos laterais que é vulnerável à hemorragia). O risco também aumenta diante de disfunções hematológicas (deficiência de vitamina K, hemofilia, coagulação intravascular disseminada).

A hemorragia pode ocorrer em vários espaços do sistema nervoso central. Pequenas hemorragias no espaço subaracnóideo, foice e tentório são achados incidentais frequentes na necropsia de recém-nascidos que morreram de causas não relacionadas com o sistema nervoso central. Hemorragias profusas em espaço subaracnóideo ou subdural, parênquima cerebral ou ventrículos são mais raras, porém, mais graves.

Deve-se suspeitar de hemorragia intracraniana em neonatos com: apneia; convulsões; letargia e exame neurológico anormal. Esses neonatos devem ser submetidos a exames de imagem do crânio como parte da avaliação inicial. Ultrassonografia de crânio é livre de riscos, não exige sedação e pode facilmente identificar sangue no interior dos ventrículos ou da substância cerebral. TC é mais sensível do que ultrassonografia para detectar camadas finas do sangue nos espaços subaracnóideo ou subdural e lesões ósseas. Ressonância magnética é mais sensível e específica do que TC ou ultrassonografia para detectar a presença de sangue intracraniano e lesão encefálica. A TC é feita para identificar rapidamente hemorragia intracraniana.

Hemorragia Intraventricular e/ou Hemorragia Intraparenquimatosa

Hemorragia intraventricular e/ou hemorragia intraparenquimatosa geralmente ocorre nos primeiros 3 dias de vida e é o tipo mais grave de sangramento intracraniano. Hemorragias ocorrem mais frequentemente nos prematuros, geralmente são bilaterais e muitas vezes surgem na matriz germinativa. Hemorragia intraventricular em lactentes a termo é rara, mas ocorre. A maioria dos episódios de sangramento é subependimal ou intraventricular e envolve uma pequena quantidade de sangue. Nas hemorragias graves pode haver sangramento no interior do parênquima ou atingir o sistema ventricular com grande quantidade de sangue nas cisternas magna e basal. A hipóxia-isquemia geralmente precede o sangramento intraventricular e subaracnóideo. A hipóxia-isquemia lesa o endotélio capilar, diminui a autorregulação vascular cerebral e pode aumentar o fluxo sanguíneo e a pressão venosa, fatos que aumentam a probabilidade de hemorragia. A maioria das hemorragias intraventriculares é assintomática, mas grandes hemorragias podem provocar apneia, cianose ou colapso súbito.

O prognóstico para o recém-nascido com pequenas hemorragias intraventriculares é bom, mas lactentes com grandes hemorragias intraventriculares têm um prognóstico reservado, especialmente se a hemorragia se estender para o interior do parênquima. Muitos recém-nascidos que sobrevivem têm déficits neurológicos residuais. Lactentes pré-termos com história de hemorragia intraventricular grave têm risco de desenvolver hidrocefalia pós-hemorrágica e devem ser monitoradas atentamente com exames físicos, medições do perímetro cefálico e ultrassonografia craniana.

Para a maioria das hemorragias, o tratamento é de suporte, mas bebês com hidrocefalia progressiva podem exigir drenagem do liquor por meio de colocação de reservatório ventricular subcutâneo ou válvula de derivação. Ventriculostomia endoscópica é cada vez mais usada para tratar a hidrocefalia em pacientes selecionados. Como muitos lactentes terão deficiências neurológicas, é muito importante o seguimento e a indicação para serviços de intervenção precoce.

Displasia Broncopulmonar (DBP)

A displasia broncopulmonar é um distúrbio pulmonar crônico que pode ocorrer em recém-nascidos prematuros, especialmente em prematuros extremos e muito extremos. A maioria dos bebês que tem DBP teve síndrome da angústia respiratória e precisou de tratamento com VMI. Na DBP ocorre o desenvolvimento de tecido cicatricial nos pulmões e o bebê precisa de ajuda contínua para respirar. Na maioria dos casos, o bebê se recupera da doença muito lentamente. Na DBP ocorre o desenvolvimento de tecido cicatricial nos pulmões que dificulta a expansibilidade pulmonar, não permitindo a manutenção da $SatO_2$ em níveis adequados para boa oxigenação de todos os órgãos e tecidos, principalmente do SNC.

Com os sintomas da DBP, o recém-nascido afetado costuma respirar de modo rápido e pode apresentar indícios de dificuldade em respirar (angústia respiratória), como retração da parede torácica inferior ao inspirar e níveis baixos de oxigênio no sangue. Níveis baixos de oxigênio no sangue causam uma tonalidade azulada da pele e/ou lábios (cianose). Todos esses sinais e sintomas indicam que o recém-nascido ainda precisa de oxigênio suplementar ou de um ventilador.

Para o diagnóstico de DBP é preciso que o neonato apresente a necessidade estendida de oxigênio suplementar e/ou de um ventilador ou CPAP e radiografia do tórax. O diagnóstico de displasia broncopulmonar é suspeitado em bebês que nasceram prematuramente, que receberam ventilação e/ou oxigênio suplementar ou CPAP por um período de tempo prolongado (em geral várias semanas ou meses), que têm indícios de angústia respiratória e que ainda podem precisar de oxigênio suplementar. Os fatores mais importantes para confirmar o diagnóstico é a necessidade que o bebê teve de oxigênio suplementar e/ou de um ventilador ou CPAP durante, no mínimo, os primeiros 28 dias de vida e ainda apresenta problemas respiratórios. O diagnóstico é sustentado pelos resultados de uma radiografia do tórax.

Subdesenvolvimento dos Pulmões

Os pulmões de recém-nascidos prematuros podem não ter tido tempo suficiente para se desenvolver plenamente antes do nascimento. A formação dos alvéolos, ou seja, os sacos minúsculos que absorvem oxigênio do ar e removem o dióxido de carbono do sangue, não ocorre antes de aproximadamente o começo do terceiro trimestre da gravidez. Além desse desenvolvimento estrutural, os tecidos dos pulmões precisam fabricar uma substância gordurosa denominada surfactante. O surfactante reveste a parte interna dos alvéolos e permite que eles permaneçam abertos durante o ciclo respiratório, o que facilita a respiração. Sem esse surfactante, os alvéolos tendem a colapsar no final de cada respiração, o que torna o ato de respirar muito difícil. Normalmente os pulmões não começam a produzir o surfactante até aproximadamente a 32ª semana de gestação e a produção geralmente não é adequada até entre a 34ª e a 36ª semana.

O significado desses fatores é que o bebê que nasce prematuramente corre o risco de ter problemas de respiração, incluindo a síndrome da angústia respiratória (SAR). É possível que o recém-nascido com problemas respiratórios precise da assistência da ventilação mecânica invasiva (VMI). Quanto mais prematuro for o recém-nascido, menor a quantidade de surfactante disponível e maior a probabilidade de ocorrência da síndrome da angústia respiratória. Não existe um tratamento para fazer com que a estrutura pulmonar amadureça com mais rapidez, porém, com nutrição adequada, os pulmões continuam a amadurecer com o passar do tempo.

Há duas abordagens que aumentam a quantidade de surfactante e reduzem a probabilidade e a gravidade da angústia respiratória:

- Antes do nascimento: medicamentos corticosteroides, como a betametasona, aumentam a produção de surfactante no feto e são administrados à mãe por injeção quando se prevê a ocorrência de um parto prematuro, geralmente entre 24 e 48 horas antes do parto.
- Após o nascimento: é possível que o médico administre o surfactante diretamente na traqueia do recém-nascido.

Northway, em 1979, encontrou relação entre displasia broncopulmonar e alterações no desenvolvimento.[20,21] Estudou a incidência de modificações no desenvolvimento neuropsicomotor em crianças portadoras de displasia broncopulmonar, sendo detectadas alterações em 34% das crianças, abrangendo sequelas graves como: paralisia cerebral, retardo mental, déficit visual e déficit auditivo. Outros estudos, como os de Sauve e Singhal,[22] Meisels,[23] mostraram resultados semelhantes na relação da displasia broncopulmonar com as alterações do desenvolvimento motor. Também Sweeney e Swanson[24] relatam que bebês de baixo peso ao nascimento geralmente exibem instabilidade neurológica devido ao seu estado clínico, e não à disfunção do sistema nervoso central. Eles afirmam que uma das condições que leva a essa condição é a displasia broncopulmonar, pois estes bebês com doença pulmonar crônica exibem baixo tônus muscular, atraso nas funções motoras e reações de equilíbrio imaturas.

Outros autores, como Markestad & Fithardinge[25] e Gray & Burns,[26] sugerem que o desenvolvimento anormal do sistema que compõe o aparelho neuropsicomotor está relacionado com eventos perinatais e neonatais, e não com a presença ou ausência de displasia broncopulmonar. Portanto, não se pode relacionar a displasia broncopulmonar, como fator isolado, com as sequelas motoras, embora o sistema respiratório seja de fundamental importância para que ocorram as trocas gasosas, necessárias para um bom funcionamento das áreas cerebrais.

Leucomalácia Periventricular

Outro fator sugestivo de lesão cerebral é a leucomalácia periventricular (LPV), que consiste na necrose da substância branca em áreas próximas aos ventrículos laterais, levando à hemorragia intraventricular e à dilatação dos ventrículos. A fragilidade vascular estrutural do RNPT abaixo de 32 semanas pode levar a oscilações na pressão sanguínea e na perfusão. Como a estrutura é frágil, pode romper-se, levando à hemorragia. É este um dos principais fatores de risco para a futura instalação das disfunções neuromotoras. Estas lesões são decorrentes da perfusão insuficiente da região divisória das áreas de irrigação da substância branca periventricular. Esta região é particularmente suscetível às lesões isquêmicas na idade gestacional entre 27 e 33 semanas.

O diagnóstico baseia-se na ultrassonografia de tempo real. Formam-se numerosas cavidades císticas, mais tarde ocupadas pelo tecido da glia. Por volta dos 12 meses de idade, o exame de ressonância magnética costuma revelar anomalias da mielinização na criança nascida pré-termo que apresenta quadro de disfunção neuromotora.[18]

A LPV é encontrada frequentemente em combinação com as lesões hemorrágicas, parecendo ser devida aos episódios de hipotensão arterial que ocorrem no prematuro durante a crise de apneia.[10]

Asfixia

Asfixia perinatal é o termo usado para descrever o comprometimento das trocas gasosas durante ou logo após o trabalho de parto. Apresenta-se como fator sugestivo de lesão cerebral em maior percentual nos bebês a termo e pós-termo, mostrando-se raro nos pré-termo. O critério de avaliação do grau da asfixia perinatal mais usado é o boletim do Apgar, que é utilizado rotineiramente nos países ocidentais para avaliação das condições clínicas do recém-nascido no momento do parto. Quando o índice do Apgar no 5º minuto é muito baixo, sugere a instalação de uma possível lesão decorrente da síndrome hipóxico-isquêmica. A isquemia é decorrente da diminuição do fluxo sanguíneo para o encéfalo, e a hipoxemia geralmente se dá pela concentração arterial de oxigênio diminuída.[27,28]

O resultado de uma troca inadequada de oxigênio e de dióxido de carbono, por diferentes motivos, expõe o SNC a uma encefalopatia hipóxico-isquêmica, podendo ocorrer pelo impacto de um episódio de asfixia do neonato. Pode ocorrer, também, pela interferência no fluxo sanguíneo do cordão umbilical e pela falha do pulmão do bebê em inflar.

Síndrome de Aspiração de Mecônio

A síndrome de aspiração de mecônio é quando ocorre dificuldade em respirar (angústia respiratória) no recém-nascido que inalou (aspirou) a matéria fecal estéril verde-escura denominada mecônio para dentro dos pulmões antes ou perto da ocasião do parto.

- Embora o feto não coma, seu intestino contém uma substância estéril denominada mecônio.
- Às vezes o feto elimina mecônio no líquido amniótico antes do nascimento, seja normalmente ou em resposta a uma situação estressante, como a falta de oxigênio.
- O estresse também pode fazer com que o feto respire reflexivamente, o que faz com que ele aspire o líquido amniótico que contém mecônio para dentro dos pulmões.
- Recém-nascidos afetados apresentam pele e/ou lábios azulados, respiração rápida e difícil e podem emitir grunhidos ao expirar.
- O diagnóstico toma por base notar a presença de mecônio no líquido amniótico no nascimento, juntamente com dificuldade em respirar e resultados alterados nas radiografias do tórax.
- O bebê afetado precisa de oxigênio suplementar e pode precisar da assistência de um ventilador.
- A maioria dos recém-nascidos afetados sobrevive, mas a síndrome pode ser fatal se for grave.

O mecônio é a matéria fecal estéril verde-escura produzida pelos intestinos antes do nascimento. Geralmente a eliminação de mecônio ocorre após o nascimento quando o recém-nascido começa a se alimentar, mas às vezes ele é eliminado no líquido amniótico antes ou perto do momento do nascimento. A eliminação do mecônio pode ser normal antes do nascimento, sobretudo um pouco antes ou um pouco depois da data esperada do parto. Porém, às vezes, a eliminação do mecônio ocorre em resposta a uma situação estressante, como uma infecção ou níveis inadequados de oxigênio no sangue. Embora a eliminação do mecônio possa ser normal em um feto a termo ou pós-termo, a presença de mecônio no parto de um bebê prematuro nunca é normal. Na maioria das vezes a eliminação do mecônio por um bebê prematuro significa que o bebê apresentou uma infecção enquanto estava no útero.

O mecônio aspirado para dentro dos pulmões causa inflamação dos pulmões (pneumonia) e aumenta o risco de infecção pulmonar. O recém-nascido com síndrome de aspiração de mecônio também corre um risco mais elevado de ter hipertensão pulmonar persistente do recém-nascido.

Sintomas da Síndrome de Aspiração de Mecônio

O recém-nascido afetado apresenta angústia respiratória, em que ele respira rapidamente, retrai a parede torácica inferior ao inspirar e emite grunhidos ao expirar. A pele e/ou lábios podem apresentar uma tonalidade azulada (um quadro clínico de cianose) se os níveis de oxigênio no sangue estiverem reduzidos. O recém-nascido também pode apresentar hipotensão arterial. O cordão umbilical do recém-nascido, as unhas ou a pele podem estar cobertas por mecônio, o que dá a eles uma cor amarelo-esverdeada.

O diagnóstico da síndrome de aspiração de mecônio compreende: mecônio no líquido amniótico; dificuldade em respirar e radiografia do tórax. O médico faz o diagnóstico de síndrome de aspiração de mecônio tomando por base a presença de mecônio no líquido amniótico no momento do nascimento, angústia respiratória e em resultados alterados nas radiografias do tórax. Culturas de sangue podem ser feitas para procurar por determinados tipos de bactérias.

Escore de Apgar

O escore de Apgar é uma avaliação neonatal realizada no 1º e no 5º minuto de vida e, quando o escore obtido é abaixo de 7, repete-se a avaliação no 10º ou 15º minuto após o nascimento. Um escore de 7 a 10 no 1º minuto significa que o bebê não precisa de cuidados intensivos. Valores de 4 a 6 significam necessidade de vigilância e/ou estimulação vigorosa com administração de O_2 suplementar. Escores de 0 a 3 indicam que o bebê sofreu grave asfixia e determinam urgência e necessidade de providências imediatas e enérgicas comp intubação e massagem cardíaca (Tabela 6-1).[29]

Quando o escore de Apgar é inferior a 7, deve-se avaliar o RNPT minuciosamente, tão logo ele esteja estável, com o objetivo de identificar os sinais positivos da paralisia cerebral, já que Apgar baixo é fator de risco para a síndrome hipóxico-isquêmica.

O índice do Apgar de 5 minutos após o parto se tornou amplamente utilizado para predizer asfixia, hipóxia-isquemia-encefalopatia e paralisia cerebral.[30,31] Vale destacar que as duas principais causas de hipóxia tecidual são: baixo fluxo sanguíneo para os tecidos e/ou baixo teor de oxigênio no sangue.[32] Quando o fornecimento de oxigênio é gravemente comprometido, a função dos órgãos começa a se deteriorar, principalmente os neurônios.[33-35]

PERFIL DO BEBÊ DE RISCO QUE APRESENTOU APGAR ENTRE 4 E 7
Bebê Hipotônico Irritável

Apresenta baixo nível de tolerância ao manuseio; desconforto quando submetido a rápidas mudanças posturais, ou quando mantido em uma postura por tempo prolongado; predomina o padrão de extensão postural; movimentos desorganizados e trêmulos; má orientação na linha média; aumento do tônus envolvendo a musculatura oral, podendo dificultar a alimentação.

Tabela 6-1. Índice de Apgar

Sinal/Nota	0	1	2
Frequência cardíaca	Ausente	Menor que 100	Maior que 100
Frequência respiratória	Ausente	Irregular	Bom choro
Tônus muscular	Flácido	Alguma flexão	Movimentação ativa
Irritabilidade reflexa	Ausente	Faz caretas	Tosse, espirra, chora
Cor	Cianose	Cianose de extremidade	Corado róseo

Bebê Hipotônico Letárgico

Este bebê acomoda-se excessivamente à estimulação do ambiente e pode ser difícil de despertar; o estado de choro é pouco frequente; choro fraco, com baixo volume e curta duração; parece ficar excessivamente confortável em qualquer postura; diminuição dos movimentos e dos padrões motores neonatais; empurra-se em extensão contra uma superfície para compensar o baixo tônus; ao alimentar-se demonstra fadiga, dificuldade em permanecer acordado, com sucção fraca, incoordenação no ritmo de sucção/deglutição.

Bebê Desorganizado

É facilmente estimulado com a manipulação de rotina, mas permanece passivo quando sozinho; responde bem quando envolvido em mantas ou roupas para ser manuseado; quando está calmo, apresenta bom grau de interação e alimentação rítmica; quando estimulado, parece hipertônico e irritável.

COMPONENTES DO PERFIL POSTURAL DE ALTO RISCO COM APGAR ABAIXO DE 4

Apresentando o escore de Apgar abaixo de 4, identificam-se os seguintes componentes do perfil postural de alto risco: pescoço hiperextendido; ombros elevados com escápulas aduzidas, na postura de supino; diminuição nos movimentos dos braços na linha média; tronco excessivamente estendido; pelve imóvel; movimento antigravitacional pouco frequente dos MMII. Reflexos primitivos diminuídos ou alterados, podendo apresentar a síndrome hipóxico-isquêmica.

O termo encefalopatia, ou mais especificamente a síndrome hipóxico-isquêmica, designa que ocorreu uma lesão no SNC do recém-nato. O local de lesão da agressão hipóxico-isquêmica depende da anatomia vascular e da atividade metabólica relativa do cérebro. Esses dois aspectos alteram-se com a maturação do SNC. Concomitantemente com a formação e diferenciação neural, um rico leito capilar com alto fluxo arterial desenvolve-se na matriz germinal subependimária, e os capilares "deságuam" nas ramificações maiores da veia terminal, geralmente em um ângulo reto abrupto.[36]

Essas obstruções potenciais do fluxo, em combinação com as paredes frágeis da rede capilar, tornam essa área excepcionalmente vulnerável a alterações no fluxo sanguíneo arterial, sendo um local comum de ruptura vascular antes da 33ª semana de gestação. A alta taxa metabólica desta mesma área é um fator a mais para sua vulnerabilidade. Após a 32ª semana, a vascularização e a atividade metabólica decrescem, de forma que a lesão da área subependimária é relativamente rara no bebê a termo.[36]

O recém-nato pré-termo pequeno para a idade gestacional também é considerado de risco, pelos efeitos adversos da prematuridade e do crescimento intrauterino. Neste grupo foi encontrada maior morbidade cognitiva e neurológica do que no dos RNPTs adequados para a idade gestacional.

No neonato, o débito cardíaco é dependente da frequência cardíaca; então, uma queda desta pode ser esperada, levando a uma queda no débito cardíaco, no fluxo sanguíneo cerebral e, assim, no volume sanguíneo cerebral, que, dependendo do grau da bradicardia, poderá levar à hipóxia e à necrose neuronal. Este fator de risco é mais frequente nos bebês portadores de síndromes genéticas.

Síndrome da Angústia Respiratória

A síndrome da angústia respiratória tem incidência em bebês com menos de 34 semanas, podendo ocorrer, nesse caso, um colapso alveolar, em função da não produção de surfactante, e ainda, repetitivas atelectasias, aumentando assim, cada vez mais, o trabalho respiratório do bebê na tentativa de reinflar o pulmão.

A exposição ao oxigênio na sala de parto de bebês muito prematuros e imaturos, mesmo que em poucos minutos de exposição podem ter efeitos prejudiciais. A oxigenação inicial na sala de parto deve, portanto, ser otimizada, tanto na fração inicial de oxigênio (FiO_2), como a FiO_2 que deve ser alterada para atingir uma saturação ideal de oxigênio monitorada a meta pela oximetria de pulso (SpO_2) nos primeiros 5-10 minutos de vida. Para responder a essas questões, os autores revisaram a literatura relevante. Concluindo que para recém-nascidos com idade gestacional (IG) < 32 semanas com necessidade de ventilação com pressão positiva (VPP) imediatamente após o nascimento, identificaram duas questões fundamentais: (1) a FiO_2 inicial ideal e (2) a SpO_2 alvo nos primeiros 5-10 minutos de vida. Para recém-nascidos entre 29 e 31 semanas de IG, uma FiO_2 inicial de 0,3 atingiu melhor a meta definida pelo International Liaison Committee on Resuscitation (ILCOR). Recém-nascidos com IG < 29 semanas com necessidade de VPP e oxigênio suplementar, os autores sugerem iniciar com FiO_2 0,3 e ajustar a FiO_2 para atingir SpO_2 de 80% em 5 minutos de vida para melhores resultados. A bradicardia prolongada (< 100 bpm por > 2 min) está associada a aumento do risco de desfechos adversos, incluindo morte. A combinação de controle rigoroso do desenvolvimento de SpO_2 nos primeiros 10 minutos de vida e frequência cardíaca > 100 bpm representa a melhor ferramenta hoje para alcançar o melhor resultado na sala de parto de recém-nascidos muito prematuros e imaturos.[37]

Apneia

A apneia (ausência de respiração) da prematuridade é uma pausa na respiração que dura 20 segundos ou mais no bebê nascido antes de 37 semanas de gestação e que não tem um distúrbio de base causando a apneia.

- Episódios de apneia podem ocorrer em recém-nascidos prematuros se a região do cérebro que controla a respiração (centro respiratório) ainda não tiver amadurecido totalmente.
- A apneia pode diminuir a quantidade de oxigênio no sangue, resultando em uma baixa frequência cardíaca e lábios e/ou pele azulada.
- Esse distúrbio é diagnosticado mediante observação ou pelo alarme de um monitor fixado ao recém-nascido.
- À medida que o centro respiratório cerebral amadurece, os episódios de apneia se tornam menos frequentes e então cessam completamente.
- Se estimular o recém-nascido gentilmente não fizer com que ele recomece a respirar, respiração artificial pode ser necessária.
- O recém-nascido com apneia significativa recebe cafeína, em conjunto com outros tratamentos, para estimular a respiração.
- Esse distúrbio ocorre mais frequentemente em bebês muito prematuros, com doença pulmonar grave, que precisaram de ventilação ou oxigênio por períodos prolongados ou cujos alvéolos pulmonares não se desenvolveram adequadamente.
- A respiração pode ser rápida, difícil, ou ambos, e a pele e/ou lábios pode ter uma coloração azulada, todos os quais são sinais de necessidade contínua de oxigênio ou terapia de suporte ventilatório.

- O diagnóstico se baseia em como o bebê está respirando e em quanto tempo o bebê precisará de oxigênio suplementar, um ventilador, ou ambos.
- A maioria dos bebês com esse distúrbio sobrevive.
- Após receber alta do hospital, o bebê afetado não deve ser exposto à fumaça de cigarro ou vapores de aquecedores ou fogões à lenha e pode receber a vacina de palivizumabe durante os meses de outono e inverno para proteção contra o vírus sincicial respiratório (VSR), uma infecção respiratória comum.
- O tratamento inclui a administração de oxigênio suplementar usando um ventilador, se necessário, a fim de fornecer uma nutrição adequada e administrar outros medicamentos, caso necessário.

Doença da Membrana Hialina

Na doença da membrana hialina as crises de apneia determinam a elevação da pressão arterial e um aumento do fluxo sanguíneo cerebral. O hiperfluxo cerebral e a propagação da hipertensão cerebral para a região da matriz germinativa (transmissão por pressão passiva) determinarão o início da hemorragia que, uma vez iniciada, desencadeará, por seu lado, uma série de outras alterações, que alimentarão e estenderão a hemorragia inicial.

O parto prematuro pode trazer algumas complicações clínicas ao recém-nascido pré-termo (RNPT) inferior a 34 semanas de idade gestacional (IG) e peso inferior a 1.500 gramas. Nessa população destaca-se maior incidência no desenvolvimento de doenças do trato respiratório, que podem levar ao desconforto respiratório precoce (DRP), dentre elas a doença da membrana hialina (DMH).[38,39]

A DMH caracteriza-se pela deficiência e má qualidade na produção de surfactante nos pulmões imaturos.[40] A síntese do surfactante tem início entre a 20ª e 24ª semanas de gestação e aproximadamente na 34ª semana gestacional o surfactante mostra-se quimicamente maduro.[41,42] O surfactante pulmonar é secretado pelas células epiteliais alveolares pneumócitos tipo II com as funções de reduzir a tensão superficial na interface ar-líquido e colaborar para evitar o edema intersticial.[32]

A deficiência do surfactante resulta em redução da complacência pulmonar, presença de áreas de atelectasia e tendência ao desenvolvimento de edema intersticial.[32,43] Todos esses fatores reduzem a estabilidade alveolar e aumentam o trabalho respiratório, levando à necessidade de internação nas unidades de terapia intensiva neonatal (UTIN) para estabilização dos sinais e sintomas clínicos.[42,44]

A DMH constitui um dos mais graves e frequentes problemas que afeta o RNPT, representando cerca de 50% das doenças respiratórias neonatais e 80 a 90% dos óbitos ocorridos neste período.[45] O mundo fez progressos substanciais na sobrevivência infantil desde 1990. Globalmente, o número de mortes neonatais diminuiu de 5 milhões, em 1990, para 2,4 milhões em 2019. A maioria de todas as mortes neonatais (75%) ocorre durante a primeira semana de vida e cerca de 1 milhão de recém-nascidos morrem nas primeiras 24 horas. Parto prematuro, complicações relacionadas ao parto (asfixia no parto ou falta de respiração ao nascer), infecções e defeitos congênitos causaram a maioria das mortes neonatais em 2017.[46]

Esta incidência parece se justificar pela ausência ou deficiência da produção do surfactante, principalmente das quatro proteínas surfactantes (SPs) expressas pelas células epiteliais respiratórias, designadas como SP-A, SP-B, SP-C e SP-D. A SP-A e SP-D têm papel importante na defesa do hospedeiro do pulmão.[47] A SP-A é importante na organização e função do complexo surfactante que regula a reciclagem e a secreção de surfactantes. A

SP-B e SP-C conferem propriedades de redução da tensão superficial e são importantes para a adsorção e disseminação do surfactante.[48,49] Como é notório saber, o surfactante pulmonar tem como principal função reduzir a tensão superficial na interface ar/líquido no pulmão, evitar o colapso alveolar e assim facilitar a respiração.[32] Veldhuizen & Haagsman[49] acrescentam que a SP-A e SP-B criam domínios enriquecidos com dipalmitoilfosfatidilcolina (DPPC) que podem ser prontamente absorvidos para criar uma monocamada rica em DPPC na interface. Nossa hipótese é que frente a essa disfunção bioquímica e biofísica o pulmão fica exposto, em algum momento, à hipoventilação, podendo ocorrer a hipoxemia sistêmica incluindo o SNC.

Um sinal de que o sistema nervoso central (SNC) e o tronco cerebral estão intactos é a presença fisiológica dos reflexos primitivos ao longo dos primeiros meses de vida.[50] Quando o SNC sofre qualquer tipo de dano, incluindo aqueles causados pelo mau funcionamento do sistema respiratório, o lactente passa a manifestar motricidade do tipo reflexa patológica com padrões motores de movimento anormais. Isso faz com que a manifestação dos reflexos primitivos e as reações arcaicas de endireitamento sejam anormais.[50,51]

Todos esses fatores acima descritos tendem a ser causadores de disfunções neuromotoras. Atualmente existem vários exames voltados para tal diagnóstico. Porém, sua eficácia ainda é questionável, com exceção do exame de imagem por ressonância magnética funcional, que ainda não se encontra disponível em todos os hospitais que prestam assistência à grávida de risco. Entretanto, o diagnóstico precoce das disfunções neuromotoras tem-se mostrado possível e eficaz, através da observação dos padrões do comportamento motor, associada ao exame de tônus muscular e à pesquisa das reações do desenvolvimento e dos reflexos primitivos.

Quanto à observação do tônus muscular, a avaliação deve abranger o tônus de repouso e o tônus de ação. O tônus de repouso é revelado pela extensibilidade e pela passividade, e o de ação é evidenciado pela motricidade do bebê nas diversas posturas, pela capacidade de endireitamento da cabeça contra a gravidade nas posturas impostas, pelo endireitamento corporal global e pelo endireitamento do eixo corporal quando a criança é mantida através do apoio plantar.[52]

Portanto, na avaliação do recém-nascido pré-termo de risco, deve-se estar atento às modificações dos padrões de comportamento global do bebê. Dubowitz & Dubowitz *apud* Méio & Mello (2002)[53] consideram como sendo sinais anormais o comportamento de:

a) Tônus flexor de membro superior maior que o de membro inferior.
b) Controle inadequado de cabeça.
c) Tremores e sobressaltos.
d) Polegares em adução persistente.
e) Moro anormal.
f) Movimentos oculares anormais.
g) Orientação visual e auditiva inadequada.
h) Irritabilidade.
i) Assimetria em membros.
j) Hipertonia de musculatura extensora cervical.

Prematuros, particularmente aqueles com história de sepse, enterocolite necrosante, hipóxia e hemorragias intra e/ou periventriculares, apresentam risco de atraso cognitivo e de desenvolvimento (ver também Desenvolvimento infantil). Esses lactentes necessitam de acompanhamento cuidadoso no primeiro ano de vida para identificar atrasos no desenvolvimento, na audição e na visão. Atenção cuidadosa deve ser dispensada aos marcos de desenvolvimento, tonicidade muscular, aptidões na linguagem e crescimento (peso, comprimento e perímetro cefálico). Lactentes com problemas visuais identificados devem ser encaminhados ao oftalmologista pediatra. Lactentes com retardos no desenvolvimento da audição e neural (incluindo aumento da tonicidade muscular e reflexos de proteção anormais) devem ser encaminhados a programas de intervenção precoce que fornecem terapia física, ocupacional e de linguagem. Lactentes com graves problemas no desenvolvimento neurológico devem ser encaminhados ao neuropediatra.*

Os sinais anteriores podem ser identificados através do Protocolo de Triagem Neuromotora Neonatal.[6] Esse exame físico possibilita uma avaliação de aplicação rápida (10 minutos no máximo), desde que se respeite o adequado estado de consciência do recém-nato. Tem-se, então, uma avaliação, não invasiva, quanto à integridade neurológica e é de fácil acesso. Traz um bom conhecimento sobre a motricidade do bebê prematuro, possibilita melhor identificação, assim como, também, a detecção precoce de desvios do comportamento motor. Para complementar uma boa avaliação, no capítulo a seguir abordaremos os aspectos dos padrões de comportamento motor do bebê prematuro, já que é grande a sua importância para um diagnóstico efetivamente precoce.

REFERÊNCIAS BIBLIOGRÁFICAS

1. Tecklin JS, Sheahan M, Brockway NF. À criança de alto risco. In: Fisioterapia pediátrica. 3. ed. Porto Alegre: Artmed; 2002.
2. Felipe Aquino. O menor bebê do mundo. Rev Veja. 2006 Dez. 27. Disponível em: www.paideamor.com.br/artigos/aborto/vitoria vida.htm
3. Bebê mais prematuro do mundo recebe alta e vai para casa. Folha de S. Paulo, 2007. Disponível em: https://www1.folha.uol.com.br/folha/mundo/ult94u104876.shtml
4. World Health Organization. Preterm birth. 2008. Disponível em: https://www.who.int/news-room/fact-sheets/detail/preterm-birth
5. Órgão recomenda não tratar bebês muito prematuros. BBC Brasil, 2006. Disponível em: https://www.bbc.com/portuguese/reporterbbc/story/2006/11/061115_bebesprematuros_ir
6. Gonçalves Céu MP. Practicality and effectiveness of the physical examination protocol for neonatal neuromotor scanning. Fiep Bulletin. Special Edition-Article-II. 2010;80:431-35.
7. World Health Organization. 15 Million babies born too soon. 2012. Disponível em: https://www.who.int/news/item/02-05-2012-15-million-babies-born-too-soon
8. Girolami G, Campbell, S. Efficacy of a neuro-developmental treatment program to improve motor control in infants born prematurely. Pedriatric Physical Therapy. 1994;6:175-84.
9. Bennett FC. Resultados do desenvolvimento. In: Mac Donald MG, Mullett MD, Seshia MMK. Avery neonatologia: fisiopatologia e tratamento do recém-nascido. Tradução de: Marcio Moacyr de Vasconcelos e Patricia Lydie Vouex. 6. ed. Rio de Janeiro: Guanabara Koogan; 2007. p. 1503-21.
10. Shepherd RB. Fisioterapia em pediatria. São Paulo: Santos; 1996.

---

* Este capítulo foi elaborado e aprimorado através de vários conceitos encontrados em *sites*, congressos, simpósios e encontros Internacionais de neonatologia, além da literatura encontrada elaborada por: PhD. Maria do Céu Gonçalves com dados colhidos em: *Site* da World Health Organization; portaldeboaspraticas.iff.fiocruz.br/atencao-recem-nascido/dia-mundial-da-prematuridade; Site Da University Of Miami Miller School Of Medicine: Department of Pediatrics; Censo de 2010 do IBGE: mortalidade infantil em < de 1 ano; mdsmanuals.com. Robert L. Stavis, PhD, MD, Última modificação do conteúdo jul 2019; IV Encontro Internacional de Neonatologia – 2019 –Gramado/ Brasil.

11. Balest AL. Recém-nascido prematuro. Última revisão/alteração completa abril 2021. Disponível em: https://www.msdmanuals.com/pt-br/casa/problemas-de-saúde-infantil/problemas-gerais-em-recém-nascidos/recém-nascido-prematuro

12. Martin JA, Hamilton BE, Osterman MJ, et al. Births: Final Data for 2015. Natl Vital Stat Rep. 2017;66(1):1-69.

13. Banich MT. Neuropsychology: The Neural Bases of Mental Function. New York: Houghton Mifflin Company; 1997.

14. Amiel-Tison C, Korobkin R, Klaus M. Neurologic problems. In: Care of high-risk neonate. 3rd Ed. Philadelphia/London: WB Saunders; 1986.

15. Hortwitz SJ, Amiel-Tison C. Problemas neurológicos. In: Alto risco em neonatologia. 2. ed. Rio de Janeiro: Interamericana; 1982.

16. Forslund M, Bjerre I. Follow-up of preterm children. Neurological assessment at 4 years of age. Early Human Development. 1989;20:45-66.

17. Xiong T, Maheshwari A, Neu J, Ei-Saie A, Pammi M. An overview of systematic reviews of randomized-controlled trials for preventing necrotizing enterocolitis in preterm infants. Neonatology. 2019;13:1-11.

18. Tudehope D, Burns YR, O'callaghan M, Mohay H. Minor neurological abnormalities during the first year of live of birth weight < 1500 g. Australian Pediatric Journal. 1981;17:265-8.

19. Mello R, Meio MDBB, Morsch DS, Silva KS, Dutra MVP, Monteiro AV, et al. Ultrassonografia cerebral neonatal normal no prematuro – é possível tranquilizar os pais? Jornal de Pediatria. 1999;75(1):45-9.

20. Northway WH. Observations on broncopulmonary dysplasia. Pediatrics. 1979;95:815-7.

21. Als H, Lawhon G, Brown E, Gibes R, Duffy FH, McAnulty G, et al. Individualized behavioral and environmental care for the very low birth weight preterm infant at high risk for bronchopulmonary dysplasia: Neonatal intensive care unit and developmental outcome. Pediatrics. 1986;78:1123-8.

22. Sauve RS, Singhal N. Long-term morbidity of infants with broncopulmonary dysplasia. Pediatrics. 1985;6:725-33.

23. Meisels SJ, Plunkett JW, Roloff DW, Pasick PL, Stiefel GS. Growth and development of preterm infants with respiratory syndrome and broncopulmonary dysplasia. Pediatrics. 1986;77:345-52.

24. Sweeney JK, Swanson MW. Crianças debaixo peso ao nascer: cuidados neonatais e acompanhamento. In: Umphred DA. Reabilitação neurológica. 4. ed. São Paulo: Manole; 2004. p. 213-71.

25. Markestad T, Fithardinge PM. Growth and development in children recovering from broncopulmonary dysplasia. Pediattrics. 1981;98:597-602.

26. Gray PH, Burns YR, Mohay HA, O'Callaghan MJ, Tudehope DI. Neurodevelopmental outcome of preterm infants with broncopulmonary dysplasia. Arch Dis Child. 1995;73:128-34.

27. Ellenberg JH, Nelson KB. Cluster of perinatal events identifying infants at high risk for death or disability. Pediatrics. 1988;113:546-52.

28. Evans HE, Glass L. Perinatal medicine. Hagerstown, MD: Harper & Row. 1976.

29. Apgar V. Proposal for a new method of evaluation of newborn infant. Anesth Analg. 1950;32:260.

30. Casey BM, Mcintire DD, Leveno KJ. The continuing value of the Apgar score for the assessment of newborn infants. N Engl J Med. 2001;344:467-71.

31. Ehrenstein V, Pedersen L, Grijota M, Nielsen GL, Rothman KJ, Sorensen HT. Association of Apgar score at five minutes with long-term neurologic disability and cognitive function in a prevalence study of Danish conscripts. BMC Pregnancy Childbirth. 2009;9:14.

32. West JB. Respiratory Physiology: The essentials, 8th ed. Baltimore: Lippincott Williams & Wilkins; 2008.

33. Gaspar JM, Velloso LA. Hypoxia inducible factor as a central regulator of metabolism - implications for the development of obesity. Front Neurosci. 2018;12:813.

34. Mesarwi OA, Loomba R, Malhotra A. Obstructive sleep apnea, hypoxia, and nonalcoholic fatty liver disease. Am J Respir Crit Care Med. 2019 Apr 01;199(7):830-41.

35. Zhang F, Niu L, Li S, Le W. Pathological impacts of chronic hypoxia on Alzheimer's disease. ACS Chem Neurosci. 2019 Feb 20;10(2):902-9.

36. Horwitz S, Amiel-Tison C. Neurologic problems. In: Klaus M, Fanaroff A. (Eds.) Care of the high-risk neonate. Philadelphia, PA: WB Saunders; 1986.

37. Saugstad OD, Kapadia V, Oei JL. Oxygen in the first minutes of life in very preterm infants. Neonatology. 2021;118(2):218-24.

38. Martin RJ, Fanaroff AA, Klaus MH. Breathing problems. In: Klaus MH, Fanaroff AA. High risk in neonatology, 6th ed. Elsevier; 2014.

39. Cuna A, Carlo WA. Respiratory distress syndrome. In: Polin RA, Yoder MC. Practical neonatolgy, 5th Ed. Elsevier, 2015:181-200.

40. Sweet DG, Carnielli V, Greisen G, Hallman M, Ozek E, Plavka R, et al. European consensus guidelines on the management of neonatal respiratory distress syndrome in preterm infants-2010 update. Neonatology. 2010;97(4):402-17.

41. Khoor A, Stahlman MT, Medelson CR. Temporal-spatial distribution of SP-B and SP-C proteins and mRNAs in developing respiratory epithelium of human lung. J Histochem Cytochem. 1994;42:1187-99.

42. Jobe AH. Lung development and maturation. In: Fanaroff AA, Martin RJ (Eds.) Neonatal-perinatal medicine: diseases of the fetus and infant, 7th ed. St Louis: Mosby; 2002. p. 973-7.

43. Hawgood S, Clements JA. Pulmonary surfactant and its apoproteins. J Clin Invest. 1990;86(1):1-6.

44. Sly PD, Collins RA. Physiological basis of respiratory signs and symptoms. Paediatr Respir Rev. 2006;7:84-8.

45. Dimitrou G, Greenough A, Laubsher B. Appropriate positive end expiratory level in surfactant-treated preterm infants. Eur J Pediatr. 1999;158:888-91.

46. Wold Health Organization. Newborns: improving survival and well-being. 2020. Disponível em: https://www.who.int/news-room/fact-sheets/detail/newborns-reducing-mortality

47. Crouch E, Wright JR. Surfactant proteins a and d and pulmonary host defense. Annu Ver Physiol. 2001;63:521-54.

48. Whitsett JA, Weaver TE. Hydrophobic surfactant proteins in lung function and disease. N Engl J Med. 2002;347:2141-8.

49. Veldhuizen EJA, Haagsman HP. Role of pulmonary surfactant components in surface film formation and dynamics. Biochimica et Biophysica ACTA. 2000;1467:255-70.

50. Gosselin J, Amiel-Tison C. Évaluation neurologique de la naissance à 6 ans. 2éme ed. Du Chu Sainte-Justine, Montréal (Québec), Canada; 2007.

51. Bobath K. A neurophysiological basis for the treatment of cerebral palsy, 2nd Ed. London: Oxford Blackwell Scientific Publications Ltd., 1984.

52. Dubowitz L, Dubowitz V, Mercuri E. The neurological assessment of the preterm and full-term newborn infant, 2nd ed. London: Cambridge University Press; 1999.

53. Méio MDBB, Mello RR. Seguimento a longo prazo do recém-nascido de risco. IFF–Fiocruz; 2002.

CAPÍTULO 7

CRESCIMENTO E DESENVOLVIMENTO MOTOR DO RECÉM-NASCIDO PREMATURO

No que diz respeito aos aspectos dos padrões motores do recém-nascido prematuro, a literatura cita que a postura predileta do recém-nato pré-termo (RNPT) é frequentemente considerada como indicadora do grau de maturidade. Quanto mais próximo da idade gestacional apropriada para o nascimento – entre 38 e 40 semanas – quando é classificado como bebê nascido a termo, apresenta um adequado tônus flexor global.[1-5] O RNPT apresenta flacidez muscular típica;[6,7] mantém-se, geralmente, num padrão total de extensão quando colocado em decúbito dorsal, em vez de assumir a posição em flexão global, o que caracteriza o recém-nato a termo.

O recém-nato pré-termo nascido até 28 semanas de idade gestacional (IG) apresenta tônus baixo de flacidez intensa, com extensão total tanto de tronco, como de membros. Nos bebês de idade gestacional próxima a 32 semanas, há presença de tônus mais elevado, e a flexão se inicia pelos membros inferiores. A hipotonia apresentada não tem como causa apenas a imaturidade do SNC, mas também a imaturidade de seus músculos. Além disso, quando o bebê nasce prematuro, o espaço intrauterino ainda é amplo, não promovendo a maturação do tônus flexor, necessário para desenvolver a postura em padrão flexor, e não ocorrendo, também, a ativação do sistema proprioceptivo dos padrões flexores.

Consequentemente, o RNPT é um bebê que apresenta um padrão motor em extensão, com escassa estabilidade de pescoço, da cintura escapular e de tronco. Além do mais, este bebê, geralmente, necessita de ventilação mecânica, permanecendo com o tubo endotraqueal durante algum tempo, o que favorece a extensão de cabeça e a excessiva abertura de boca. É neurologicamente desorganizado, apresentando, ainda, alguns reflexos primitivos em fase de maturação, ou estes aparecendo de forma incompleta ou fraca. Está mais sujeito a intercorrências clínicas e ao estresse, e apresenta, com frequência, outros fatores de risco.

O RNPT também costuma apresentar-se sonolento e flácido. Realiza, muitas vezes, movimentos trêmulos e agitados com os membros superiores. O reflexo de Moro e as reações posturais costumam estar presentes, sendo que estas últimas são encontradas a partir da 32ª semana. Manifesta extensão exagerada dos membros inferiores. Essa maior atividade dos músculos extensores é considerada como típica do feto de 28 a 30 semanas, sendo atribuída ao fato de o recém-nascido se ver livre do constrangimento que lhe era imposto pelas paredes uterinas.[4]

Nesse contexto, Gherpelli[8] e Tecklin,[9] tendo como base os estudos de Saint-Anne Dargassies e de André-Thomas, dão uma visão geral esquematizada da evolução dessas variáveis no comportamento motor do prematuro. Tecklin descreve o perfil do desenvolvimento neurológico do feto até 40 semanas, e Gherpelli faz uma síntese das idades-chave propostas por Dargassies, que compreendem o período de 28 a 41 semanas (o bebê a termo), que descreveremos a seguir.

DESENVOLVIMENTO PRÉ-NATAL
Embriologia/Ontogênese/Filogênese
Estágio do Desenvolvimento in-útero Físico e Motor Pré-natal

1. *Fase embrionária:* 2 semanas até 8 semanas de gestação.
2. *Fase fetal:* de 8 semanas até o nascimento. O desenvolvimento físico ocorre das partes centrais para as regiões da periferia.
3. *Fase germinal:* concepção até 2 semanas de gestação.

DESENVOLVIMENTO MOTOR PRÉ-NATAL
A aquisição de movimentos e habilidades motoras ocorre em uma ordem definida durante todo o desenvolvimento, indo de movimentos generalizados e simples, até movimentos voluntários altamente complexos e específicos. A especificidade do movimento começa no tronco, indo para as mãos e os dedos.

- **1ª semana**
  - Implantação do ovo na parede uterina.
  - 20 dias de gestação: o mesoderma se divide em somitos (40 pares): occipitais, cervicais, torácicos, lombares, sacros e coccígeos.
- **3ª semana**
  - Início das contrações cardíacas.
- **3ª- 6ª semanas**
  - 24/26 dias de gestação: a boca primitiva começa a se formar, e os MMSS florescem.
  - 28 dias: florescem os MMII.
  - Atividade muscular não nervosa (aneural).
  - Contrações espontâneas dos músculos esqueléticos, que são mais pronunciadas na porção cefálica do que na porção caudal.
- **4ª semana**
  - Pulsação cardíaca e bombeamento do sangue.
  - Formação das vértebras e do canal espinhal.
  - Divisão do cérebro: anterior, médio e posterior.
  - Início da formação do sistema digestivo.
  - Na 5ª sem: de gestação os MMSS estão em forma de remo, e as placas das mãos estão formadas.
  - 6ª sem: os cotovelos, punhos e raios digitais são identificáveis.
  - 6ª/7ª sem: de gestação o feto realiza movimentos homogêneos, serpenteantes do corpo.
  - 7ª sem: o tronco do embrião está se alongando e retificando.
- **8ª- 9ª semanas**
  - Tremor contínuo secundário à contração muscular autônoma sem organização.
  - Reflexos generalizados de evitação, resultantes da estimulação em volta dos lábios e do nariz com um fio de cabelo.
  - Os membros começam a mostrar divisões (coxa, joelho, panturrilha, pé).

- Formação do cordão umbilical.
- Desaparecimento da cauda equina.
- 8ª/9ª sem: a face, boca, olhos e nariz estão se tornando definidos. A ativação dos músculos por impulsos neurais já atingiu um nível funcional, embora primitivo.
- 8ª sem: realizados movimentos serpenteantes, irregulares e rápidos, movimentos de flexão e extensão do tronco.
- 9ª sem: são encontrados movimentos assimétricos de todo o corpo, e a flexão e extensão estão presentes no tronco. Uma estimulação na região primitiva da boca provoca flexão corporal bilateral.
- Bebê com peso médio de 0,850 g.

- **9ª-12ª semana**
- Reflexo de preensão palmar primitivo.
- Abertura da boca a partir da estimulação da área do lábio inferior.
- Movimentos de flexão e extensão globais.
- Formação das unhas.
- Orelhas externas presentes.
- O desenvolvimento dos olhos com persistência da fusão das pálpebras está quase completo.
- 12ª/13ª sem: os músculos e o sistema nervoso têm grande conexão, e são feitos movimentos generalizados espontâneos com braços e pernas.
- Bebê com peso médio de 28,35 g.
- 10ª sem: os membros e o tronco começam a se estender.
- 12ª/13ª sem: de gestação roda e se estende.
- 13ª/14ª sem: os movimentos recíprocos e simétricos dos MM tornam-se evidentes. Os movimentos da boca e respiratórios começam nesta idade. Alguma expressão facial pode ser determinada, e o feto pode fechar e fazer preensão com as mãos.
- 15ª sem: o feto "suga" seus dedos, vira a cabeça, abre a boca e engole.

- **16ª semana**
- Aumento da frequência de propulsão fetal, extensão e rotação da cabeça.
- Movimentos respiratórios de inspiração, com abertura da boca e extensão de cabeça.
- De 12ª a 16ª sem: o feto mostra movimentos semelhantes aos da respiração e engole líquido amniótico.
- Apresenta movimentos das pernas, pés, braços, polegares e cabeça.
- O toque na palma da mão estimula um fechamento da mão, o toque dos lábios estimula o movimento de sucção, e a estimulação na sola do pé faz com que os dedos se separem em resposta.
- 16ª sem: existe uma boa coordenação dos membros, preensão das mãos, e estas exploram a parede uterina. O feto chuta, contorce-se, rola, alonga, respira e soluça.
- Bebê com peso médio de 113,4 g.

- **17ª semana**
- Aparecimento inicial do reflexo de sucção.
- 16ª/17ª sem: a mãe percebe os movimentos fetais.
- 18ª/19ª sem: o feto mostra movimentos simultâneos semelhantes aos da respiração e deglutição e explora seu próprio corpo com as mãos.

- **20ª semana**
- Repertório de movimentos completamente desenvolvidos.
- Movimentos independentes e isolados da cabeça e das extremidades.

- Abre as mãos, com extensão dos dedos, para explorar superfícies ao redor.
- Abre a boca, com sucção e deglutição presentes.
- Usa expressões faciais, faz careta, enruga a testa.
- Leves reflexos de proteção e evitação. Distancia-se da luz, mesmo com os olhos fechados.
- 20ª/21ª sem: são observados movimentos isolados dos pés, dedos, pálpebras e boca.
- Bebê com peso médio de 250 a 500 g.

■ **22ª semana**
- Mielinização inicial do SNC e sistema nervoso periférico.

■ **24ª semana**
- Pulmões amadurecidos no grau em que a viabilidade é possível.
- 24ª/25ª sem: a estimulação mecânica provoca rotação de cabeça. São encontrados movimentos respiratórios rítmicos superficiais.
- Bebê com peso médio de 625 a 750 g.
- 26ª sem: pode-se medir o rolar do bebê. Podem-se observar movimentos de chutes curtos, de alta frequência.

■ **28ª semana**
- Aparecimento do estado de alerta.
- Permanece dominado pelo estado do sono.
- Bebê com peso médio de 1.250 a 1.500 g.
- 28ª sem: o som estimula reação de alerta, rotação de tronco e cabeça.
- Os padrões de movimento fetal apresentam diferenças individuais. Entretanto podem ser classificados em 3 tipos:
  - ♦ Movimentos agudos dos MM de chutar ou de dar murros (a partir do 6º mês);
  - ♦ Movimentos lentos de contorção ou debater-se (6º/7º mês);
  - ♦ Movimentos convulsivos agudos, que parecem um espasmo ou soluço do diafragma.[10]

■ **28 semanas[8]**
- Reflexo dos pontos cardeais, ou voracidade.
- Reflexo de extensão cruzada, somente defesa (flexão da perna estimulada).
- Bom tônus dos músculos da perna somente; ângulo poplíteo aberto com 180°.
- Reflexo de Moro com grande abdução.
- Extensão tônica dos membros inferiores; o ângulo poplíteo começa a fechar-se.

■ **32ª semana**
- Aparecimento espontâneo de um estado de alerta, que pode não se correlacionar com a atividade motora.
- Diferenciação mais pronunciada entre os estados de consciência.
- Movimentos de explosão quando em estado de vigília.
- Movimentos predominantes do tronco, principalmente para os lados.
- Diminuição visível dos tremores e dos movimentos clônicos.
- Tenta levar a mão à boca.
- Tônus muscular com diminuição da hipotonia das extremidades inferiores.
- Aumento da força na sustentação de peso nas pernas.
- Reflexo de extensão cruzada, com flexão e abdução da perna estimulada.
- Início da reação do apoio plantar.
- Início da reação labiríntica de retificação na postura de prono.

- **35 semanas[8]**
  - Reflexo de preensão, reflexo de extensão cruzada completa com abdução reduzida e extensão na perna oposta.
  - Movimentos ativos do tronco e da pelve, membros inferiores fletidos e abduzidos (postura de batráquio).
- **36ª semana**
  - Presença de choro mantido e vigoroso.
  - Continua melhorando a diferenciação dos estados comportamentais.
  - Movimentos espontâneos menos variados e mais limitados nas extremidades superiores e inferiores.
  - Cocontração aumentada nos grupos musculares agonistas/antagonistas, produzindo mais harmonia ao movimento.
  - Tônus muscular: hipotonia das extremidades superiores e da porção superior do tronco, em comparação às extremidades inferiores e à porção inferior do tronco (posição semelhante a um sapo).
- **37 semanas[8]**
  - Reflexo de marcha, reflexo de extensão cruzada completo.
  - Endireitamento dos membros inferiores, acarretando endireitamento do tronco; retorno em flexão dos membros superiores quando abaixados e depois largados.
- **40ª semana**
  - Períodos mantidos do estado de alerta, porém quieto.
  - Estados de consciência com melhor diferenciação.
  - Movimentos espontâneos mais uniformes e mais organizados.
  - Tônus muscular: diminuição da hipotonia nas extremidades e na porção superior do tronco.
- **41 semanas[8]**
  - Reflexo de extensão cruzada bem descomposto, com adução perfeita.
  - Endireitamento global sólido: postura vertical mais ereta. Bom tônus cervical: movimentos ativos de cabeça.

A seguir, descreveremos com maiores detalhes as etapas evolutivas de cada "idade--chave", propostas por Saint-Anne Dargassies,[3] descritas em Gherpelli.[8]

MATURAÇÃO DO TÔNUS MUSCULAR

A maturação do tônus muscular segue uma progressão de caudal para cranial e de distal para proximal, particularmente para o tônus flexor.

- Com 28 semanas de gestação, os MM mostram mínima resistência à manipulação passiva.
- Com 32 semanas os MMII mostram um tônus flexor distinto.
- Com 36 semanas o tônus flexor torna-se proeminente nos MMII, e o tônus flexor é palpável nesta idade nos MMSS.
- O bebê a termo mostra uma postura em flexão global.

RECÉM-NATO COM 28 SEMANAS DE IDADE GESTACIONAL
Tônus Ativo
A motricidade espontânea caracteriza-se por movimentos lentos, localizados ou generalizados, intercalados por movimentos mais abruptos e rápidos. Essa movimentação tende a ocorrer em "surtos" agrupados, seguidos por uma inatividade prolongada. A motricidade tende a ser maior nos membros inferiores (MMII) do que nos membros superiores (MMSS). Os tremores são finos e de pequena amplitude, contrações musculares isoladas são frequentes. Tecklin[9] acrescenta que os movimentos globais são lentos do que os dos segmentos que são rápidos e abruptos.

Na reação de endireitamento da cabeça com o recém-nato (RN) sentado – a cabeça pende sobre o tórax – espera-se como resposta uma extensão de cabeça, que começa a ser esboçada, necessitando, porém, de um estímulo periorbicular. O queixo não ultrapassa o nível do ombro. Em decúbito dorsal, a face está em completo contato com o leito. Na suspensão ventral não há tentativa de alinhamento da cabeça. A reação de endireitamento dos MMII que é avaliada pela pesquisa do reflexo de apoio plantar mostra apenas uma extensão transitória e efêmera.

Tônus Passivo ou de Repouso
Com relação ao tônus observado na situação em que o bebê se encontra em repouso, há uma importante hipotonia global, tanto segmentar, quanto axial, com extensão de todos os membros. Na tentativa de elevação do RN pelo dorso, confirma-se a presença da hipotonia também na musculatura axial.

O ângulo poplíteo (ângulo entre a perna e a coxa, quando se estende a perna até o encontro de resistência, com a coxa fletida sobre o abdome) é de 180°. O ângulo pé-perna (ângulo entre o dorso do pé e a perna, quando se executa a dorsiflexão do pé até o encontro de resistência) é de 40°.

Reflexos

- *Voracidade ou pontos cardeais:* necessita que alguém promova a sustentação da cabeça do RN e uma estimulação prolongada. A resposta é observada mais nitidamente por movimentos de lateralização da cabeça e um esboço de extensão da mesma. A flexão cervical ainda não é verificada.
- *Preensão palmar:* está presente, porém localizada, com resposta limitada à flexão dos dedos.
- *Reflexo de Moro:* observa-se, como padrão de resposta, o comportamento de abertura das mãos.
- *Extensão cruzada:* este reflexo é pesquisado pela estimulação tátil da planta do pé, cujo membro é mantido estendido pelo examinador. O padrão da resposta divide-se em três fases: flexão, abdução e, finalmente, extensão-adução do membro inferior contralateral ao estímulo. No RN de 28 semanas, não se observa resposta; às vezes, um esboço de flexão.

RECÉM-NATO COM 30 SEMANAS DE IDADE GESTACIONAL
Tônus Ativo
Os movimentos espontâneos que o bebê apresenta são mais rápidos e frequentes do que na 29ª semana, e o endireitamento da cabeça e dos MMII é mais facilmente observado.

Tônus Passivo ou de Repouso
A hipotonia muscular continua intensa. O ângulo poplíteo diminui para 150°-160°.

Reflexos
- *Voracidade:* apresenta a resposta nas quatro direções, e não há mais necessidade de sustentação da cabeça, entretanto, a resposta em flexão é a pior.
- *Reflexo de Moro:* é mais facilmente obtido, mantendo o mesmo padrão de resposta.
- *Extensão cruzada:* a resposta flexora é pouco nítida, porém, mais consistente.

RECÉM-NATO COM 32 SEMANAS DE IDADE GESTACIONAL
Tônus Ativo
À manobra de obtenção do reflexo do apoio plantar, notam-se extensão nítida dos MMII, com duração maior, e um esboço do endireitamento do tronco.

A qualidade da motricidade espontânea é altamente característica dessa idade gestacional, sendo rica em possibilidades. Ocorrem elevações dos MMII e dos quadris e movimentos de torção de tronco, que permitem a mudança de decúbito do RN; elevação dos MMSS em menor grau.

Tônus Passivo ou de Repouso
O ângulo poplíteo está mais fechado (140°), e o balanço passivo dos MMII já denota certa resistência. Quando se tenta aproximar o calcanhar da orelha, nota-se uma resistência efetiva ao movimento, que, no entanto, pode ser facilmente realizado.

Reflexos
- *Voracidade:* está completo, com participação ativa da língua, podendo desencadear movimentos de sucção.
- *Preensão palmar:* é sólida, conseguindo-se uma ligeira elevação do RN do plano do leito.
- *Reflexo de Moro:* resposta em abdução e extensão dos MMSS e abertura das mãos.
- *Extensão cruzada:* após a flexão do membro contralateral, aparece uma abdução.

RECÉM-NATO COM 35 SEMANAS DE IDADE GESTACIONAL
Tônus Ativo
Aqui, o RN assume uma atitude característica dessa idade gestacional, a atitude em "batráquio" (flexão dos MMII em abdução, e extensão dos MMSS).

A reação de endireitamento da cabeça, enfim, torna-se uma reação propriamente dita, com uma resposta em extensão da cabeça prolongada e nítida. O endireitamento do tronco pode ser observado pela suspensão ventral da criança. Quando o RN é colocado na postura sentado, o queixo já ultrapassa o nível do ombro, apoiando-se a cabeça sobre a região parietoccipital.

Tônus Passivo ou de Repouso
O ângulo poplíteo é de 90°, semelhante ao do recém-nato a termo; o ângulo pé-perna é de 30°.

Reflexos
- *Voracidade:* está completo, com prontidão de resposta tão logo ocorra o estímulo, semelhante ao do RN a termo.
- *Sucção:* efetiva e eficiente.
- *Preensão palmar:* sólida e eficaz, com difusão tônica para a musculatura do antebraço, onde desencadeia resposta flexora.
- *Reflexo de Moro:* apresenta padrão extensor típico, semelhante ao do RN a termo, porém, sem a 2ª fase que é de flexão-adução com retorno à linha média.
- *Extensão cruzada:* além da flexão inicial, agora notamos a resposta em abdução nítida.
- *Reação:* de apoio plantar fraco.
- *Marcha:* começa a ser obtida, mas sem consistência.

RECÉM-NATO COM 37 SEMANAS DE IDADE GESTACIONAL
Tônus Ativo
Nota-se a atitude flexora, tanto em MMII quanto em MMSS. Essa hipertonia fisiológica leva a uma limitação da motricidade espontânea que fica reduzida na intensidade e amplitude dos movimentos.

Agora já é possível obter-se a reação de endireitamento global, isto é, o endireitamento dos MMII é seguido pelo tronco e, finalmente, pelo segmento cefálico. A posição do queixo, quando o RN é colocado na postura sentado, esta agora se eleva bem acima do ombro, e os movimentos de lateralização ativa da cabeça são frequentes.

Tônus Passivo ou de Repouso
O ângulo pé-perna é de 10°, e o poplíteo permanece com os 90°. A extensibilidade articular é semelhante à do RN a termo.

Reflexos
- *Voracidade:* completo.
- *Preensão palmar:* sólida, com irradiação nítida para as porções mais proximais dos MMSS.
- *Reflexo de Moro:* a fase de adução e flexão dos MMSS é observada, além das fases extensora e abdutora que a precede.
- *Extensão cruzada:* intensa e duradoura.
- *Apoio plantar:* presente com calcanhar tocando o solo.
- *Marcha:* presente de forma completa, com apoio de toda a superfície plantar.

DESENVOLVIMENTO MOTOR PÓS-NATAL
- Muitos dos comportamentos reflexos mostrados pelo feto são também vistos por um período de meses após o nascimento.
- Estes comportamentos do tipo reflexo são geralmente denominados de reflexos primitivos.
- É aparente que durante o período pré-natal seja adquirido um desenvolvimento motor considerável, e o desenvolvimento motor subsequente após o nascimento parece ser um refinamento dos padrões básicos de movimento já estabelecidos no útero.

Pode-se dizer que a evolução ontogenética do tônus dos prematuros segue uma direção caudocefálica, fazendo o mesmo sentido do processo da mielinização, já que as reações mais precocemente são encontradas nos MMII para, posteriormente, se difundirem para o tronco e MMSS, finalmente, no segmento cefálico. Porém, o padrão de evolução dos reflexos segue um padrão inverso, cefalocaudal, com o amadurecimento das respostas que os envolvem, e com a estimulação do segmento cefálico ocorrendo antes daquelas que responsáveis pelas porções mais caudais, assim como a instalação do controle motor.

Nos estudos realizados por Heriza[11] em prematuros, quando comparados a recém-natos a termo,[12] este observou que os lactentes pré-termos realizam movimentos altamente organizados com seus membros inferiores, movimentos esses que sofrem pouca modificação entre o nascimento e a idade pós-gestacional de 40 semanas. Na comparação dos dois grupos, foi encontrada estreita sincronia entre as articulações dos membros inferiores, tanto no tempo, como no espaço, indicando que a topografia dos movimentos era a mesma, quer se tratasse de prematuros, ou de recém-natos a termo. Observou, também, que os recém-natos a termo esperneavam mais que os prematuros. Os bebês a termo apresentavam flexão mais acentuada nos movimentos de pontapés, não atingindo a mesma amplitude no grau de extensão que ocorre nos prematuros.

Torna-se de extrema relevância ressaltar que, em toda a literatura utilizada nesta pesquisa, relativa ao desenvolvimento motor normal, não se identificou nenhum relato da presença ou predominância dos movimentos de rotação interna nos membros superiores ou inferiores, assim como, também, presença ou persistência da inclusão dos polegares, padrões de movimento que geralmente estão associados ao comportamento motor de indivíduos portadores de lesões cerebrais, em qualquer idade. Estes padrões manifestam-se visivelmente após a lesão do SNC, quando o indivíduo, ou o bebê, tenta movimentar-se contra a gravidade.

Devido à grande importância do diagnóstico precoce para a recuperação das sequelas neuromotoras, ressalta-se que estes aspectos são de fácil identificação frente a uma boa avaliação. Segundo Amiel-Tison & Horwitz,[13] na avaliação do estado neurológico, especialmente do tônus, deve-se programar o horário do exame em relação ao horário da alimentação e ao estado de vigília do bebê. O momento ideal para avaliar a função neurológica é antes da alimentação, quando o bebê está no estado alerta-calmo.

Por isso, deve-se ter cuidado quanto ao melhor horário da avaliação do RNPT para a adequada observação dos movimentos anormais, que servem como um dos fatores de identificação das disfunções neuromotoras, facilitando o diagnóstico precoce pela resposta imediata, sem que seja necessário esperar o resultado dos exames de imagem, às vezes demorados, ou até mesmo impossíveis de agendamento. Através do exame físico, pode-se realizar o diagnóstico precoce das disfunções neuromotoras, tendo-se, então, de fato, a possibilidade da iniciação de um programa de intervenção o mais imediatamente possível.

REFERÊNCIAS BIBLIOGRÁFICAS

1. Amiel-Tison C. Neurological evaluation of the maturity of newborn infants. Arch Dis Child. 1986;43:89-93.
2. Amiel-Tison C, Korobkin R, Klaus M. Neurologic problems. In: Care of bigh-risk neonate. 3. ed. Philadelphia/London: WB Saunders; 1986.
3. Dargassies SAS. Neurological development in the full-term and premature infant. New York: Elsevier Science, 1977.

4. Dubowitz L, Dubowitz V, Mercuri E. The neurological assessment of the preterm and full-term newborn infant. 2nd ed. London: Cambridge University; 1999.

5. Moosa A, Dubowitz V. Assessment of gestational age in newborn infants. Dev Med Child Neurol. 1972;14:290-95.

6. Forslund M, Bjerre I. Follow-up of preterm children. Neurological assessment at 4 years of age. Early Human Development. 1989;20:45-66.

7. Towwen BCL, Hadders-Algra M, Huisjes JH. Hypotonia at 6 years in prematurely-born or small-for-gestacional-age children. Early Human Development. 1988;17:79-88.

8. Gherpelli JLD. Avaliação neurológica do recém-nascido prematuro. In: Diament A, Cypel S (Eds.) Neurologia Infantil — Lefêvre. 2. ed. Rio de Janeiro/São Paulo: Atheneu; 1989.

9. Tecklin JS, Sheahan MS, Brockway NF. A criança de alto risco. In: Tecklin JS. Fisioterapia pediátrica. 3. ed. Porto Alegre: Artmed; 2002.

10. Sontag LW. The history of longitudinal research: Implications for the future. Child Development. 1971;42:987–1002.

11. Heriza CB. Organization of leg movements in preterm infants. Physical Therapy. 1988;68(9):87-95.

12. Heriza CB. Comparison of leg moviments in preterm infants at term with healthy full-term infants. Physical Therapy. 1988;68(11):1687-93.

13. Hortwitz SJ, Amiel-Tison C. Problemas neurológicos. In: Alto Risco em Neonatologia. 2. ed. Rio de Janeiro: Interamericana; 1982.

PROGRAMAS INTERVENCIONAIS NA UTI NEONATAL

Este tópico tem como objetivo elucidar os programas de intervenção neurocomportamental direcionados aos prematuros de risco que necessitaram de cuidados especiais em UTIs neonatais. Observa-se na literatura que, quanto à intervenção neonatal, houve grandes avanços na fisioterapia respiratória e, também, na fonoaudiologia, esta, de extrema importância, pela necessidade da entrada da sucção nutritiva com um padrão de sucção adequado, possibilitando, assim, a maturação da mesma para que o RNPT possa obter uma boa nutrição com o mínimo de gasto energético possível, otimizando, dessa forma, o ganho ponderal necessário para a alta hospitalar, caso não haja nenhuma condição clínica que justifique a internação.

White e Labarba[1] relataram que as primeiras pesquisas feitas a fim de observar os efeitos que a estimulação teria sobre os neonatos começaram a aparecer na literatura, em 1960, aproximadamente. Nessa época, foram observados resultados benéficos temporários nos bebês prematuros e nos bebês a termo, expostos a uma variedade de estimulações sensoriais. Os citados autores revisaram as pesquisas realizadas por Boverman, & Freedman, 1960; Salk, 1960; Ourth & Brown, 1961; Freedman & Hasselmeyer, 1964; Ambrose, 1969; Lipstt, 1970; Bernard, 1972; Korner & Thman, 1970,1972; Scarr-Salapatek & Williams, 1973; Solkoff *et al.*, 1969. Entretanto, alguns desses trabalhos eram somente sugestões, devido à grande dificuldade de controlar os problemas inerentes a essa área de pesquisa. White & Labarba[1] afirmam que os primeiros trabalhos realizados com o enfoque na estimulação do neonato tiveram como base as pesquisas experimentais de Denenberg e Levine (1964).

O propósito do estudo feito por White & Labarba[1] foi o de investigar se haveria algum efeito imediato quando aplicados estímulos táteis e cinestésicos (INPUT) em prematuros de baixo peso ainda hospitalizados. Especificamente, os autores estavam interessados em verificar se haveria aumento no padrão do ganho de peso e se diminuiria o período de imaturidade através do aumento do nível da estimulação tátil e cinestésica. Suspeitavam que as condições de estímulos existentes no ambiente poderiam estar colaborando com o prolongamento da imaturidade, contribuindo, assim, para a presença das sequelas apresentadas, por se tratar de uma categoria de alto risco.[2] Concluíram, então, que a estimulação tátil e cinestésica foram benéficas no experimento, ocorrendo aumento no ganho de peso e diminuição do período de imaturidade; consequentemente houve diminuição nos dias de hospitalização.

Cohen & Beckwith[3] estudaram um grupo de pré-termos com o objetivo de identificar se haveria alguma melhora nas suas competências após terem sido submetidos a cuidados especiais de um cuidador, que podia ser o pai, a mãe, ou a babá. Estes receberam treinamento quanto à qualidade na interação que deveriam ter com o pré-termo do período do nascimento até o 8º mês, em casa, devendo o cuidador realizar a coleta das observações verificadas nos 1º, 3º e 8º meses de idade. A interação social no primeiro ano de vida mostrou, como resultado, melhor competência na escala sensório-motora de Gesell aos 9 meses e aos 2 anos de idade, em comparação aos resultados do grupo-controle, onde não houve orientações para o uso de cuidados especiais na interação. Os autores concluíram, então, que uma simples intervenção na forma de cuidar do bebê no dia a dia, promovendo a interação do pré-termo com o meio, possibilitou um melhor desempenho, segundo a escala de desenvolvimento de Gesell.[4]

Os autores Crawford;[5] Crnic *et al.*;[6] Clark e Seifer;[7] Rocissano e Yatchmink;[8] Klein *et al.*;[9] Mayes;[10] Teti e Gelfand;[11] Achenbach, *et al.*,[12] nestes 11 anos de pesquisa, desenvolveram brilhantes trabalhos relativos à influência da estimulação sensorial na *performance* das competências do neonato pré-termo e a termo, relacionando-os aos resultados obtidos pelos testes aplicados na pré-escola, em que as crianças do estudo apresentaram resultados superiores aos bebês que não tinham recebido nenhuma estimulação especial. O que foi demonstrado pelo estudo, a importância do interagir com o bebê desde o nascimento, mostrando melhor *performance* das competências e vários programas de intervenção, uns incluindo enfermeiras, outros as mães, outros o cuidador. Todos comprovaram ganhos nas habilidades sensoriais e cognitivas, obtendo bons escores quando tinham sido testados pela escala de Gesell.[4]

Bennet e Guralnick[13] fizeram uma revisão na literatura relativa ao tema, porque estavam preocupados com o grande enfoque que estava sendo dado, nos últimos 20 anos, à intervenção no primeiro ano de vida dos bebês pré-termos, para identificar se isso seria prejudicial às crianças no futuro. Analisaram três tipos de intervenção:

1. Intervenção preventiva em crianças que apresentavam história socioeconômica como fator de risco.
2. Intervenção preventiva em crianças que apresentaram sinais clínicos de risco.
3. Intervenção em bebês e crianças que apresentavam atraso no desenvolvimento e disfunções neuromotoras.

O programa de intervenção preventivo aplicado nas crianças com história socioeconômica como fator de risco foi direcionado para a pré-escola com o objetivo de diminuir o distúrbio do aprendizado escolar, e aplicado no grupo de faixa etária de 3 a 6 anos. Com o surgimento de bons resultados, iniciaram vários programas com o mesmo propósito, sendo que começaram a intervir a partir do nascimento até os 3 anos de idade, com a participação dos familiares, e, a partir dos 3 anos de idade, a intervenção era feita na pré-escola pelos educadores.

O programa de intervenção preventiva na presença de sinais clínicos de risco foi aplicado no período neonatal por enfermeiras, principalmente em prematuros de baixo peso que apresentassem em sua história clínica ter sofrido lesão cerebral. A abordagem inicial da intervenção neonatal consistia em um ou mais tipos de estímulos (multimodais):

1. Estimulação tátil (sendo amamentado, massageado, mobilizado e posicionado).
2. Estimulação cinestésica e vestibular (balançado, e colocado em colchões de água, com oscilação do colchão).
3. Estimulação auditiva (cantando, caixas de música, voz da mãe gravada, gravação do batimento cardíaco da mãe).
4. Estimulação visual (decoração à sua volta e colocação de móbiles).

Julgamos conveniente fazer, a seguir, uma pequena descrição de algumas abordagens de estimulação que a literatura apresenta.

ESTIMULAÇÃO TÁTIL

O estímulo tátil deve ser usado cuidadosamente. Na maioria das vezes, faz-se com que o próprio bebê se autoestimule tocando com as mãos o seu próprio corpo. Também é incentivado que ele explore as texturas que o cercam (sua roupa, o lençol, o algodão etc.). O terapeuta também pode aplicar o estímulo, mas deve considerar que o neonato é altamente sensível a um toque suave, em parte devido ao fato de sua pele ser demasiadamente envolvida por receptores de Meissner. Devendo-se, então, utilizar toque contínuo com pressão.

ESTIMULAÇÃO TÁTIL-CINESTÉSICA

Segundo Kuhn et al,[14] a estimulação tátil-cinestésica deve ser aplicada por três períodos de 15 minutos, durante três horas consecutivas, todos os dias, num período mínimo não inferior a dez dias, em se tratando de bebês prematuros. Deve ser sempre conduzida no final do ciclo do sono, quando o bebê está em alerta, mas num período de descanso tranquilo. Os 15 minutos de estimulação devem ser divididos em cinco minutos para cada fase. A primeira e a terceira fase são de estimulação tátil, e a segunda, de estimulação cinestésica.

Na estimulação tátil, o bebê fica em decúbito ventral e é pego com a polpa dos dedos do terapeuta; devem-se fazer os toques seguindo a seguinte ordem:

1. Dez segundos no topo da cabeça, descendo do lado da face para o pescoço, e voltando ao topo da cabeça.
2. Dez segundos na nuca, passando pelos ombros, e voltando à nuca.
3. Dez segundos na parte superior das costas, indo até a cintura, e voltando para a parte superior das costas, com os dedos oferecendo estímulos na região paravertebral.
4. Dez segundos das coxas aos pés, e voltando para ambas as coxas simultaneamente.
5. Dez segundos dos ombros para os punhos, e voltando aos ombros simultaneamente.

Durante os estímulos, os dedos não devem perder o contato com a pele do bebê. Na estimulação cinestésica, o bebê permanece em supino. Cada minuto consiste em seis flexo-extensões em cinco segmentos, seguindo a sequência:

1. Braço direito.
2. Braço esquerdo.
3. Perna direita.
4. Perna esquerda.
5. Ambas as pernas simultaneamente.

Com base no Downstate Medical Center, no Brooklyn, em Nova Iorque, o programa terapêutico era determinado pela identificação imediata dos desvios no desenvolvimento de neonatos que terão problemas de desenvolvimento posteriormente. Segundo os autores, a intervenção sensorial é um componente do tratamento, que inclui contato e posicionamento.

A aplicação da técnica é individualizada, com base na avaliação prévia, e realizada pela facilitação da autoexploração, e segue a sequência: mão-boca, face-cabeça, orelha-nariz-olhos. Esta sequência de estímulos foi com base em um estudo feito com bebês a termo que iniviam a atividade mão-boca após 167 minutos de nascimento, quando iniciaram a sequência citada. Atividades mão-mão (12 semanas), mão-joelho (16 semanas) e mão-pé (19 semanas) são encorajadas de acordo com a idade do bebê e se estiver em supino com a pelve fletida. Apesar de essas habilidades surgirem muitos meses após o nascimento em bebês a termo, são estimuladas no bebê pré-termo para ocasionar estimulação tátil e *input* à flexão. O *input* sensorial tátil é aplicado, primeiro, posicionando-se o bebê em cima de pele de carneiro, seguido da realização das manobras de massagem, obedecendo-se ao sentido, de distal para proximal.

Na Escola de Medicina Albert Einstein, de Nova Iorque, a estimulação tátil é um regime sistemático, em que a criança é massageada com a superfície palmar e as pontas dos dedos de uma mão em uma sequência cefalocaudal: cabeça, ombros, costas, braços, mãos, pernas e pés. Cada movimento de massagem é administrado 10-20 vezes no dorso (na razão de dez batidas em 15 minutos), e 5-10 vezes em cada membro, antes de toda a sequência ser repetida. Cada sessão de 20 minutos é dividida em três partes, para que a criança receba estimulação nas seguintes posições: prono, supino e sentado.

ESTIMULAÇÃO VESTIBULAR

Esse estímulo é usado sequencialmente na forma de balanço anteroposterior. Preferencialmente, o neonato deve ser retirado da incubadora, e sua superfície ventral deverá estar virada de encontro à superfície ventral do examinador. Se possível, a unidade de tratamento deverá ter uma cadeira de balanço para que a criança, devidamente agasalhada para evitar hipotermia, deva então ser balançada. Quando não for possível retirar o bebê da incubadora, o estímulo vestibular é dado dentro da mesma, na forma de balanceio, com o bebê suspenso em uma fralda. Segundo a escola americana, a estimulação vestibular rotativa é um estímulo sensorial inadequado para um prematuro, visto que este não é um comportamento habitual nesta fase do desenvolvimento.

ESTIMULAÇÃO VISUAL E AUDITIVA

A estimulação visual é feita por espelhos, brinquedos, móbiles e, principalmente, pelo contato rosto-rosto, que se dá quando a mãe e/ou terapeuta aproxima sua face de encontro à face do bebê para que este inicie o processo de formação da imagem do rosto humano. Em relação à audição, estudos indicam que níveis de estímulos auditivos são extremamente altos nas UTIs. Segundo Chaze,[15] o melhor estímulo auditivo para a criança é a voz dos pais. Na ausência dos pais, dever-se-á utilizar uma fita gravada com a voz dos pais repetindo o nome do bebê frequentemente. O discurso dos adultos deve ser lento, poucas palavras, incluindo algumas falas de bebê, combinação de uma vogal com uma consoante, assim, como: da-da, mã-mã, pa-pa. Totalmente contrário ao que se encontra dentro das unidades de terapia intensiva neonatais, em que geralmente ocorre um ambiente tumultuado, os pais mantendo-se ao lado da isolete, apenas olhando; às vezes, pegam o bebê no colo, calados.

PROGRAMA ISME: INTERVENÇÃO SENSÓRIO-MOTORA ESSENCIAL

O programa ISME é um instrumento de intervenção fisioterapêutica elaborado pela autora deste livro entre 1995 e 2000. O programa ISME propõe uma série de exercícios facilitatórios para a aquisição das etapas do desenvolvimento sensório-motor, do período do nascimento à aquisição da marcha espontânea independente, com alinhamento biomecânico e ajuste postural automático. Este programa pode ser aplicado no recém-nato a partir da 32ª semana de idade gestacional, porque, nesse período, o bebê está em pleno processo de mielinização das vias espinocerebelares e espinotalâmicas; entretanto, nessa fase, o RNPT (recém-nascido pré-termo) nem sempre está clinicamente estável, o que torna a entrada da fisioterapia motora contraindicada. O programa ISME só deve ser aplicado quando o RN estiver clinicamente estável. Este programa foi pioneiro quanto à assistência cinesioterapêutica motora global no ambiente de UTIN.

Rede de Balanço em UTI Neonatais

O método "Hammock" ou da "Redinha de dormir"; uma intervenção sensorial, que favorece o desenvolvimento neuropsicomotor do bebê, além de promover humanização e conforto ao recém-nascido. O posicionamento em Hammock nasceu na Austrália, mas é predominantemente utilizado em UTIN no Norte e Nordeste brasileiro. O método Hammock é descrito na literatura científica e vai muito além do método de humanização e aconchego do bebê. Consiste na técnica de estimulação vestibular, responsável pelo equilíbrio e favorece o desenvolvimento neuropsicomotor. O desenvolvimento do bebê segue uma hierarquia de desenvolvimento: primeiramente o tato, depois sistemas gustativo, olfativo e, por último, o auditivo e o visual.

Quando internado na UTI tem uma quebra nessa sequência, no ambiente hospitalar tem muito estímulo visual, em função da luminosidade e estímulo auditivo, pelo barulho constante dos monitores e outros. Isso desorganiza e atrapalha o desenvolvimento neuropsicomotor em longo prazo, de acordo com a literatura 70% dos bebês que necessitam permanecer na UTI neonatal acabam evoluindo, desenvolvendo transtornos, como: déficit de atenção e hiperatividade.

Além de interromper essa lógica neuromaturacional do desenvolvimento, o recém--nascido que ficaria no colo da mãe em uma situação fora da UTI, em decorrência dos monitoramentos necessários, precisa permanecer na incubadora, ficando estático. Com a utilização da redinha, simula o movimento que seria feito pelo colo da mãe e que auxilia a estimulação sensório-motora - estímulo vestibular: quando o bebê nasce, geralmente é muito carregado no colo pela mãe, além do estímulo tátil, ele recebe estímulo vestibular, no manejo do dia a dia dos cuidados que a mãe faz e ao embalar o bebê. Quando ele está internado na UTI, essa sequência é quebrada. Então, com o uso da rede, o movimento é simulado em ambos os planos, e o sistema vestibular acaba sendo estimulado, sendo que se ele ficar só no berço, não vai ter esse estímulo.

Convém lembrar que a unidade de terapia intensiva (UTIN) neonatal é o ambiente destinado, principalmente a receber recém-nascidos que nasceram prematuros, com baixo peso, alterações cardíacas ou respiratórias, ou que apresentem algum problema que interfira em seu desenvolvimento. Para Cruvinel,[16] a hospitalização torna-se um elemento de risco pelas condições biológicas em que o bebê se encontra e pelo contexto do ambiente em que se apresenta.

O hospital, em geral, é um lugar desconhecido, frio, com restrição de espaço físico e ausência de estímulos adequados. Estímulos, como os barulhos estranhos e a realização de procedimentos invasivos, contribuem na construção de uma experiência desagradável acompanhada de medo, ansiedade, dor e muitas vezes sensação de abandono devido aos pais não poderem permanecer ao lado do recém-nato prematuro o tempo todo. A luminosidade é intensa e contínua, o repouso é inadequado e interrompido em função do excesso de manipulação para procedimentos clínicos.

Os neonatos, geralmente, permanecem longos períodos em seus leitos em uma mesma posição, recebendo os cuidados mínimos necessários.

O Ministério da Saúde[17] afirma que a atenção humanizada ao RN deve caracterizar-se pela segurança técnica da atuação profissional e por condições hospitalares adequadas, aliadas à suavidade no toque durante a execução de todos os cuidados prestados.

O recém-nascido pré-termo, internado em uma unidade neonatal, tem sua "energia" distribuída de forma diferente do bebê a termo, já que o sistema autônomo exige maior demanda para seu funcionamento, seguido do sistema motor, deixando muito pouco para o funcionamento dos demais subsistemas. Porém, devido ao baixo limiar para atender aos estímulos do meio, o RNPT não concentra toda sua energia para atender as demandas dos subsistemas autônomos e motor, acarretando desorganização neurocomportamental.

Frente a um ruído, por exemplo, o bebê pode responder com dificuldade de habituação, taquicardia, apneia, hipotonia, hiperalerta ou até completa exaustão. Conforme Pereira,[18] para favorecer um posicionamento adequado são utilizadas algumas estratégias nas UTIN que incentivam a posição flexora, permitindo manter o conforto, proporcionando estabilidade, alinhamento postural, contenção, redução de gastos de energia e do estresse fisiológico e comportamental do RN.

Recursos que simulem o útero da mãe têm sido comumente utilizados em UTIN, dando suporte à postura e ao movimento, otimizando o desenvolvimento do esqueleto e favorecendo diversos estímulos.

Quando se encontra diante de um ambiente desfavorável, o ritmo de desenvolvimento se torna lento, restringindo, assim, as possibilidades de aprendizado, influenciando negativamente as suas habilidades neuromotoras.

O posicionamento inadequado por tempo prolongado associado a um quadro de hipotonia global do recém-nascido prematuro e a ação da gravidade contribuem para anormalidades posturais e alterações da mecânica respiratória.

Enquanto, o posicionamento adequado promove a flexão fisiológica normal, mesmo nos recém-nascidos extremamente prematuros, em que o tônus flexor é significativamente menor em relação aos recém-nascidos a termo. Além disso, o posicionamento adequado aumenta a orientação à linha média e promove o estado de organização. Existem vários recursos de intervenção precoce, sobretudo em período neonatal com recém-nascidos pré-termos, dentre estas, destaca-se a "redinha", que é o uso de pequenas redes dentro (ou fora) das incubadoras. De acordo com Cavalaria,[19] as redinhas devem ser utilizadas para posicionamento adequado ao RNPT. As redinhas devem propiciar aconchego dos bebês nas incubadoras, além de estimular os sentidos e amadurecer os reflexos primitivos e diminuir a formação de úlcera por pressão (UP) a longas permanências na mesma postura, as pressões nas proeminências ósseas e a retenção de calor na pele por isolamento térmico do colchão representam dois importantes fatores extrínsecos predisponentes à formação das UP.

Os critérios para o uso da rede são: estar clinicamente estável, sem necessidade de suporte de oxigênio, frequência cardíaca estável, sem uso de tecnologia de aparelhos, bebês com peso entre um e dois quilos, mas também indicada para apressar o ganho de peso em bebês que já se recuperaram de alguma doença e precisam ficar na incubadora. No entanto, alguns bebês podem não se adaptarem à rede, ressalta-se a necessidade de o cuidador, ao fazer a intervenção, levar em conta a individualidade de cada RNPT, observando sua aceitação através dos sinais fisiológicos e comportamentais emitidos pelo bebê.

Com o posicionamento adequado na rede o recém-nascido tem demonstrado diminuição da irritabilidade, redução de perda de calor, menor gasto de reserva energética, e assim proporcionando aumento do peso, além de possibilitar estimulações sensorial, visual, auditiva e tátil, disponibiliza conforto, uma melhora na frequência cardíaca, da função respiratória, e da saturação de oxigênio, esses itens contribuem muito para a evolução do desenvolvimento neuropsicomotor do bebê pré-termo. Em curto prazo, a postura inadequada leva o prematuro à tensão, aderência fascial da cadeia posterior, opistótono, achatamento do crânio, rotação externa do quadril, dores musculares, postura assimétrica, movimentos bruscos, irritabilidade, desorganização e estresse, além de proporcionar má qualidade do sono (Fig. 8-1).

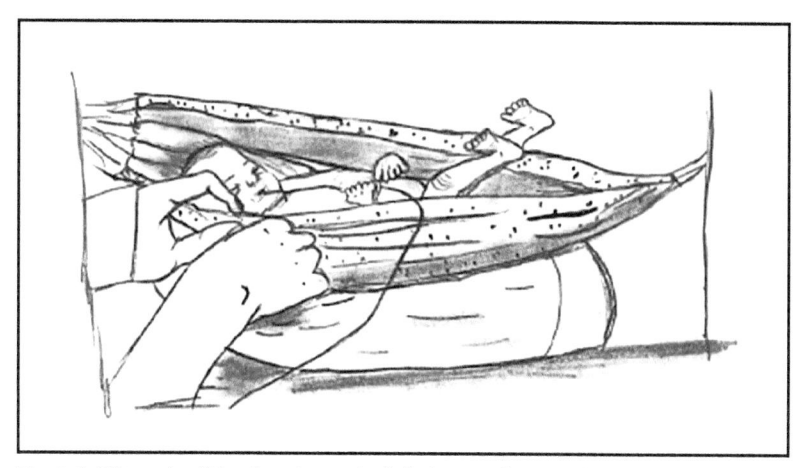

Fig. 8-1. RN em decúbito dorsal na rede de balanço sobre o ninho (UTI).

Quanto às implicações do uso da "redinha" por bebês prematuros nos sistema vestibular, equilíbrio e propriocepção. Keller *et al.* relataram[20] sobre o efeito neurocomportamental; posicionamento em redinha, que bebês apresentaram maior maturidade neuromuscular e maior relaxamento. Costa *et al.*[21] concluíram que, em relação à oxigenação arterial na redinha *versus* decúbito ventral, não foi observada diferença significativa nas duas posturas. Ziade *et al.*,[22] no embalo da rede, observaram melhor organização neurocomportamental, frequência cardíaca e saturação de oxigênio. Silva *et al.*[23] concluíram o posicionamento adequado na redinha no estudo de revisão de literatura sobre o posicionamento no leito e a saturação de oxigênio em neonatos prematuros, ressaltaram que o posicionamento nas redes pode ser sugerido para bebês prematuros que necessitem de longa internação, que não tenham contato com a mãe ou que necessitem de ganho de peso, pois é positivo para a harmonia dos movimentos, diminuição no gasto energético e maior contenção devido à semelhança da posição intraútero, mas concluíram que faltam estudos para a comprovação dos benefícios do posicionamento na redinha.

Costa *et al.*,[21] no estudo doposturamentoinferindo no bem-estar do prematuro, usaram o posturamento em decúbito ventral e o posturamento na redinha, relacionados com a oxigenação arterial em recém-nascidos prematuros. Os recém-nascidos foram submetidos ao posicionamento em prono, logo em seguida em redinha (20 minutos em cada postura), e através do oxímetro de pulso, foi verificada a saturação de SpO_2 após a acomodação em cada posição, a cada cinco minutos. Quanto à frequência respiratória e cardíaca não foi observada diferença significativa nas duas posturas.

Rede de descanso deve ser usada com o ninho em baixo para não ocorrer o abaulamento da coluna e impor o padrão flexor que pode influenciar negativamente na mecânica respiratória. Pode-se observar na Figura 8-2 o excesso de flexão da cervical.

Foram comparados os benefícios da utilização de redes de descanso e do ninho em prematuros. Observou-se que, com o uso da rede, houve melhoras significativas do estresse, da postura e da desorganização. No entanto, alguns bebês podem não adaptarem-se à rede, ressalta-se a necessidade de o cuidador, ao fazer a intervenção, levar em conta a individualidade de cada paciente, observando sua aceitação através dos sinais fisiológicos e comportamentais emitidos pelo bebê. Sugere-se que a rede de descanso seja utilizada

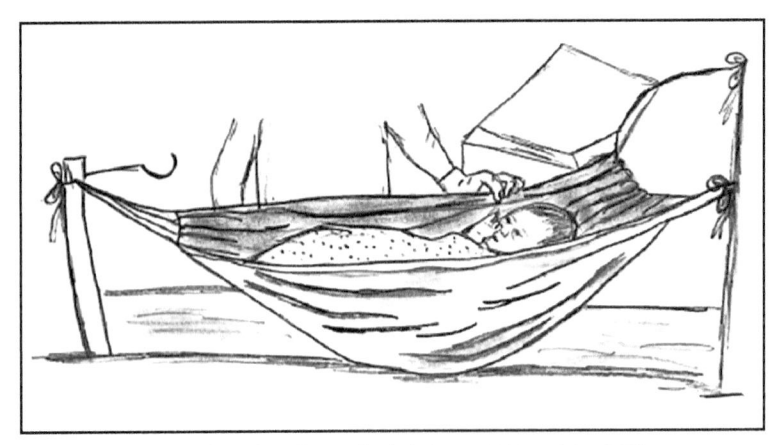

Fig. 8-2. RN em decúbito dorsal na rede de balanço SEM o ninho (UTI).

como uma das medidas de conforto para o bebê e não em substituição ao ninho. A rede apresentou alguns benefícios diante do ninho, mas não pode ser indicada como utilização padrão e contínua, como é o caso do ninho. Nele há uma maior variedade de medidas de conforto que podem ser aplicadas, como, por exemplo, colocar o bebê em decúbito ventral, o uso de travesseiros de silicone e água, posicionadores ventrais, coxins vazados para a cabeça e outros.

Outro aspecto de importância é quanto à utilização do coxim subescapular que favorece a leve extensão do pescoço. Assim como no ninho, há a necessidade da utilização do coxim, pois, em razão de a rede apresentar suas extremidades elevadas, o bebê pode assumir uma postura de flexão do pescoço, isso aumenta o risco de queda de SpO2, pausas respiratórias e apneias. A principal limitação da pesquisa foi a escassez de pesquisas que abordem o tema sobre a utilização de redes de descanso em UTIN e a impossibilidade em randomização do estudo. Esta pesquisa emerge como um descortinar de novos olhares para a prática clínica, devido a seus resultados indicarem os benefícios da utilização da redinha de descanso como um método de conforto para prematuros. No entanto, ficam aqui sugeridas novas pesquisas que avaliem o tempo e qualidade do sono, ganho de peso do bebê prematuro quando em uso de rede; a utilização de redes de descanso em RN a termo e em bebês que passaram por procedimento cirúrgico e até mesmo a utilização deste método de conforto durante procedimentos dolorosos.[24]

Estudos comprovam que as posturas convencionais utilizadas na Unidade de Terapia Intensiva Neonatal acabam prejudicando o tônus flexor próprio do recém-nascido, sendo que a utilização da rede como método humanizado proporciona uma melhora na reorganização tônica e comportamental, favorecendo o tônus flexor e alguns fatores prejudicados pela prematuridade, como as reações de equilíbrio, de proteção e integração sensorial.[19] No entanto, concernente ao choro apresentado pelos RN ao serem manipulados e à resposta de tranquilidade apresentada por eles com a prática da redeterapia, os resultados evidenciados nesse estudo corroboram com o exposto por Scochi[25] e Lima[26] ao afirmarem que, em situações diversas, como o manuseio, procedimentos dolorosos, barulho e luz, o neonato sofre a interrupção de seus ciclos de sono, apresentando consequentemente resposta de estresse e alterações fisiológicas, como, por exemplo: redução da saturação de oxigênio, aumento da frequência cardíaca e alteração da coloração da pele.[25,26] Isto posto, esta pesquisa vai ao encontro dos estudos realizados por Lino *et al.*[27] e Cavalaria[19] ao observarem o relaxamento do recém-nascido prematuro quando posicionado em redes de balanço, evidenciando melhora nas respostas comportamentais. Esses autores reiteram que o aconchego mediante a postura uterina (membros em flexão) favoreceu para a obtenção dessas respostas positivas, além de ter proporcionado estimulação sensorial adequada (estímulos visual, auditivo e tátil) por meio do balanço e conforto, melhorando a frequência cardíaca e a saturação de oxigênio e contribuindo para o desenvolvimento neuropsicomotor do RN prematuro.[27] Resultado semelhante foi encontrado por Keller *et al.*,[20] em seu estudo realizado com 20 prematuros. Eles compararam a posição supina de recém-nascidos pré-termo em rede à posição prona em ninho quanto ao impacto na estabilidade autonômica, concluindo que manter recém-nascidos prematuros em decúbito dorsal em uma rede pode afetar positivamente a sua estabilidade autonômica, garantindo uma melhor autorregulação. Conclusão: O estudo permitiu compreender que o uso da redeterapia em UTIN favorece a adaptação e comportamento do recém-nascido à vida extrauterina, contribuindo com a melhora das respostas comportamentais e do quadro clínico dos mesmos. No entanto, vale destacar que a resposta do RN à redeterapia está relacionada às características individuais desses, sendo necessário que o cuidador, ao fazer a intervenção, leve em conta a singularidade de cada RN, observando sua aceitação e adaptação por meio dos sinais fisiológicos e respostas comportamentais emitidos pelo bebê.

Apesar das afirmativas sobre as vantagens da utilização da rede de balanço, como: favorecer a posição flexora com alinhamento dos membros e da cabeça, contribuir para a organização neuromotora e cognitiva, favorecer o sistema respiratório, facilitar a alimentação, melhorar o comportamento, propiciar a interação social e auxiliar nas habilidades neuromotoras, visuais e auditivas, ganho de peso mais rápido, melhora da frequência cardíaca e respiratória, postura e desenvolvimento motor, desenvolvimento neurossensorial, assim como redução do estresse, promoção de conforto, redução do risco de escara e diminuição do desconforto causado nos familiares pelos aparelhos da UTI Neonatal, que implica no fortalecimento do vínculo entre mãe e bebê.

Deve-se refletir muito sobre estas questões em função de como se podem fazer tais afirmativas, visto que os instrumentos de teste e reteste ainda não apresentam sensibilidade adequada para tais afirmativas em função da diversidade dos prematuros em relação à idade gestacional, peso e estado clínico. Além de que, há que se ter cuidado com as redes de *lycra* que podem impor excesso de flexão, dificultando assim a mecânica respiratória, não se pode pensar somente nos padrões extensores, mas também nos flexores.

Ofuroterapia

O ofurô, também conhecido no Brasil como "banho de ofurô" ou "ofuroterapia", é uma modalidade de hidroterapia que tem sido utilizada por fisioterapeutas no contexto hospitalar como uma conduta de humanização da assistência a RNPT (recém-natos pré-termo) estáveis.[28]

A ofuroterapia trata-se de um procedimento criado na Holanda, sua orientação baseia-se no argumento em que o banho do RN pré-termo em água aquecida pode auxiliar na diminuição do estresse, ganho de peso, tendo a temperatura como princípio para promover tais vantagens. É primordial que o banho de ofurô seja feito com a água em temperatura de 36 a 37°C, o RN sendo mergulhado lentamente no balde com a água morna, com constância de 10 a 15 minutos, entretanto irá proceder da aceitação do RN, e da transição da temperatura da água. A retirada deve ser feita com o mesmo zelo, o RN é pendente e retirado do balde e embrulhado em uma toalha. Procedimento deverá ser interrompido, caso o RN manifeste qualquer sinal de incômodo e/ou instabilidade clínica, tem como contraindicações: febre, feridas abertas, uso de acesso venoso periférico, histórico de convulsões não controladas entre outras.[29]

Efeitos da Ofuroterapia nos Aspectos Fisiológicos (SpO₂, FC, FR e Ganho de Peso)

Nos estudos de Barbosa et al.,[30] foi observado que ocorreu queda das médias da FR e da FC nos RN ($38,9 \pm 2,1$) em relação aos sem o tratamento ($47,3 \pm 7,5$) (p = 0,0033) e ($129,7 \pm 7,9$) em relação ao controle ($146,3 \pm 11,4$) (p=0,0021), nessa ordem e alta das médias da SpO₂ ($97,5 \pm 0,8$) em relação aos sem o tratamento ($94,6 \pm 2,0$) (p = 0,0002). Transcorreu também queda dos escores da escala NIPS posteriormente a hidroterapia ($0,3 \pm 0,7$) quando em comparação ao controle ($3,6 \pm 2,2$) (p = 0,0022). O parâmetro de relevância estatística foi $p < 0,05$.

Ribeiro et al.[31] analisaram a terapia aquática como ferramenta de contenção da dor em bebês hospitalizados em uma unidade privada de UTI neonatal. Depois de cada sessão de terapia aquática, foi observado que o paciente ficou mais sonolento, com beneficiamento na FC, FR e SpO₂. Ao decorrer ou após a terapia não foi notado incômodo ou irritabilidade do RN. A execução da escala de dor NIPS apontava escore médio de 4 (quatro) anteriormente à terapia, ocorrendo a diminuição para o escore medial de 1 (um) após a terapia aquática.

Silva et al.[32] avaliaram os resultados da hidroterapia no balde se baseando na fisiologia do RN e aumento de peso em RN prematuros nos hospitais. O estudo envolveu 30 recém-nascidos prematuros estáveis com ($32,1 \pm 2,4$) semanas de gestação, com pelo menos 1.500 kg de peso corporal com aumento progressivo nos recentes dias. A hidroterapia foi aplicada em duas sessões em dias alternados, exercida com o neonato em um balde com água aquecida, até as clavículas, durando 10 minutos. As análises foram efetuadas três vezes por sessão: pré-intervenção (15 minutos antes da hidroterapia), pós-intervenção (imediatamente após) e sucessão (30 minutos após). As avaliações comparativas foram feitas fundamentando os aspectos: frequência cardíaca (FC), frequência respiratória (FR), saturação periférica de oxigênio (SpO₂) e peso corporal (PC). Foi observado ganho de peso dos recém-nascidos de ($1.983 \pm 55,70$) para ($2.044 \pm 57,44$) gramas ($p < 0,001$). Em relação aos outros parâmetros não houve significância estatística.

Rambo et al.[33] verificaram as variáveis de SpO₂, FC e FR e obtiveram resultados parecidos de melhoras destas variáveis, houve melhora da saturação, devido ao RN estar mais calmo, após a fisioterapia aquática, houve restabelecimento no estado comportamental, causando sonolência, conforto e procedente o reparo dos parâmetros de SpO₂. Entretanto o estudo de Silva et al.,[32] e de Lemos et al.[34] diverge destes autores, pois não encontraram influência significativa nesses parâmetros, porém, é uma ferramenta segura para os recém-nascidos prematuros estáveis em unidade neonatal, não ocasionando desequilíbrio nos padrões essenciais pertinentes, como a FC, FR e SpO₂.

Efeitos da Ofuroterapia no Aspecto de Redução da Dor

Em relação à avaliação da dor a maioria dos pesquisadores utiliza a escala NIPS (Neonatal Infant Pain Scale) que facilita na comparação dos estudos. Entretanto, Rambo et al.[33] utilizaram a escala PIPP (Premature Infant Pain Profile), e Lemos et al.[34] além da escala NIPS, também utilizaram a escala NFCS (Neonatal Facial *Coding System*). Abaixo a comparação

Tabela 8-1. Comparação das escalas NIPS, PIPP e NFCS

Escala	Idade	Itens fisiológicos	Itens comportamentais	Tipo de dor	PT	Δ
PIPP	28-40 s	FC, SpO$_2$	Alerta e face	Aguda e PO	S	0-21
NIPS	28-38 s	Respiração	Alerta, choro, face e movimento	Aguda	N	0-7
NFCS	25-40 s	–	Face	Aguda	N	0-10

Fonte: "A linguagem da dor no recém-nascido" (Tabela 1: Escalas mais utilizadas na avaliação da dor no período neonatal, página 5).[35]
NIPS = Neonatal Infant Pain Scale; PIPP = Premature Infant Pain Profile; NFCS = Neonatal Facial Coding System; Idade = idade em que a escala é aplicada, definida em semanas (s) para idade gestacional; FC = frequência cardíaca; SpO2 = saturação periférica de oxigênio; PT = presença (S) ou ausência (N) de ajuste da escala para a prematuridade; Δ = variação de pontuação de cada escala.

das duas escalas citadas, feita na pesquisa de Balda e Guinsburg, no Documento Científico do Departamento de Neonatologia da Sociedade Brasileira de Pediatria "A linguagem da dor no recém- nascido"[35] (Tabela 8-1).

Apesar dos estudos de Barbosa *et al.*;[30] Ribeiro *et al.*; Lemos *et al.*;[34] Rambo *et al.*[33] e Silva *et al.*,[32] apresentados aqui, na verdade pouco conclusivos sobre os efeitos fisiológicos sobre os recém-nascidos não há consenso sobre os benefícios. Contudo, de acordo com as questões estudadas, pôde-se concluir que no quesito redução de dor a maioria dos autores concordou entre si que há diminuição dos sinais da dor.

De acordo com os poucos resultados encontrados, pode-se refletir que a ofuroterapia mostrou-se ser um método humanizado, entretanto faltam dados para que se possa afirmar ser eficaz e segura, contudo parece promover conforto ao RN, melhorando alguns de seus parâmetros com a diminuição do estresse e do relaxamento muscular promovido pela temperatura e dos efeitos físicos que a imersão na água aquecida promove.

Humanização em Unidade de Terapia Intensiva Neonatal

A humanização representa um conjunto de iniciativas que visa à produção de cuidados em saúde capaz de conciliar a melhor tecnologia disponível com promoção de acolhimento e respeito ético e cultural ao paciente e à família, de espaços de trabalho favoráveis ao bom exercício técnico e visa, também, à satisfação dos profissionais de saúde e usuários.[36]

A humanização do cuidado neonatal preconiza várias ações propostas pelo Ministério da Saúde, baseando-se nas adaptações ao Método Canguru para recém-nascidos de baixo peso. Estas são voltadas para o respeito às individualidades, à garantia de tecnologia que permita a segurança do recém-nato e o acolhimento ao bebê e sua família, com ênfase no cuidado voltado para o desenvolvimento e psiquismo, buscando facilitar o vínculo mãe--bebê durante a sua permanência no hospital e após a alta.[37]

Separar uma mãe de seu bebê antes que ela esteja pronta para compartilhá-lo com outras pessoas pode diluir seu sentimento de competência e importância para com o bebê. Na intenção de diminuir os efeitos desta separação, têm surgido programas e métodos que buscam garantir à mãe e à criança a oportunidade de estarem juntas após o parto ou em outras hospitalizações para que o desenvolvimento do apego não seja prejudicado. Entre os programas, pode-se citar o do alojamento conjunto, que visa garantir à mãe o direito de permanecer com o filho durante sua hospitalização; o do aleitamento materno que fortalece o vínculo mãe/RN e garante um melhor desenvolvimento físico para a criança e o método mãe-canguru, definido pelo Ministério da Saúde (1999) como um "tipo de assistência neonatal" que implica em contato pele a pele precoce, entre a mãe e o RN, de forma crescente e pelo tempo que ambos entenderem ser prazeroso e suficiente, permitindo desta forma uma participação maior dos pais no cuidado ao seu RN.[38]

A humanização da assistência na UTIN deve-se pautar no cuidado singular, na integralidade e no respeito à vida. É dependente do encontro envolvendo o cuidador e o ser cuidado. Está relacionada a atitudes de dar atenção, ter responsabilidade, cuidar bem, respeitando as particularidades de cada um, e principalmente promovendo uma assistência integral ao bebê e à família.[39]

Apesar do grande esforço que os profissionais possam estar realizando no sentido de humanizar o cuidado em UTIN, esta é uma tarefa difícil, pois demanda atitudes às vezes individuais contra todo um sistema tecnológico dominante. E, muitas vezes, a própria dinâmica do trabalho em uma UTI não possibilita momentos de reflexão acerca do seu processo de trabalho.[40]

A presença efetiva da equipe com escuta sensível é tão importante quanto o procedimento técnico, uma vez que nem sempre os conhecimentos técnicos funcionem tão bem diante das situações de estresse. Somente vendo, escutando e sentindo o recém-nascido e sua família como um todo, estaremos atendendo e compreendendo a essência do cuidar humano.[40]

É diante desta nova realidade que vários profissionais, incluindo o fisioterapeuta, consideram importante destacar os benefícios do atendimento humanizado para o desenvolvimento dos recém-nascidos. A fisioterapia em Unidades de Terapia Intensiva Neonatal pode ser considerada nova modalidade terapêutica, a qual proporciona aos RN uma estabilidade da frequência respiratória e cardíaca, da pressão arterial e da saturação de oxigênio, além de potencializar a interação da criança com o ambiente através de estímulos visuais, auditivos e táteis, levando à obtenção de respostas próximas ao padrão de normalidade e à inibição da aprendizagem de movimentos e posturas anormais.[41]

O fisioterapeuta, assim como os demais profissionais neonatais, deve procurar pautar seu atendimento na integralidade e no respeito à vida. O encontro envolvendo o cuidador e o ser cuidado deve ter como fio condutor a escuta sensível para a construção de uma prática do cuidar que seja capaz de conciliar a melhor tecnologia disponível com a promoção de acolhimento e vínculo, beneficiando ainda mais os recém-nascidos de alto risco.[42]

A humanização no setor de saúde vai além da competência técnico-científica, incluindo também o desenvolvimento das relações interpessoais que precisam estar pautadas no respeito à vida, na solidariedade e na sensibilidade de percepção das necessidades singulares dos sujeitos envolvidos.[43]

Ferraz & Chaves[44] já afirmavam que humanizar é acolher a necessidade de resgate e articulação de aspectos indissociáveis: o sentimento e o conhecimento. Portanto, é necessário investir na formação e sensibilização dos profissionais de saúde das UTINs, promovendo não somente a capacitação técnica, mas também sensibilizando-os para que planejem a assistência pautada nos fundamentos da humanização e da integralidade do cuidado, a fim de proporcionar ao bebê e à sua família um ambiente tranquilo e acolhedor, apesar da situação de hospitalização vivenciada.[40]

A humanização da assistência na UTIN deve-se pautar no cuidado singular, na integridade e no respeito à vida. É dependente do encontro envolvendo cuidador e o ser cuidado. A construção da integralidade não deve ser transformada em um conceito, mas sim em uma prática do cuidado que trata da valorização da vida, do respeito ao outro e das diferenças entre os seres humanos.[45]

A descrição feita anteriormente dos tipos de intervenções neonatais aplicadas na fase de cuidados intensivos tem como propósito elucidar que não existe coerência entre o modelo de intervenção e o processo neurofisiológico da aprendizagem motora ou neurocomportamental.

Sobre esses tipos de estimulação, surgiram preocupações as mais diversas quanto ao excesso de estímulos, se em vez de ajudarem não prejudicariam o neonato através do estresse produzido no bebê. O manuseio excessivo tem sido mostrado como desencadeador e exacerbador da instabilidade do sistema nervoso autônomo, e pode estar à hipóxia, apneia e com a bradicardia no neonato prematuro.[46] Gorski *et al.*[47] acreditam que a intervenção aplicada no neonato tem que ser individualizada, funcional, modificável e sensível ao estado do neurodesenvolvimento autônomo do pré-termo.

Als *et al.*[48] propuseram a incorporação do cuidado individualizado, como sugestão para que fosse reduzida a excessiva claridade (luzes) do ambiente, barulhos, o trânsito das pessoas dentro da unidade, e, também, aconselhando a minimização do emprego dos manuseios.

Vários programas de intervenção após a alta hospitalar foram propostos. Barrera *et al.*[49] realizaram um estudo dividindo a amostra em três grupos: 1º foco – *o bebê* – a intervenção teve como objetivo a estimulação do ganho do desenvolvimento das habilidades; 2º foco – *a família* – a intervenção era feita com o grupo familiar, com o objetivo de melhorar a qualidade da interação da família com o bebê; e 3º foco – *o grupo-controle* – sem intervenção. Os resultados indicaram que os dois grupos que receberam a intervenção apresentaram algumas mudanças efetivas nos aspectos relativos ao meio, e, com menos significância, melhora do desenvolvimento cognitivo.

A intervenção voltada para as crianças portadoras de distúrbios neurológicos estabelecidos tinha o propósito de aprimorar o desenvolvimento cognitivo. Este não pôde ser concluído devido à grande quantidade de problemas associados que envolvem a criança e a estrutura da família, mas, mesmo assim, os autores foram favoráveis à intervenção precoce. Os pesquisadores, nesse estudo, priorizaram as intervenções voltadas para a questão do desenvolvimento cognitivo.

Girolami e Campbell[50] propuseram-se a avaliar a eficácia do tratamento neuroevolutivo através da aplicação de um protocolo designado para melhorar o controle motor em bebês que nasceram prematuramente e com alto risco para desenvolver disfunções neuromotoras. O tratamento pelo conceito neuroevolutivo (Bobath) com base na intervenção realizada foi eficiente para o ganho do controle postural, mas não foi suficiente para modificar o tônus anormal, a condição motora comportamental, reflexos patológicos ou regulação autônoma. Estes sinais persistiram.

Meyerhof[51] preconiza a abordagem sincronoativa do desenvolvimento descrita por Als[48] para a manipulação de rotina (intervenções nas atividades da vida diária) na intervenção direta com o pré-termo através de posicionamentos, estimulação oral e alimentação, estimulação visual e/ou auditiva, estimulação tátil-cinestésica, estimulação multimodal e social, com a participação dos pais na intervenção. Lembra que o ganho de peso é muito importante para o pré-termo de baixo peso, e que o excesso de manipulação inadequada e o choro excessivo são fatores de perda de peso do pré-termo.

O modelo sincronoativo é dividido didaticamente em cinco sistemas, que permitem a observação e a identificação de onde se encontra o limiar do bebê em relação ao estresse, ao aumento da capacidade de autorregulação e de autodiferenciação entre os sistemas: o sistema autônomo é observado pela respiração, pela cor da pele, pelos sinais viscerais, regurgitação e soluços; o sistema motor é observado pela postura, pelo tônus muscular e pelos movimentos espontâneos; o sistema de organização dos estados é observado pela modificação dos estados comportamentais, desde o estado de sono profundo, passando para o estado de alerta.

A organização dos estados da consciência é manifestada pela definição clara de cada um. O sistema de atenção e interação é observável pela capacidade que o bebê tem de permanecer no estado de alerta, usando este estado para apreender, através da percepção primária inconsciente, informações cognitivas, sociais e emocionais do meio em que vive. Por sua vez, o sistema regulador é observável pelas estratégias que o neonato utiliza para manter uma integração equilibrada dos subsistemas.[51]

Com base nas pesquisas de Brazelton[52] e outros, Meyerhof[51] reafirma que o neonato de termo e pré-termo tem geralmente sua melhor *performance* e interação com o meio quando está no estado de alerta descrito por Brazelton. Este inclui estados comportamentais (dois de sono e quatro de vigília) que estão associados à capacidade que o neonato a termo possui de controlar o nível de estimulação. Meyerhof preconiza que seja feita, durante a intervenção, a observação dos estados comportamentais, assim como uso da monitorização pela abordagem sincronoativa.

Adamson-Macedo[53] propôs a intervenção no contexto da neuropsicologia neonatal, que é voltada para os processos psicológicos e neurocomportamentais na saúde do neonato pré-termo durante seus primeiros 28 dias de vida, através da terapia "TIC-TAC", realizada por toques suaves.

Gonçalves & Silva,[54] num estudo piloto, aplicaram um programa de exercícios sensório-motores essenciais, programa de Intervenção Sensório-motora Essencial (ISME) numa população de 69 pré-termos de risco, portadores de sinais neurológicos, imediatamente, desde a UTI neonatal. O programa foi realizado duas vezes por semana, a sessão terapêutica com duração de 30 minutos, num período de 14 meses. Obtendo resultados altamente significativos, 66 pré-termos (95,4%) apresentaram marcha espontânea com padrões de postura e movimento normais, com instalação das reações de reajuste automático (proteção, retificação e equilíbrio), dentro da normalidade quando comparados à escala de desenvolvimento de Denver II, e somente 3 pré-termos (4,6%) não adquiriram o desenvolvimento motor.

Esse programa teve como construto lógico a maturação dos sistemas nos períodos sensitivos (ou propícios). Banich[55] ressalta que as intervenções aplicadas dentro dos períodos sensitivos obterão melhores resultados devido a o organismo neuromotor estar predisposto àquele tipo de estímulo, graças à plasticidade neuronal. O programa também teve como base a sequência da instalação das etapas neuroevolutivas propostas no Conceito Bobath, e seguiu esta filosofia de tratamento, associada à abordagem psicomotora.

Quanto aos programas de intervenção motora voltados para as disfunções neurocomportamentais, não foram encontrados programas que apresentem resultados significativos, com exceção do programa ISME, os outros remetem a discussão visto que não apresentam pressupostos teóricos com base na maturação neuropsicomotora dentro dos períodos propícios.

REFERÊNCIAS BIBLIOGRÁFICAS

1. White J, Labarba RC. The effects of tactile and kinesthetic stimulation on neonatal development in the premature infant. Developmental Psychobiol. 1976;9(6):569-77.
2. Caputo D, Mandell W. Consequences of low birth weight. Developmental Psychology 1970;3:363-83.

3. Cohen SE, Beckwith L. Preterm infant interation with the caregiver in the first year of life and competence at age twin. Child Development 1979;50:767-76.
4. Knobloch H, Pasamanick B. Gesell e Amatruda – Diagnóstico do desenvolvimento: avaliação e tratamento do desenvolvimento neuropsicológico do lactente e na criança pequena — o normal e o patológico. Rio de Janeiro/São Paulo: Atheneu; 1990.
5. Crawford JW. Mother-infant interaction in premature and full-term infants. Child Developmental. 1982;53:957-62.
6. Crnic KA, Ragozin AS, Greenberg MT, Robinson NM, Basham RB. Social interaction and developmental competence of preterm and full-term infants during the first year of life. Child Developmetal. 1983;54(5):1199-210.
7. Clark GN, Seifer R. Facilitating mothers-infants communication: a treatment model for high-risk and developmentally-delayed infants. Infant Mental Health Journal. 1983;4(2):67-82.
8. Rocissano L, Yatehmink Y. Language skill and patterns in prematurely born toddlers. Child Development. 1983;54:1229-41.
9. Klein N, Hack M, Gallagher J, Fanaroff AA. Preschool of Children with Normal Intelligence Who Were Very Low-Birth-Weight Infants. American Academy of Pediatrics. 1985;75(3):531-7.
10. Mayes LC. Investigations of Learning Processes in Infants. Seminars in Perinatology. 1989;13(6):437-449.
11. Teti DM, Gelfand DM. Behavioral Competence among Mothers of Infants in the First Year: The Mediational Role of Maternal Self-Efficacy. Child developmental. 1991;62:918-29.
12. Achenbach TM, Howell CT, Aoki MF, Rauh VA. Nine-year outcome of the Vermont intervention program for low birth weight infants. Pediatrics. 1993 Jan;91(1):45-55.
13. Bennett FC, Guralnick MJ. Development and behavior: the very young child: effectiveness of developmental intervention in the first five years of life. Pediatr Clin North Am. 1991;38(6):1513-28.
14. Kuhn CM, Schanberg SM, Field T, Symanski R, Zimmerman E, Scafidi F, et al. Tactile-Kinesthesic stimulation effects on sympathetic and adrenocortical function in preterm infants. Pediatrics. 1991;139:734-40.
15. Chaze BA. Sensory stimulation in the NICU. Am J Nursing. 1984;84:68-71.
16. Cruvinel FG, Pauletti CM. Formas de atendimento humanizado ao recém-nascido pré-termo ou de baixo peso na unidade de terapia intensiva neonatal: uma revisão. Cad Pós-Grad Dist Desenv. 2009;9(1):102-25.
17. Ministério da Saúde. Atenção Humanizada ao Recém-Nascido de Baixo Peso - Método Canguru - Manual Técnico. 2a ed. Brasília: Editora do Ministério da Saúde, 2013. Disponível em: https://bvsms.saude.gov.br/bvs/publicacoes/atencao_humanizada_recem_nascido_canguru.pdf
18. Pereira LP, Góes FSN, Fonseca LM, Scochi CG, Castral TC, Leite AM. A manipulação de prematuros em uma Unidade de Terapia Intensiva Neonatal. Revista da Escola de Enfermagem de USP (São Paulo). 2013;47(6):1272-8.
19. Cavalaria SVFA. Terapia Ocupacional Utilizando Redinhas no Atendimento de Recém-nascidos na UIT-Neonatal [Tese]. Lins-SP: Centro Universitário Católico Salesiano Auxilium; 2009.
20. Keller A, Arbel N, Merlob P, Davidson S. Neurobehavioral and autonomic effects of hammock positioning in infants with very low birth weight. Ped Phys Ther. 2003;15(1):3-7.
21. Costa DG, Moraes LBA, Nascimento IM. Estudo comparativo de prematuros posicionados em Hammock (Redinhas) e decúbito ventral. Interifisio, Recife, 2004. Disponível em: http://www.interifisio.com.br
22. Ziade S, Toledo M, Rebelo C. No Embalo da Rede. Minas Saúde. 2009;2(2):20-23.
23. Silva PS, Pereira AP, Matos MR, Teodoro ECM. Posicionamento no Leito e Saturação de Oxigênio em Neonatos Prematuros. Fisioter Brasil. 2010;11(5):387-91.
24. Costa KSF, Beleza LO, Souza LM, Ribeiro LM. Rede de descanso e ninho: comparação entre efeitos fisiológicos e comportamentais em prematuros. Rev Gaúcha Enferm. 2016;37(esp):e625542016.

25. Scochi CGS, Ferreira FY, Góes FSN, Fujinaga CI, Ferecini GM, Leite AM. Alimentação láctea e prevalência do aleitamento materno em prematuros durante a internação em um hospital amigo da criança de Ribeirão Preto-SP, Brasil. Ciênc Cuid Saúde. 2008;7(2):145-54.
26. Lima FET, Magalhães FJ, Rolim KMC, Cardoso MVLML, Sherlocks MSM. Comportamento desorganizado do bebê: Sistematização da assistência de enfermagem na Unidade de Terapia Intensiva Neonatal. In: Anais do 10. Simpósio Nacional de Diagnóstico de Enfermagem. 2008. [Evento online]. Trabalho 4.
27. Lino LH, Fonseca FLA, Coelho PG, Filipini R. Os benefícios da rede de balanço em incubadoras utilizadas em recém-nascidos na UTI neonatal: uma estratégia de humanização. Rev Enfermagem. 2015;18(1),Jan/Abr.
28. Organização Pan-Americana da Saúde, Organização Mundial da Saúde. Nova pesquisa destaca riscos de separar recém-nascidos de suas mães durante pandemia de COVID-19. 16/05/2021. Disponível em: https://www.paho.org/pt/noticias/16-3-2021-nova-pesquisa-destaca-riscos-separar-recem-nascidos-suas-maes-durante-pandemia.
29. Santos Cedro IM, De Souza MPG. Banho de ofurô como modalidade terapêutica para auxílio na estimulação precoce. Revista das Ciências da Saúde e Ciências aplicadas do Oeste Baiano-Higia. 2021 Jan;6(1):137-50.
30. Barbosa LPC, Carneiro EM, Weffort V. Impacto da hidroterapia em recém-nascidos hospitalizados. Fisioterapia Brasil. 2015 Jan;16(3):207 211.
31. Ribeiro LF, Xavier GN, Kairala ALR, Oliveira MS. A utilização da terapia aquática como método de redução da dor em UTI neonatal (relato de caso). In: VIII World Congress on Communication and Arts. 2015. p. 313-16.
32. Silva HA, Silva KC, Reco MON, Costa AS, Soares-Marangoni DA, Merey LSF. Efeitos fisiológicos da hidroterapia em balde em recém- nascidos prematuros. Rev Ter OcupUniv (São Paulo). 2017 Set/Dez;28(3):309- 15.
33. Rambo DC, Filippin NT, Marques CT. Efeitos da fisioterapia aquática em prematuros internados na unidade de Terapia Intensiva Neonatal. Research, Society and Development. 2021 Agosto;10(11):1.
34. Lemos GC, Almeida TVC, Pinto MM, de Medeiros AIC. Efeitos da ofuroterapia no relaxamento e ganho de peso em recém-nascidos prematuros na unidade de cuidados neonatal. Rev Pesqui Fisioter. 2020 Agosto.
35. Balda RCX, Guinsburg R. A linguagem da dor no recém-nascido. Documento Científico do Departamento de Neonatologia Sociedade Brasileira de Pediatria. 2018.
36. Puccini PT, Cecílio LCO. A humanização dos serviços e o direito à saúde. Cad Saúde Pública. 2004;20(5):1342-53.
37. Sociedade Brasileira de Pediatria. Os 10 passos para a atenção hospitalar humanizada à criança e ao adolescente. SBP, Rio de Janeiro, 2003.
38. Oliveira BRG, Collet N, Vieira CS. A humanização na assistência à saúde. Rev Latino-Am Enfermagem. 2006;14(2):277-84.
39. Neto ETS, Alves KCG, Zorzal M, Lima RCD. Políticas de saúde materna no Brasil: os nexos com indicadores de saúde materno-infantil. Saúde Soc São Paulo. 2008;17(2):107-19.
40. Reichert APS, Lins RNP, Collet N. Humanização do Cuidado da UTI Neonatal. Rev Eletr Enfer. 2007;9(1):200-13.
41. Selestrin CC, Oliveira AG, Ferreira C, Siqueira AAF, Abreu LC, Murad N. Avaliação dos parâmetros fisiológicos em recém-nascidos pré-termo em ventilação mecânica após procedimentos de fisioterapia neonatal. Rev Bras Crescimento Desenvolv Hum. 2007;17(1):146-55.
42. Araújo AD, Santos JO, Pereira LV, Lemos RCA. Trabalho no centro de terapia intensiva: perspectivas da equipe de enfermagem. Rev Min Enf. 2005;9(1):20-8.
43. Deslandes SF. Análise do discurso oficial sobre a humanização da assistência hospitalar. Ciência & Saúde Coletiva. 2004;9(1):7-14.
44. Ferraz MA, Chaves RL. Bebês prematuros: aspectos emocionais. Pediatria Moderna. 1996;30(7):784-90.

45. Casate JC, Correa AK. Humanização do atendimento em saúde: conhecimento veiculado na literatura brasileira de enfermagem. Rev Latino-Am Enfermagem. 2005;13(1);105-11.
46. Long J, Philip A, Lucey J. Excessive handling as a cause of hypoxemia. Pediatrics. 1980;65:203-8.
47. Gorski PA, Hole WT, Leonard CH, Martin JA. Direct computer recording of premature infants and nursery care: distress following two interventions. Pediatrics. 1983;72(2):198-202.
48. Als H, Lawhon G, Brown E, Gibes R, Duffy FH, McAnulty G, et al. Individualized behavioral and environmental care for the very low birth weight preterm infant at high risk for bronchopulmonary dysplasia: neonatal intensive care unit and developmental outcome. Pediatrics. 1986 Dec;78(6):1123-32.
49. Barrera M, Rosenbaum P, Cunnigham C. Early home intervention with low-birth-weigth infants and their parents. Child Developmental. 1986;57:20-7.
50. Girolami G, Campbell S. Efficacy of a neurodevelopmental treatment program to improve motor control in infants born prematurely. Pediatr Phys Ther. 1994;6:175-84.
51. Meyerhof PG. O neonato de risco: proposta de intervenção no ambiente e no desenvolvimento. Fisio, fono e terapia ocupacional em pediatria. Monografias Médicas, série "Pediatria". 2. ed. São Paulo: Sarvier, 1997. v. 32.
52. Braselton TB. Neonatal Behavioral Assessment Scale. Clinics in Developmental Medicine. Philadelphia: JB Lippincott, 1984.
53. Adamason-Macedo EN. Neuropsicologia do bebê pré-termo: diagnóstico, novas terapêuticas e novos paradigmas. XV Congresso de Neurologia e Psiquiatria Infantil — Diagnósticos Novas Terapêuticas e Novos Paradigmas. Rio de Janeiro, ABENEPI, 1999.
54. Gonçalves Céu MP, Silva VF. A influência da intervenção sensório-motora essencial no desenvolvimento motor em bebês prematuros portadores de disfunções neuromotoras. XKXXIV Simpósio Internacional de Ciência do Esporte, Vida Ativa para o Novo Milênio, São Paulo, 2001.
55. Banich MT. Neuropsychology: the neural bases of mental function. New York: Houghton Mifflin, 1997.

BIBLIOGRAFIA COMPLEMENTAR

Andrade CRF. Fonoaudiologia em Berçário Normal e de Risco: Atualidades em Fonoaudiologia. São Paulo: Lovise; 1996.
Blackburn ST. Assessment of risk: perinatal, family and environmental perspectives. Phys Occup Ther Pediatr. 1986;6:105-20.
Camillo DF, Albuquerque JP, Pece CAZ. Avaliação da eficácia da incubadora, da distância e do uso de tecido na redução do ruído gerado pelos alarmes dos equipamentos em uma UTI neonatal. In: XXIV Congresso Brasileiro de Engenharia Biomédica – CBEB 2014. Universidade Tecnológica Federal do Paraná; 2014. p. 224-7.
Conselho Federal de Fisioterapia e Terapia Ocupacional. Método Canguru: terapia ocupacional na humanização do atendimento neonatal. Fisioterapeutas e Terapeutas Ocupacionais no PSF. 2002 Set.;(16):17-21.
Ferreira L, Viera CS. A influência do método mãe-canguru na recuperação do recém-nascido em Unidade de Terapia Intensiva Neonatal: uma revisão de literatura. Acta Scientiarum Health Sciences. 2003;25(1):41-50.
Gomes NRR, Monteiro RCS. As implicações do uso da "redinha" por bebês prematuros: uma revisão de literatura. Rev Ciênc Saúde (São Luís). 2014 jul-dez;16(2):94-7.
Gonçalves RL, Carvalho MGS, Sanchez FF, Meneghini MEF, Machado Junior J, Padilha VA, et al. Hidroterapia com ofurô como modalidade de fisioterapia no contexto hospitalar humanizado em neonatologia. Vol. 1, Ciclo 6. PROFISIO; 11/04/2017. p. 59-90.
Gusman S, Meyerhof PG. Intervenção Precoce em Prematuros e Neonatos de Alto Risco, Neonatologia Clínica e Cirúrgica. Rio de Janeiro: Atheneu; 1986.
Klaus MH, Klaus PH. O Surpreendente Recém-nascido. Porto Alegre: Artmed; 1989.
Ministério de Saúde, Secretaria de Políticas de Saúde. Área Técnica Saúde da Mulher. Programa de humanização no pré-natal e nascimento. Rev Bras Saúde Mater Infant. 2002;2(1):69-71.

Ministério da Saúde. Atenção à Saúde do Recém-Nascido. Guia para os Profissionais de Saúde. 2014. 2. ed. atualizada. Disponível em: https://bvsms.saude.gov.br/bvs/publicacoes/atencao_saude_recem_nascido_v1.pdf

Ministério da Saúde. Politica Nacional de Humanização PNH. Humaniza SUS. 2013. Disponível em: https://bvsms.saude.gov.br/bvs/publicacoes/politica_nacional_humanizacao_pnh_folheto.pdf

Rambo DC, Filippin NT. Efeitos da fisioterapia aquática em prematuros internados na unidade de terapia intensiva neonatal. In: 6º Congresso Internacional em Saúde, 2018. p. 1-10.

Carvalho LS, Pereira CMC. As reações psicológicas dos pais frente à hospitalização do bebê prematuro na UTI neonatal. Rev SBPH. 2017 Jul/Dez;20(2):101-22.

Silva Maia FE. A fisioterapia nas unidades de terapia intensiva neonatal. Rev Fac Ciênc Méd Sorocaba. 2015 Jun;18(1):64-5.

Tecklin JS, Sheahan MS, Brockway NF. A Criança de alto risco. In: Tecklin JS. Fisioterapia Pediátrica. 3. ed. Porto Alegre: Artmed; 2002.

CAPÍTULO 9

PROGRAMA ISME: INTERVENÇÃO SENSÓRIO-MOTORA ESSENCIAL

O programa ISME é um instrumento de intervenção fisioterapêutica elaborado pela autora deste livro entre os anos de 1995 a 2000. O programa ISME propõe uma série de exercícios facilitatórios para a aquisição das etapas do desenvolvimento sensório-motor, do período do nascimento à aquisição da marcha espontânea independente, com alinhamento biomecânico e ajuste postural automático. Este programa pode ser aplicado no recém--nato a partir da 32ª semana de idade gestacional, porque, nesse período, o bebê está em pleno processo de mielinização das vias espinocerebelares e espinotalâmicas; entretanto, nessa fase, o RNPT (recém-nascido pré-termo) nem sempre está clinicamente estável, o que torna a entrada da fisioterapia motora contraindicada. O programa ISME só deve ser aplicado quando o RN estiver clinicamente estável.[1]

PRESSUPOSTOS DO PROGRAMA ISME

Este programa tem como base em seu constructo as teorias de controle motor e de aprendizagem motora, os princípios básicos do Conceito Bobath e da osteopatia, com abordagem psicomotora, onde a MOTIVAÇÃO e a INTERAÇÃO têm que estar presentes durante todo o momento terapêutico e têm como principais objetivos:

- Facilitar a entrada do controle motor.
- Facilitar a entrada das reações automáticas, inibindo simultaneamente os padrões motores patológicos.
- Promover a entrada da aquisição das etapas neuroevolutivas e a instalação dos marcos motores, com a integração dos reflexos primitivos com inibição simultânea dos reflexos tônicos patológicos dentro do período propício.
- Promover a formação e a experimentação de novos programas motores normais resultantes da criação das novas redes neuronais, possibilitadas pela neuroplasticidade, através dos mecanismos de brotamentos: colateral e regenerativo.
- Promover um tônus adequado para a aquisição das etapas do desenvolvimento motor e aperfeiçoar a função respiratória na fase neonatal.

O programa ISME preconiza intervenção imediata. Por quê? Com base nos conceitos da neuroplasticidade, torna-se imprescindível entrar com a estimulação de novos programas motores antes que o bebê experimente e consolide o aprendizado dos padrões motores patológicos que serão impostos pela lesão cerebral, uma vez que a injúria cerebral promova a formação indevida de programas motores, e a repetição desses padrões de movimento promove o aprendizado dos mesmos, que são armazenados no sistema de memórias de procedimento, automatizando-se e tornando-se um hábito.[2-6] O programe ISME é realizado por manuseios que são norteados pelas teorias de controle motor, abrangendo os conceitos de Sherrington, Jackson, Magnus, Bernstein, Gibson, Gesell e Berta Bobath.

Sherrington[7] preconizou que a atividade reflexa constrói o comportamento motor complexo. Ele acreditava que os reflexos funcionam em conjunto e em sequência, para atingir um objetivo final. Concluiu que, no sistema intacto, a reação de várias partes do sistema, ou reflexos simples, é combinada em ações maiores para constituírem o comportamento do indivíduo como um todo. Com base nestes conceitos, o programa ISME respeita e facilita a entrada das reações de alinhamento, desde o nascimento até a manifestação completa do mecanismo de ajuste automático.

Jackson e Magnus, *apud* Shumway-Cook e Woollacott (2003),[8] argumentaram que o cérebro apresenta níveis de integração motora, que assumem o controle organizacional, e esse controle é exercido no sentido cefalocaudal, sentido inverso ao do processo de mielinização das vias nervosas. Os níveis superiores exercem controle sobre os níveis inferiores. A junção destes dois conceitos sugere que o controle motor emerge de reflexos e reações integrados em níveis hierarquicamente organizados no SNC.

Com base nos estudos de Sherrington e Jackson, Gesell[9] propôs a teoria neuromaturacional do desenvolvimento, em que atribuiu a aquisição das etapas do desenvolvimento motor ao aumento da corticalidade do SNC, como resultado da emergência de níveis superiores de controle sobre os reflexos de nível inferior. Estes conceitos foram aprimorados ao longo dos anos, através da vivência clínica do autor junto a crianças de 0 a 5 anos de idade, o que possibilitou a criação do manual de diagnóstico do desenvolvimento.[10]

Com base nesses conceitos, o programa ISME preconiza a intervenção imediata, porque, através da periferia, os canais proprioceptivos podem influenciar os altos centros, de acordo com a Lei de Shunting, estabelecida por Magnus, em 1924, *apud* Berta Bobath (1985).[11] Então, se o cérebro for estimulado e ativado no período propício para desempenhar a motricidade inerente a cada etapa motora, e ao início da instalação do controle motor correlacionado às várias fases da idade do bebê, no período em que as vias neuromotoras estão em pleno processo de maturação, a probabilidade de se influenciar o SNC e proporcionar a formação de novos programas motores e engramas sensoriais, antes da experimentação dos padrões patológicos, corrobora para o aprendizado das etapas motoras dentro de padrões de movimentos normais.

Bernstein[12] preconizou a Teoria dos Sistemas, segundo a qual a integração e interação dos sistemas sensoriais são indispensáveis para o controle motor. Reconhece ser impossível compreender o controle neural do movimento sem o conhecimento das características do sistema que está se movimentando e das forças externas e internas que agem sobre o corpo. Afirmou, ainda, que a coordenação do movimento é um processo de dominar os graus de liberdade redundantes do organismo móvel.

Gibson[13] deu início aos conceitos da Teoria Ecológica e acrescenta que o sistema motor reage na interação com o meio ambiente. Preconiza que as percepções são importantes para orientar as reações corporais. Lee[14] e Reed[15] retomaram as ideias de Gibson fazendo-lhes acréscimos, dando origem à teoria ecológica. Enfatizam que a interação do meio com o sistema motor, e vice-versa, corrobora para a aquisição do controle motor. A teoria ecológica propõe que o organismo neuromotor deve processar a ação e dar sinais do desejo de iniciar sua realização. No caso dos lactentes portadores de disfunção neuromotora, o terapeuta deve estar atento para auxiliar e intervir simultaneamente ao manifesto do desejo pela criança, na realização do mesmo.

Já Kelso e Tuller[16] trazem a Teoria da Ação Dinâmica. Esta teoria foi proposta pela observação da pessoa em movimento, numa nova perspectiva. Esta teoria é fundamentada no princípio da auto-organização e autorregulação. A teoria da ação dinâmica preconiza que um novo movimento surge por causa de uma alteração crítica em um dos sistemas. Ela foi reformulada a fim de incorporar muitos dos conceitos de Bernstien.[12] Tal modelo sugere que o movimento resulta da interação entre componentes físicos e neurais. Na visão do controle motor pela teoria dos sistemas, o movimento surge da interação do indivíduo com a tarefa e o ambiente em que a tarefa está sendo executada.

Woollacott e Cook[8] definem controle motor como sendo a capacidade que o organismo tem de regular os mecanismos essenciais para o movimento. Portanto, o movimento não é apenas o resultado de programas motores específicos do músculo, ou de reflexos estereotipados, mas sim de uma interação dinâmica entre os sistemas de percepção, cognição e ação.

Além dos conceitos básicos das teorias de controle motor, o programa ISME também está fundamentado nas teorias de aprendizagem motora. Elas explicam como ocorre a aquisição e/ou a modificação do movimento. A aprendizagem motora é descrita como uma série de processos associados à prática, ou à experiência, com um número de repetições da tarefa até que a função seja aprendida e consolidada. Isso leva a mudanças relativamente permanentes na capacidade de produzir uma ação hábil.[17]

Esta definição reflete quatro conceitos:

a) Aprendizagem é o processo mediante o qual se adquire a capacidade para uma ação hábil.
b) A aprendizagem resulta da experiência e da repetição da prática da tarefa em questão.
c) A aprendizagem não pode ser medida diretamente; em vez disso, é inferida a partir do comportamento motor.
d) A aprendizagem produz mudanças relativamente permanentes no comportamento.

A atividade que não é repetida fica no campo da memória de curto prazo, não sendo considerada aprendizagem. Só é considerada aprendizagem, quando a tarefa, através da repetição, é consolidada e armazenada no sistema de memória de longo prazo.[18] Daí a importância de, na sessão de fisioterapia, não haver uma exibição de vários manuseios diferentes, mas, sim, a escolha do manuseio adequado à idade e à função que se deseja atingir, respeitando-se a capacidade motora já adquirida pelo bebê. A atividade eleita para aquele período deverá ser repetida até que seja aprendida, e, para que isto aconteça, devem-se utilizar, sim, manuseios nas diversas posturas, que devem ser adaptados às mesmas, até que o bebê dê respostas ativas de ajuste postural.

A aprendizagem é classificada com base no tipo de conhecimento (memória) adquirido pelo aprendiz. A aprendizagem motora é resultante da associação de dois processamentos mentais: aprendizagem processual - que se refere ao aprendizado de tarefas que podem ser executadas sem atenção ou pensamento consciente, e decorrem do sistema PROPRIOCEPTIVO; e aprendizagem declarativa - que resulta da aquisição dos conceitos sobre o mundo em geral, por exemplo, saber nomear os objetos, para que eles servem, como são compostos etc. Esse tipo de conhecimento pode ser conscientemente lembrado, entretanto, exige a ativação dos processos da consciência, atenção e memória. Na aprendizagem declarativa, faz-se necessária a utilização de todos os conceitos adquiridos ao longo da vida, através do complexo sistema que compõe a COGNIÇÃO.

O programa ISME é apoiado nas três principais teorias de aprendizagem motora: Teoria de Adams,[19] Teoria de Schmidt[20] e Teoria Ecológica de Newell.[21] O terapeuta facilitador tem que conhecer claramente os três conceitos, para saber permear entre eles no momento exato da intervenção, tendo como meta principal a instalação do controle motor.

A Teoria do Circuito Fechado de Adams[19] diz respeito aos processos de repetição da tarefa em circuito fechado, para a aquisição do controle motor. No circuito fechado, o *feedback* sensorial é utilizado de forma consciente e inconsciente, para a produção contínua de movimento hábil. A teoria é apoiada em dois tipos de memória importantes no processo da aprendizagem. O traço da memória, utilizado na seleção e na iniciação do movimento, e o traço perceptivo, construído durante o período de prática, responsável pela referência interna da exatidão.

Adams propôs que, após o movimento ser iniciado pelo traço da memória, o traço perceptivo assume a execução do movimento e detecta os erros. A teoria do circuito fechado sugere que, para o retreinamento das habilidades motoras, é essencial que o paciente pratique exatamente o mesmo movimento repetidas vezes, até que ele conquiste a ação desejada; quanto mais tempo se dedica à prática do movimento da forma mais precisa possível, melhor a aprendizagem.

Os conceitos da Teoria dos Esquemas de Schmidt[20] enfatizam que a aprendizagem motora decorre da ativação e formação de novos programas motores estimulados pela exigência do meio em que está inserido.

Schmidt afirma que o indivíduo, ao executar um movimento, no mesmo instante, armazena quatro aspectos no sistema de memória do programa motor generalizado: - as condições iniciais do movimento, a posição do corpo e o peso do objeto manipulado; - os parâmetros utilizados no programa motor generalizado; - o efeito do movimento em termos de conhecimento de resultados; - e as consequências sensoriais do movimento. A aprendizagem consiste em um processo contínuo de atualização dos esquemas de reconhecimento e memória, em cada movimento executado.

Os conceitos da Teoria Ecológica foram desenvolvidos por Karl Newell[21] com base na teoria ecológica, e na teoria dos sistemas sobre o controle motor, para criar uma teoria de aprendizagem motora baseada no conceito de estratégias de busca. Nas teorias de aprendizagem motora propostas por Adams e Schmidt, a prática produz uma alteração cumulativa e contínua no comportamento do indivíduo, devido a um acúmulo gradual da força dos programas motores.

Newell sugere que a aprendizagem motora é um processo que aumenta a coordenação entre a percepção e a ação, de maneira consistente, imposta pelas restrições da tarefa e do ambiente, propondo que, durante a prática, exista uma busca de estratégias ideais para a execução da tarefa, dadas as restrições. Assim, os sistemas de percepção e ação estão incorporados ou mapeados em uma solução ideal da tarefa.[21]

A exploração do espaço de trabalho perceptivo/motor é essencial para a busca de estratégias ideais. A exploração do espaço de trabalho perceptivo requer a investigação de todas as dicas perceptivas possíveis, de modo que se identifiquem aquelas que são mais relevantes para o desempenho de uma tarefa específica. As dicas perceptivas essenciais para a maneira como uma tarefa é executada também são chamadas dicas reguladoras.[22]

Newell acredita que as variáveis perceptivas críticas são essenciais para a realização das soluções ideais da tarefa. Tais variáveis serão proveitosas no planejamento de estratégias de busca que produzem um mapeamento eficaz das informações perceptivas e de parâmetros do movimento.

Portanto, o programa ISME tem como base de seu constructo as teorias de controle e aprendizagem motora, e os conceitos da neuroplasticidade. A utilização dos conceitos da facilitação do aprendizado motor é importante principalmente quando se trata da proposta de recuperação motora de bebês que sofreram injúria cerebral.

ESTRATÉGIAS PARA A FACILITAÇÃO DO APRENDIZADO MOTOR

Sullivan e Schmitz[23] afirmam que o aprendizado motor pode ser facilitado mediante o uso de estratégias de treinamento efetivas. Diversos fatores são inerentes ao processo de aprendizado, como: motivação, prática, conhecimentos dos resultados e *feedback*.

A motivação é um fator crucial para o sucesso de qualquer programa de treinamento. O paciente precisa compreender integralmente os propósitos da tarefa em questão e deve desejar dominá-la. Quando se trata do aprendizado de bebês, temos que usar uma estratégia dentro da abordagem psicomotora onde a motivação é mantida pela interação entre o facilitador e o bebê durante a intervenção, que deve ser monitorada pela Teoria Síncrono-ativa proposta por Als.[24,25] Faz-se necessário que o facilitador tenha conhecimento do desenvolvimento global de bebê no plano: motor, sensorial, afetivo, perceptivo, emocional e das necessidades básicas em cada período maturacional. Para poder, então, antecipar-se ou estar *in-time* ao desejo do bebê.

O planejamento envolve o bebê e a família em um conjunto de orientações, as quais devem ser seguidas na íntegra, e modificadas pelo fisioterapeuta, sempre que necessário, para atingir a meta do período. A motivação contínua da família é essencial para a colaboração da mesma no processo de reabilitação dos bebês que apresentam disfunções neuromotoras. Esta deve ser promovida pelo uso efetivo do *feedback* durante o tratamento.

O equilíbrio das tarefas mais difíceis com tarefas mais fáceis permite que o bebê experimente sensações agradáveis mescladas com frustrações. Entretanto, o programa ISME preconiza que a sessão terapêutica sempre seja finalizada com manuseios que promovam sensações prazerosas. Todos os bebês devem ser alimentados após a sessão fisioterapêutica como forma de recompensa, principalmente os lactentes. Para isso, o terapeuta deve estar interagindo com o bebê, fazendo uso do monitoramento pela Teoria Síncrono-ativa, planejando e replanejando os manuseios em toda a sessão terapêutica, de modo que termine com uma observação positiva e bem-sucedida.

A prática é essencial para o aprendizado motor e para o desenvolvimento de programas motores. Sem a prática e a repetição da mesma não há aprendizado motor, e, com uma estruturação efetiva da prática, o aprendizado é reforçado e consolidado.[17] O programa ISME preconiza a utilização da prática distribuída, em função de se tratar da recuperação de padrões motores após lesão neurológica, e por esta se manifestar com alteração do tônus muscular.

A prática distribuída refere-se a uma sequência alternada de sessões de repouso e prática, em que o tempo de repouso é igual ou maior que o tempo de prática. A prática distribuída é preferível quando é pequena a capacidade do aprendiz com relação a um desempenho sustentado, quando a tarefa é complexa, prolongada, ou dispendiosa em termos de energia, ou quando a motivação é pequena.

É também preferível quando o aprendiz tem pequena capacidade de atenção, pouca concentração, ou se cansa facilmente. Visto que isto se aplica a muitos pacientes que estão vivenciando um processo de reabilitação, particularmente durante a fase inicial do aprendizado, este é um esquema de prática frequentemente usado na ciência do desporto.

A prática de habilidades motoras relacionadas, ou similares, pode melhorar o desempenho em outras habilidades desejadas. Chama-se a isto **transferência de aprendizado**. A aplicação mais frequentemente usada deste princípio é a prática das partes componentes de uma atividade motora antes da prática do todo integrado. A integração dos programas motores torna-se mais fácil pela prática que envolve sincronização apropriada de todas as sub-rotinas.

O *feedback* é crítico para o aprendizado motor, podendo ser *intrínseco*, ocorrendo como resultado natural do movimento, ou *aumentado*, propiciando pistas sensitivas adicionais ou extras. Os sinais proprioceptivos são um exemplo de um tipo de *feedback* intrínseco, e os comandos verbais são uma forma efetiva de *feedback* extrínseco, que aumenta o intrínseco. Ocorrem, por exemplo, quando se fala "– que lindo!", "– parabéns!", após uma aquisição feita pelo lactente, quando este já tem alguma compreensão de que o adulto ficou contente porque ele conseguiu fazer algo.

Durante a cinesioterapia, tanto o *feedback* intrínseco quanto o extrínseco devem ser utilizados para a promoção do aprendizado motor, não como comando verbal para a execução da tarefa, por se tratar de bebês e/ou lactentes, mas para atingir a motivação, para que ele se sinta querido, e, com isso, tente responder ao meio com a melhor resposta que ele pode dar naquele momento.

A meta da sessão fisioterapêutica é fazer com que o lactente ou a criança desempenhe os movimentos corretos, enquanto atinge os objetivos desejados. As estratégias devem variar conforme a fase específica do aprendizado e o grau de compreensão do mesmo, respeitando o período neuromaturacional.

Além desses conceitos descritos anteriormente, precisamos ter em mente a importância de promover e trabalhar com o conceito da integração sensorial adequada à idade do bebê, pois, à medida que o corpo se move no espaço, o sistema motor precisa obter informações sobre os eventos mecânicos internos, bem como sobre o ambiente. Essas informações são obtidas sobre dois mecanismos de *feedback*: os proprioceptores que fornecem informações sobre os eventos mecânicos internos, e os exteroceptores (visão e audição), que fornecem informações sobre o ambiente.

Outras informações chegam de receptores localizados nos músculos, articulações, tendões e ligamentos, indicando a posição do braço no espaço, e a relação de diferentes massas corporais entre si, como, por exemplo, a velocidade do movimento e a força de contração. Essas informações são integradas com informações visuais e auditivas para fornecer, ao nível executivo, um mapa sensorial do movimento. Os grupos de receptores não controlam isolada nem reflexamente a resposta motora local, mas, sim, agem em um conjunto, fornecendo ao SNC um mapa sensorial, ou "retrato", do movimento.[8]

Esse mapa é dinâmico, e seu formato está continuamente sendo moldado em resposta às alterações da posição, do movimento e da atividade muscular. Através do processo da integração sensorial, o cérebro organiza as informações, de modo a dar uma resposta adaptativa adequada, organizando, assim, as sensações do próprio corpo e do ambiente, de forma a ser possível o uso eficiente no mesmo ambiente.[26]

A integração sensorial é responsável pela capacidade que o indivíduo tem de perceber, aprender e organizar sensações recebidas do seu corpo e do meio, para executar atividades voluntárias e significativas. Ayres[27] afirmou que a criança recém-nascida desenvolve a capacidade de receber *inputs* sensoriais, através da experimentação das sensações, mas não é capaz de dar significado a elas. Acrescenta, ainda, que o desenvolvimento humano normal acontece sequencialmente, e que a teoria da integração sensorial é com base no entendimento da sequência do desenvolvimento humano e no entendimento das respostas adaptativas que a criança é capaz de dar em cada período etário. Quando a modulação do sistema sensorial e a capacidade de suporte funcional não estão integradas, as respostas adaptativas não atingirão um bom nível.[28]

Entretanto, deve-se refletir sobre o modelo de integração sensorial que vem sendo utilizado como instrumento de tratamento nas crianças portadoras de disfunções neuromotoras. Sem sombra de dúvida, a integração sensorial é fundamental para que o organismo neuromotor possa se organizar e autoajustar-se frente às exigências do meio. O que preocupa é a forma como esta intervenção migrou para o atendimento dos RNPT, até mesmo ainda no período neonatal dentro das unidades de terapia intensiva. Uma reflexão deve ser feita quanto aos estímulos oferecidos a esses RNPT. Será que a gestante oferece esses estímulos na mesma intensidade e na mesma variedade a que os prematuros estão sendo expostos? Será que não está havendo extrapolação quanto aos estímulos oferecidos a esses bebês prematuros?

Com base nessas preocupações, sugerimos a reflexão sobre essas condutas. O programa ISME foi desenvolvido com essas preocupações, e é composto de uma série de manuseios e facilitações, fundamentados nos conceitos da Osteopatia e no Conceito Bobath,[29] em que o alinhamento biomecânico, a normalização do tônus global e o controle motor têm que estar integrados constante e simultaneamente ao longo de toda a sessão fisioterapêutica; entretanto, fazendo com que o RNPT, ou o lactente, experimente estímulos semelhantes aos que o meio estaria oferecendo fora de um contexto terapêutico: com graduação dos estímulos, realizados com intensidade relativa aos estímulos que o bebê recebe no seu dia a dia.

O programa ISME preconiza intervenção imediata, com início desde a UTIN intermediária, e prosseguindo no alojamento materno-infantil. Nas unidades hospitalares, devem ser realizados dois atendimentos semanais, com duração máxima de 20 minutos. Deve-se manter, nos outros dias, o posturamento no leito e assistência respiratória, sempre respeitando o estado geral do recém-nato, e os estados da consciência,[30] monitorando o estado do bebê pela abordagem síncrono-ativa.[24,25] Após a alta hospitalar, o programa ambulatorial deverá ser mantido com duas sessões semanais, com duração de 30 minutos, até que o lactente faça a aquisição da marcha independente e apresente o ajuste postural automático. Caso haja necessidade, podem-se realizar três sessões semanais.

Teoria Síncrono-Ativa do Desenvolvimento

De acordo com Heidelise Als,[24,25] "o neonato fetal fora do útero está em uma situação de grande descompasso, uma vez que, deixou, de forma irreversível, o meio ambiente intrauterino com tudo que ele promove: oxigênio, nutrição, eliminação de dejetos, proteção de infecções e controle sensorial. Seu sistema nervoso foi 'projetado' para estar recebendo estímulos específicos do meio uterino." O que nos leva a refletir sobre a qualidade e quantidade de estímulos impostos ao neonato.

A teoria síncrono-ativa está debruçada nos 5 subsistemas do desenvolvimento, sendo eles: autônomo ou fisiológico; motor; organização dos estados de consciência; atenção e interação, dentro do sistema de estados e de autorregulação e equilíbrio. Em cada estágio do desenvolvimento os subsistemas estão se desenvolvendo independentemente e, ao mesmo tempo, interagindo um com o outro e com o meio em que está inserido.[24] Cada um dos subsistemas promove a retroalimentação para os outros.[24] O subsistema autônomo é o centro do funcionamento do organismo, e os canais de comunicação entre eles incluem: coloração da pele; padrões respiratórios; movimentos intestinais; vômitos e soluços; contorcimento da face, das extremidades ou do corpo. O subsistema motor é responsável pela postura, tônus muscular, movimentos espontâneos. A organização dos estados de consciência é observada na habilidade de o neonato atingir a variação do estado de dormindo para o alerta. Cada subsistema tanto pode fortalecer, quanto sobrecarregar a estabilidade dos demais, dependendo do nível de estresse. Daí a grande importância do monitoramento destes sinais durante a intervenção para que não se sobrecarregue nenhum dos sistemas, prevenindo, assim, levar o neonato ao estado de estresse, que poderá culminar com queima neuronal.

Teoria Síncrono-Ativa

Segundo esta teoria,[24,25] existe um funcionamento interligado de 5 subsistemas do desenvolvimento, são responsáveis pelas respostas do neonato na interação do seu organismo com o ambiente, e o emprego da "energia" do bebê (gasto de energia na interação com o meio):

- *Sistema autônomo:* controla respiração, percussão periférica e sinais viscerais: soluços, regurgitações e movimentos peristálticos.
- *Sistema motor:* controla a postura, tônus e movimento.
- *Sistema de organização dos estados:* relaciona-se com as mudanças dos estados de consciência do sono profundo ao estado de alerta Estabilidad**e**: tempo de permanência em cada um deles. Quanto menor a IG, menos definidos e organizados serão os estados.
- *Sistema de atenção e interação:* capacidade do bebê de permanecer no estado de alerta e apreender informações do meio, podendo solicitar e modificar estes "inputs".
- *Sistema regulador:* engloba as estratégias que o bebê utiliza para manter uma integração equilibrada, relativamente estável e relaxada dos subsistemas.
- *Sinais de estresse:* mudança de cor, cianose, pele manchada, alteração na FC, tosses, vômitos, opistótono, hiperextensão, contorcimento, irritabilidade, fadiga.

  Estados de consciência (segundo Braselton):

- *Estado 1:* sono profundo, respiração regular, sem movimentos.
- *Estado 2:* sono leve, respiração irregular, sem grandes movimentos corporais.
- *Estado 3:* sonolento, olhos abrindo e fechando.
- *Estado 4:* acordado, olhos abertos, movimentos mínimos.
- *Estado 5:* totalmente acordado, movimentos vigorosos.
- *Estado 6:* choro forte.

ALGUNS MANUSEIOS DO PROGRAMA ISME QUE PODEM SER APLICADOS NA UTIN[31] (FIG. 9-1)

É necessário monitorar para que não ocorra flexão exagerada do pescoço, pois pode diminuir a capacidade respiratória por obstrução das vias aéreas superiores, ou até mesmo tracionamento do bulbo, podendo inferir no centro regulador das funções vitais (Fig. 9-2).

A estimulação proprioceptiva dos membros inferiores deve ser feita logo após a pompagem lombossacra, com manutenção da postura da pelve em retroversão. Faz-se uma perna, a seguir a outra perna, sem perder, no entanto, o posturamento pélvico (Fig. 9-3).

A estimulação proprioceptiva nos membros superiores deve ser realizada logo após a dos membros inferiores. É necessário estabilizar a escápula, e promover o padrão fisiológico da preensão palmar. Durante este manuseio, manter a postura da pelve em retroversão (vide Figura 9- 3), postura mantida pelo rolo do leito (Fig. 9-4).

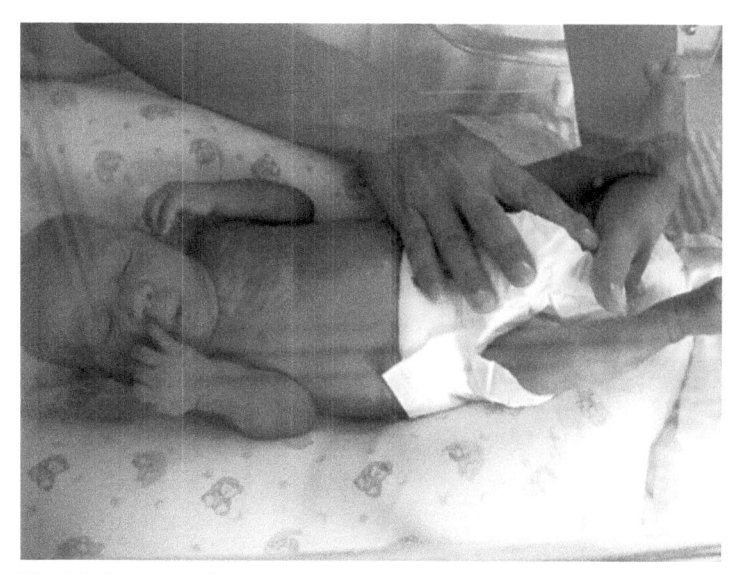

Fig. 9-1. Pompagem lombossacra.

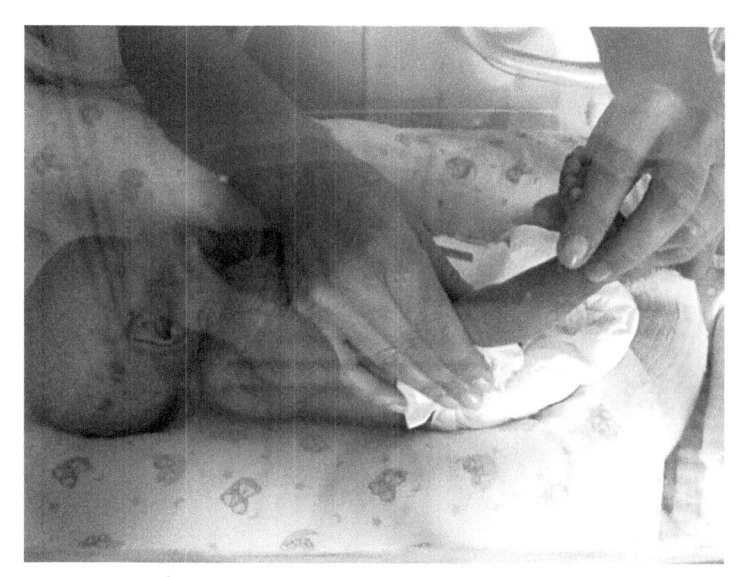

Fig. 9-2. Estimulação proprioceptiva no membro inferior.

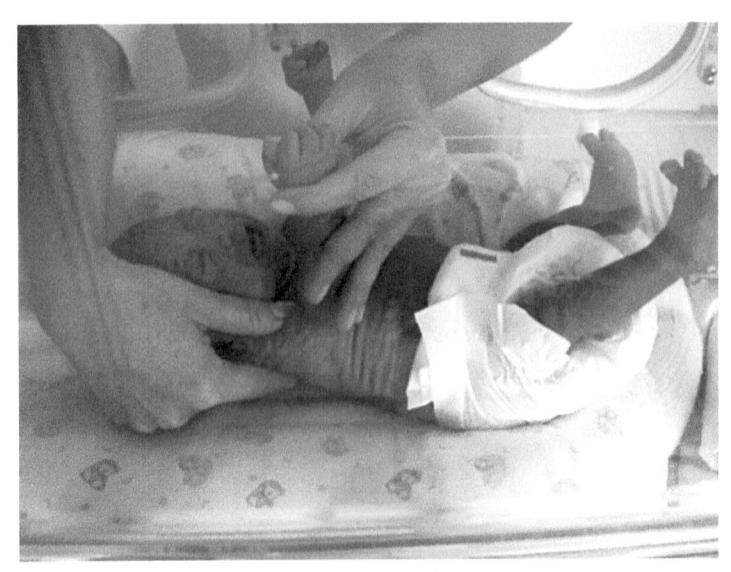

Fig. 9-3. Estimulação proprioceptiva nos membros superiores.

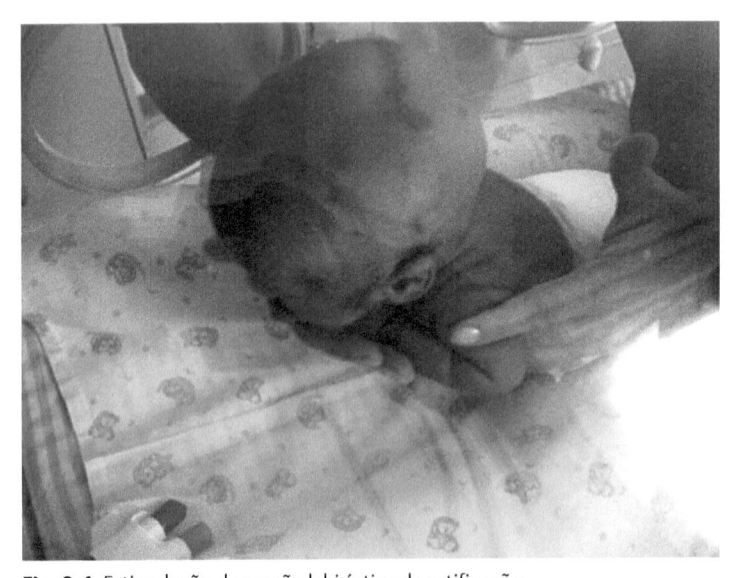

Fig. 9-4. Estimulação da reação labiríntica de retificação.

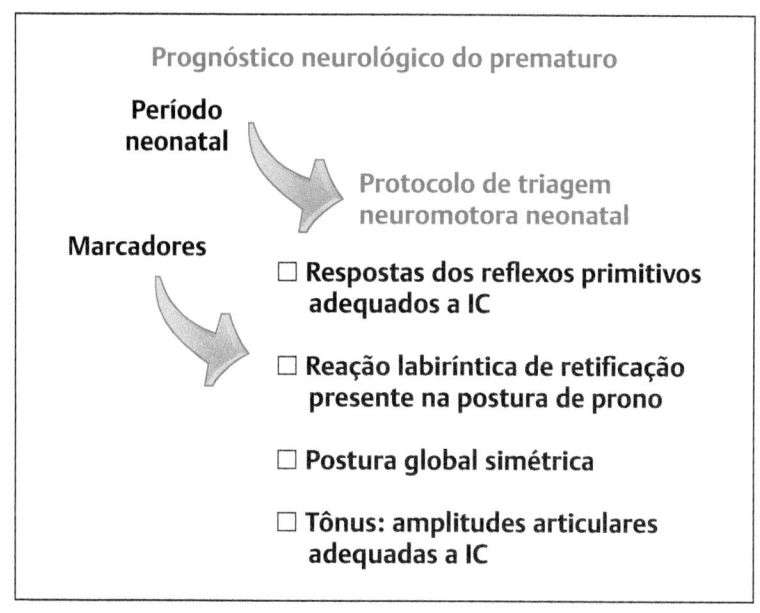

Fig. 9-5.

O programa ISME propõe finalizar o atendimento com a facilitação da entrada da reação labiríntica de retificação, na postura de prono. É necessário buscar a inclinação do plano de apoio que favoreça a resposta ativa.

Nas sessões intervencionais até os 6 meses de idade corrigida, os principais objetivos são a normalização do tônus e a entrada das reações automáticas. Após os 6 meses de idade corrigida, o atendimento deve ser realizado em conjunto com outros terapeutas, cada qual com um bebê, onde as idades devem variar de 6 a 14 meses, promovendo assim o modelo para a imitação. Nesta fase estabelece-se o processo intervencional, objetivando o ganho das etapas do desenvolvimento motor inerentes à idade corrigida do bebê. O educador exerce dois papéis fundamentais: o de facilitador do movimento propriamente dito, e o de facilitador da interação do bebê com o objeto, com o outro, e com o meio, sendo, portanto, assim, facilitador da motricidade.

Este programa de exercícios deve ser aplicado em um contexto lúdico ou prazeroso, atendendo à realização do desejo da criança, ou promovendo a sensação agradável do toque, sem, portanto, perder o objetivo terapêutico, para que possa haver a aprendizagem das etapas do desenvolvimento motor e, com este, habilitar a criança para os movimentos funcionais, de forma que a criança possa, no futuro, estar inserida nos vários contextos da sociedade (Fig. 9-5).

LEVAR AO PROTOCOLO TNN

O desenvolvimento motor normal é constituído pela aquisição das etapas neuroevolutivas que são os marcos motores (controle de cabeça, sentar, engatinhar, levantar-se e andar). Este aprendizado se processa pela formação de esquemas motores e engramas sensoriais,[2] possibilitados pela maturação do cérebro intacto; pela interação com o meio; pelo estado motivacional e pelas habilidades cognitivas.[32]

REFERÊNCIAS BIBLIOGRÁFICAS

1. Gonçalves Céu MP, Silva VF, Porto MACSC. Effects of essential sensory-motor intervention program (ISME) in the motor rehabilitation of premature newborns with neuromotor dysfunctions. FIEP Bulletin (Special Edition-Article-I). 2008;78:444-48.
2. Schimidt RA. Motor control and learning: a bebavioral emphasis. Champaign, Illinois: Human Kinetics; 1982.
3. Tafner MA. Plasticidade em redes neurais artificiais: técnica da alta representação cortical. In: I Simpósio de Pesquisa Operacional da Marinha, 1997. Anais. Rio de Janeiro: SECONCITEM, 1997.
4. Tafner MA. Redes neurais artificiais: aprendizado e plasticidade. Revista Cérebro e Mente; Universidade Estadual de Campinas. Mar/Mai, 1998.
5. Tafner MA, Xerez M, Rodrigues Filho L. Redes neurais artificiais: introdução e princípios de neurocomputação. Blumenau: EKO; 1995.
6. Tafner MA, Calegaro M, Weiss S. Transferências de funções cognitivas mediante inatividade de neurônios. 1998. Disponível em: http://www.furb.rst-sc.br/-malcon/resumo5.htm.
7. Sherrington C. The integrative action of the nervous system. New Haven: Yale University, 1947.
8. Shumway-Cook A, Woollacott MH. Controle motor: questões e teorias. In: Controle motor: teoria e aplicações práticas. São Paulo: Manole; 2003.
9. Gesell A, Haver-son HM, Thompson H, Ilg FL, Castner BM, Ames LB, et al. The first five years of life. A Guide to the Study of the Preschool Child. New York: Harper & Row; 1940.
10. Gesell A, Amatruda CS. Diagnóstico do desenvolvimento: avaliação e tratamento do desenvolvimento neuropsicológico do lactente e na criança pequena — o normal e o patológico. Rio de Janeiro, São Paulo: Atheneu; 1990.
11. Bobath B. Abnormal postural reflex activity: caused by brain lesions. 3. ed. London: Willian Heinemann; 1985.
12. Bernstein N. The coordination and regulation of movement. London: Pergamon; 1967.
13. Gibson JJ. The considered as perceptual systems. Boston: Houghton Mifflin; 1966.
14. Lee DN. The functions of vision. In: Pick H, Slatzman E. Modes of perceiving and processing information. Hillsdale, NJ: Erlbaum; 1978.
15. Reed ES. An outline of a theory of action systems. J Motor Behaviour. 1982;14:98-134.
16. Kelso JAS, Tuller B. A dynamical basis for action systems. In: Gazanniga MS. (Ed.) Handbook of cognitive neuroscience. New York: Plenum; 1984. p. 321-56.
17. Magill RA. Aprendizagem motora: conceitos e aplicações. 2. ed. São Paulo: Edgard Bliicher; 1998.
18. Schimidt RA. Motor and action perspectives on motor behavior. In: Meijer OG, Roth K. (Eds.) Complex movement behavior: the motor-action controversy. Amsterdam: Elsevier; 1988. p. 3-44.
19. Adams JA. A closed-loop theory of motor learning. J Motor Behavior. 1971;3:111-50.
20. Schimidt RA. A schema theory of discrete motor skill learning. Psychol Rev. 1975;82:225-60.
21. Newell KM, Kennedy JA. Knowledge of results and children's motor learning. Dev Psych. 1989;14:531-36.
22. Gentile A. The nature of skill acquisition: therapeutic implications for children with movement disorders. In: Forssberg H, Hirschfeld H. (Eds.) Movement disorders in children. Med Sport Sci. Basel: Karger; 1992. p. 31-4.
23. Sullivan SB. Estratégias para Melhorar o Controle Motor e a Aprendizagem Motora. In: Sullivan SB, Schmitz TJ. Fisioterapia: avaliação e tratamento. 4. ed. São Paulo: Manole; 2004;(13). p. 363-410.
24. Als H. A synacytive model of neonatal behavior organization: framework for the assessment of neurobehavior development in the premature infant and for support of infants and parents in the Neonatal Intensive Care environment. Physical and Occupational Therapy in Pediatrics. 1986;6(3-4):3-55.
25. Als H, Lawhon G, Brown E, Gibes R, Duffy FH, McAnulty G, et al. Individualized behavioral and environmental care for the very low birth weight preterm infant at high risk for bronchopulmonary dysplasia: neonatal intensive care unit and developmental outcome. Pediatrics. 1986;78(6):1123-28.

26. Barton S, Wolf SL. An application of upper-extremity constraint-induced movement therapy in a patient with subacute stroke. Physical Therapy. 1999;79(9):847-53.
27. Ayres AJ. Sensory integration and learning disorders. Los Angeles: Western Psychological Services; 1972.
28. Ayres AJ. Sensory integration and praxis test. In: Torrence CA. Sensory Integration International. Los Angeles: Western Psychological Services; 1989.
29. Bobath B. Students papers: second course in the bobath centre. Londres: England, 1986.
30. Klaus MH, Klaus PH. O surpreendente recém-nascido. Porto Alegre: Artmed; 1989.
31. Gonçalves Céu PM. A Importância da Intervenção Sensório-Motora Essencial (TSME) aplicada desde a UTI neonatal, na recuperação motriz de bebês prematuros, portadores de disfunções neuromotoras decorrentes da síndrome hipóxico-isquêmica. Dissertação de Mestrado em Ciência da Motricidade Humana. Rio de Janeiro: Universidade Castelo Branco; 2002.
32. Fonseca V. Da Filogênese à Ontogênese da Motricidade. Porto Alegre: Artmed; 1988. 137 p.

EFICÁCIA DO PROGRAMA ISME

Este capítulo destina-se à apresentação com discussão dos resultados obtidos com a aplicação do programa ISME em três estudos transversais realizados em períodos diferentes para avaliação dos resultados relativos à recuperação neuromotora de lactentes portadores de disfunções neuromotoras do tipo paralisia cerebral.

A partir do tratamento dos dados relativos aos testes efetivados nas pesquisas, que foram concluídas com a defesa da dissertação de mestrado da autora, e resultados obtidos em outros estudos no mesmo desenho em épocas distintas, quando foram comparados os resultados obtidos aos do grupo de intervenção imediata no estudo realizado por ocasião da conclusão do mestrado.

Como pré-requisito para qualificação do projeto de estudo para a dissertação do mostrado foi realizado um estudo piloto, aceito e publicado sob o titulo de "A Influência da Intervenção Sensório-Motora Essencial no Desenvolvimento Motor de Bebês Prematuros, Portadores de Disfunções Neuromotoras."

Este primeiro estudo investigou os efeitos de um programa de Intervenção Sensório-Motora Essencial (ISME) quanto ao ganho das etapas neuroevolutivas do desenvolvimento motor em prematuros portadores de disfunções neuromotoras, tendo como referência teórica os fundamentos da neuroplasticidade humana. O ponto primordial de análise foi as etapas neuroevolutivas do desenvolvimento motor dos mesmos, com a obtenção dos padrões de postura e movimento dentro do alinhamento biomecânico, para procedimentos comparativos relativamente a referências do desenvolvimento normal.

O pressuposto teórico prendeu-se à possibilidade de que o programa pudesse ser mais efetivo quando aplicado em condições imediatas (UTI) do que tardiamente como ocorre tradicionalmente. Participaram do estudo 69 pré-termos nascidos abaixo de 36 semanas, que, ao exame neurocomportamental (com testagem voltada para o tônus muscular e movimentação espontânea), apresentaram sinais de lesão do sistema nervoso central, incluindo: hipertonia, resistência à movimentação passiva, clônus, reflexos patológicos e desorganização comportamental. Todos os recém-natos com história de risco e sinais de síndrome hipóxico-isquêmica.

Estes prematuros foram submetidos ao programa de ISME na UTI neonatal intermediária, a seguir, no alojamento conjunto com a mãe e, posterior à alta hospitalar, em uma unidade ambulatorial. Nesta fase o programa se iniciava após uma semana da alta, consistindo em 2 sessões semanais com a duração de 30 minutos, até que os bebês adquirissem a marcha ativa. Os dados obtidos na entrada (sequencial) e pós-programa (trimestralmente), foram tratados por análise qualitativa e não paramétrica sobre avaliações trimestrais, tendo como referência as aquisições motoras aprendidas, segundo a escala de desenvolvimento motor proposta por Denver II. Uma análise de variância Chi^2 revelou significância estatística entre os dados de entrada e saída do grupo em todos os trimestres da aplicação do programa, sendo $p < 0,05$ em todas as avaliações. Os dados em termos percentuais finais foram de 66 pré-termos (96%) que apresentaram normalidade nas etapas do desenvolvimento motor no período proposto na escala de Denver II e, aos 12 meses de idade corrigida, marcha ativa com padrões de postura estática e dinâmica dentro da referência normal, além de presença normal do reflexo postural (mecanismo de reajuste automático). Do grupo, somente 3 pré--termos (4%) não revelaram os padrões da normalidade especificados (Tabela 10-1).

Considerando os dados de ganhos apresentados na literatura para o formato tradicional de programas fisioterápicos que atingem (média < 50%) de recuperação total, pode-se concluir que um programa de ISME, quando aplicado imediatamente após o diagnóstico respectivo, torna-se mais efetivo do que em situações menos imediata.

Este segundo estudo foi realizado com dois grupos: um, com intervenção imediata, iniciada na UTIN, e o outro, com intervenção tardia, iniciada após o oitavo mês de vida.

A população-alvo, inerente às peculiaridades do comportamento que foi investigado neste estudo, foi representada por uma amostra composta por 40 lactentes pré-termos, nascidas abaixo de 36 semanas, que sofreram a síndrome hipóxico-isquêmica no período neonatal e apresentaram disfunções neuromotoras, tendo que permanecer na UTI neonatal por tempo indeterminado, pertinente à situação clínica de cada um, de ambos os sexos e de diferentes classes sociais. A amostra de intervenção imediata foi colhida no ambiente hospitalar público e na rede privada. A continuidade da aplicação do programa de exercícios sensório-motores foi realizada a nível ambulatorial.

Quanto à triagem do grupo de intervenção tardia, a amostra foi colhida na rede pública ambulatorial e na rede privada, no período de 1998 a 2001, no momento da procura de intervenção. Devido à presença da disfunção neuromotora nesse grupo, delimitaram-se bebês de 8 a 11 meses de idade.

Participaram deste estudo somente os pré-termos que, ao exame neurocomportamental (com testes voltados para a qualidade do tônus muscular, movimentação espontânea, reflexos e reações primitivos), apresentaram sinais positivos de lesão do SNC, como: hipertonia (oferecendo resistência à movimentação passiva dos quatro membros); persistência dos reflexos primitivos; manifestação dos reflexos tônicos patológicos; ausência das reações de retificação e equilíbrio, todos com história de hipoxemia neonatal.

Para chegar a um resultado fidedigno, dividiu-se a amostra em dois grupos: grupo de intervenção imediata (n=20), que iniciou a aplicação do programa de exercícios imediatamente ao nascimento ainda na UTIN; e o grupo de intervenção tardia (n=20), que iniciou a aplicação do programa de exercícios dos 8/11 meses de vida (idade que buscou o programa). Nenhum sujeito do censo tinha participado de outro programa de intervenção, e os dois grupos receberam a mesma qualidade de programa, porém, no que tange ao número

Tabela 10-1

Percentual de indivíduos n/%	Sentar	Engatinhar	Andar	Reflexos e reações posturais
66 (96%)	6-7 meses	8-10 meses	12 meses	Normal aos 18 meses
3 (4%)	N.A.*	N.A.*	N.A.*	Persistência dos reflexos

Nota: N.A.* = Não adquirido.

de sessões e duração das mesmas, o grupo de intervenção tardia iniciou o programa com três sessões por semana com duração de 40 minutos a sessão.

Os instrumentos utilizados nesta pesquisa tiveram como objetivo promover uma identificação o mais fidedigna possível dos bebês quanto às características exigidas neste estudo. Para isto, foram utilizados, no grupo de intervenção imediata, os testes: sinais neurológicos Dubowitz *et al.*;[1] tabela dos reflexos e reações do desenvolvimento; análise da tabela de Ballard, para indicar a idade cronológica do pré-termo; e as condições de nascimento através do índice do Apgar.[2] Os dados relativos ao teste de Ballard e do Apgar foram coletados no prontuário médico, devido a estes dados serem coletados na sala de parto imediatamente após o nascimento.

Quanto à triagem relativa ao aspecto cognitivo, foram realizados alguns tópicos do protocolo do exame neurocomportamental de Dubowitz & Dubowitz,[3] oque foram propostos para avaliar os recém-natos prematuros e/ou recém-nascidos que apresentaram intercorrências com sinais de imaturidade, dismaturidade e/ou disfunção cognitiva. É sabido que os bebês prematuros e/ou intercorrentes manifestam seu potencial (competência) cognitivo particularmente através das respostas aos estímulos visuais, táteis e auditivos, em que se podem observar a qualidade da resposta e as possíveis alterações comportamentais, segundo Braselton, Scholl, Robey;[4] Dubowitz, Mushin, De Vries;[1] Bornstein;[5] Braselton, Cramer.[6]

As alterações visuais são manifestadas por limiares de estresse visual, facilmente alcançado e expresso pelo olhar fixado, pelo desvio ativo e frequente pelo olhar, pelos olhos vidrados, pelo nistagmo, pela dificuldade do contato olho a olho, pela recusa em estabelecer contato visual, pela flacidez facial com olhar pasmo e/ou de boca aberta entre outros.

As alterações auditivas se manifestam por baixos limiares de estresse auditivo, facilmente alcançados e expressos pela ausência da resposta cocleopalpebral (mesmo na presença de resposta auditiva comportamental compatível com a normalidade, onde o bebê se vira para o lado do estímulo); respostas auditivas incompletas e/ou inespecíficas frente a estímulos auditivos (audiômetro pediátrico e/ou *kit* neurocomportamental); cessar resposta frente aos primeiros estímulos auditivos; interferência nociva nos parâmetros autonômicos frente a estímulos auditivos, como palidez, cianose, mosqueamento ou moteamento, flutuações da cor, dispneia, alterações importantes nos batimentos cardíacos, soluços e dificuldades em cessar resposta, mesmo quando o estresse é francamente observável entre outros.

As alterações táteis são observáveis na aversão ao toque; em sustos brutais; em manobras de afastamento do toque; na cianose ou palidez; nos tremores intensos e/ou globais isolados, e/ou difusos; na dispneia; na flacidez motora e/ou "turning-out"; no frenesi e/ou inconsolabilidade durante e após o toque; nas caretas; na posição de guarda de braços; na alteração importante do tônus; na atividade motora frenética e nos movimentos de estremecimento.

Também podem apresentar outras respostas inespecíficas frente aos estímulos, como: vômito, soluços, movimentos peristálticos, bocejos, espirros, caretas, alterações no controle comportamental dos estados de consciência, choro ou ausência de choro, dificuldade ou inabilidade em cessar respostas e/ou manter-se organizado frente aos estímulos.

Entretanto, para a seleção do grupo de intervenção tardia, foi aplicado o teste de avaliação do tônus muscular,[7] que tem como objetivo principal identificar a presença de alteração do tônus, portanto, podendo e devendo ser associado ao teste de tônus muscular do conceito Bobath, porque este permite a identificação do tipo de alteração da tonicidade e pesquisa das reações e dos reflexos primitivos com a análise da tabela. Isto forneceu, assim, uma identificação precisa da amostra necessária para a realização deste estudo. A seguir far-se-á uma descrição dos testes utilizados nessa pesquisa.

DESCRIÇÃO DOS TESTES UTILIZADOS NA PESQUISA

Escala de Sinais Neurológicos Dubowitz

A escala dos sinais neurológicos (Anexo 10-1), elaborada por Dubowitz *et al.* (1970), *apud* Fonseca,[8] e Gherpelli,[9] consta dos seguintes itens: observação da postura em supino, verificação da extensibilidade do punho, dorsiflexão do pé, retorno da flexão do braço, retorno da flexão da perna, ângulo poplíteo, manobra calcanhar-orelha, sinal do cachecol, queda da cabeça e suspensão ventral.

Método de Avaliação do Tônus Passivo[7]

Este método preconiza a avaliação do tônus passivo, verificando a amplitude articular, sem se preocupar com o grau da amplitude, e observando se há resistência à movimentação passiva quando realizada num movimento lento, e comparado ao movimento rápido. Este método avalia os mesmos itens propostos por Dubowitz, porém pode ser aplicado durante o 1º ano de vida. Acrescentando-se à pesquisa a flexão ventral da cabeça e do tronco, extensão dorsal e flexão lateral do tronco, ângulo dos adutores, hiperflexão de quadris, resposta miotática e passividade do pé e da mão.

Teste de Tônus Muscular do Conceito Bobath

Trata-se de um teste de validação lógica, editado por Berta Bobath, desde os anos 1960, e, ainda, é preconizado em todos os cursos de aperfeiçoamento em Conceito Neuroevolutivo (com reconhecimento mundial), utilizado como instrumento de avaliação de tônus muscular por todos os NDTs (terapeutas do Conceito Neuroevolutivo, Bobath), tanto como critério de avaliação clínica, quanto em estudos de pesquisa na área.[10-21]

Este teste propõe-se a identificar se há presença de resistência, assistência, ausência de resistência ou de hipermobilidade articular na movimentação passiva dos segmentos corporais. Ele pode ser executado e analisado em concomitância com o teste de Dubowitz, e com o teste de tônus muscular de Amiel-Tison.[7]

Teste das Reações e dos Reflexos Primitivos

Este teste dos reflexos primitivos, cuja tabela referencial (Anexo 10-2) foi elaborada pelos autores André-Thomas, Dargassies, Illingworth e Minkowski, *apud* Vitor da Fonseca,[8] estes autores relatam que mais de 70 reflexos primitivos já foram detectados no período neonatal. Porém, foram selecionados os mais significativos em termos da ontogênese da motricidade, como: Moro; Gallant; reflexo tônico-cervical assimétrico; reação positiva de suporte; marcha automática; preensão palmar e plantar; reação cervical de retificação; reação corporal de retificação; reação labiríntica de retificação; Landau; reação de extensão protetora dos braços para frente, para os lados e para trás; reação de colocação dos braços e das pernas; astasia e sucção (descritos no Capítulo 3).

Esta tabela tem validade lógica, sendo utilizada como instrumento de avaliação por todos os profissionais da linha desenvolvimentista: Amiel-Tison,[7] Fonseca,[8] Gherpelli,[9] Andrade,[10] Bly,[11] Berta Bobath,[12,13] Burns,[14] Coriat,[15] Flehmig,[16] Girolami e Campbell,[17] Gonçalves,[18,19] Gusman,[20] Shephed,[21] Dubowitz,[1,3,22] Meyerhof,[23,24] Gesell & Amatruda e outros.

Os testes utilizados anteriormente apresentam validação lógica, que, segundo Barrow (1971), apud Fernandes,[25] é *"deduzida em bases lógicas, senso comum e julgamento do avaliador. O avaliador considera o que quer medir e diz, arbitrariamente, que o teste se propõe a medir a característica desejada, dizendo que qualquer um pode olhar para o teste e ver, inerentemente, o que está medindo"*, ou seja, é uma validação por definição ou suposição (grifo da autora).

Escala Evolutiva do Desenvolvimento Motor de Denver II

A Escala Evolutiva de Desenvolvimento Motor de Denver (Anexo 10-3) foi elaborada por Frankenburg e Dodds (1967), na maior pesquisa em desenvolvimento motor, realizada nos EUA, abrangendo 1.036 crianças do 15º dia ao 6º ano de vida. Essa escala foi validada por Frankenburg e Camp,[26] obtendo validade por critério, com coeficiente de correlação de 0,94, *apud* Flehmig.[16]

No presente estudo, foi utilizado somente o protocolo do desenvolvimento motor, referente ao período de recém-nato ao décimo quarto mês (assunto pertinente desta pesquisa). Em síntese, a escala preconiza que o bebê deve apresentar as etapas neuroevolutivas do desenvolvimento motor nos respectivos períodos: controle da cabeça entre o 3º/5º mês; sentar-se sem apoio entre o 6º/9º mês; engatinhar entre o 8º/11º mês, e andar sozinho entre o 12º/14º mês.

Tomam-se, então, esses períodos, como referencial para a análise dos resultados obtidos nos pós-testes a serem realizados nos quatro trimestres subsequentes, que corresponderão ao período de duração do programa intervencional.

Instrumentos de Intervenção

O instrumento de intervenção utilizado neste estudo, para os dois grupos, foi o programa ISME, fundamentado no Conceito Bobath, acrescido da visão psicomotora, abordagem osteopática, respeitando os princípios das competências hemisféricas,[18] descrito no Capítulo 8, teve como objetivos:

- Facilitar a entrada das reações automáticas, inibindo simultaneamente os padrões motores patológicos.
- Promover a aquisição das etapas neuroevolutivas e a integração dos reflexos primitivos.

Procedimento de Intervenção

O programa ISME foi iniciado em períodos diferentes para os dois grupos, de acordo com a procura pelo programa. O grupo de intervenção imediata iniciou o programa na UTI intermediária neonatal e, a seguir, no alojamento materno-infantil. Foram realizadas duas sessões semanais, com duração de 20 minutos, respeitando o estado geral do recém-nato, principalmente os estados da consciência[27] monitorando o estado do bebê pela abordagem síncrono-ativa.[28]

Após a alta hospitalar, no 1º mês de programa, foram realizadas duas sessões semanais, com exercícios sensório-motores essenciais até o 5º mês. As sessões intervencionais até o 6º mês de idade corrigida tiveram o tempo de duração de 30 minutos, tendo como principal objetivo a normalização do tônus e a entrada das reações de ajuste automático.

Após o 6º mês de idade, as sessões com exercícios sensório-motores tiveram a duração média de 40 minutos, sendo realizadas em conjunto com outros terapeutas, cada qual com um bebê, cujas idades variaram de 6 a 12 meses. Nesta fase, estabeleceu-se o processo intervencional, objetivando-se o ganho das etapas neuroevolutivas do desenvolvimento motor inerentes à idade corrigida de cada bebê, tendo, o terapeuta, que exercer dois papéis fundamentais: um, de facilitador do movimento propriamente dito, e outro, de facilitador da interação do bebê com o objeto, com o outro, e com o meio, sendo, portanto, facilitador da motricidade.

O grupo de intervenção tardia iniciou o programa de exercícios sensório-motores a partir do 8º mês até 11º mês de idade. Esta foi a idade utilizada como critério de seleção para formar o grupo "controle". Iniciou-se o programa com três sessões semanais, com a duração média de 40 minutos, em conjunto com outros educadores, cada qual com um bebê, cujas idades variaram de 8 meses a 11 meses. Foi um critério utilizado para a obtenção de melhores resultados, partindo-se do pressuposto que a criança aprende a interagir com o meio por imitação,[29] passando, então, a ser um dos objetivos fundamentais para que fossem beneficiados com a presença de outros bebês, aumentando, assim, o processo motivacional, como também, servindo de modelo para a imitação. Este programa teve a duração de 14 meses.

Princípios do Programa ISME

O programa ISME de intervenção utilizada neste estudo tem com base estrutural a filosofia do Conceito Bobath, acrescido da visão osteopática e psicomotora, esta norteando o momento terapêutico pela linha do prazer, em que toda terapia está inserida num contexto lúdico, atendendo à realização do desejo do bebê ou do lactente, não ao desejo do terapeuta, entretanto, sem que o facilitador perdesse, nem seu objetivo terapêutico, nem sua responsabilidade quanto ao processo de habilitação/reabilitação para a instalação do desenvolvimento motor e a aprendizagem do mesmo, permitindo-se sempre ao bebê, ou ao lactente, direcionar o momento intervencional, porque, da união entre a ação corporal e a ação psíquica, nasce a possibilidade de aprender e de transformar.

Considerou-se também, na abordagem intervencional, os princípios da fenomenologia existencialista, transubjetiva, de Merleau Ponty,[30] de Heidegger, e de Ortega Y Gasset, *apud* Beresford,[31] que coloca o "Dasein", a "vida" e a "corporeidade", como sendo anterior, ou, *a priori* ao conhecimento do *Ser* como um todo, nunca colocando a técnica como prioridade, e, sim, o indivíduo como centro de atenção. Buscou-se, também, durante o manuseio, criar a possibilidade de unificar a imagem e o esquema corporal, porque, segundo Dolto,[32] desta união nasce a comunicação com o outro. E a comunicação com o mundo é possível graças à imagem corporal que se revela pelo plano do desejo e de um esquema corporal que se realiza pelo plano da realidade, manifesta pela motricidade.

Procedimento de Avaliação durante o Programa

Durante o programa foram realizadas avaliações que obedeceram aos seguintes critérios: todos foram reavaliados nos 4º, 7º, 10º e 13º meses de aplicação do programa, e esses períodos, propostos para as reavaliações, foram determinados propositalmente para coincidirem com as idades corrigidas do grupo de intervenção imediata.

Essas avaliações tinham como objetivo principal identificar em qual etapa neuroevolutiva o bebê se encontrava, tomando como referência a Escala de Desenvolvimento de Denver II. Desta forma, foi elaborado um protocolo de Avaliação da Criança (Anexo 10-4), que apresenta a sequência motora necessária para se adquirir a etapa neuroevolutiva relativa à idade corrigida. Esse protocolo compreende os seguintes itens:

- *Avaliação no 4º mês:* controle de cabeça, apoio dos braços e suporte de peso nas pernas.
- *Avaliação no 7º mês:* controle do tronco, apoio dos braços com extensão de cotovelos e suporte de peso nas pernas.
- *Avaliação no 10º mês:* mudanças de postura e uso funcional dos braços.
- *Avaliação no 13º mês:* independência motora (controle cortical sobre a motricidade) e integração dos reflexos e reações primitivas.

Procedimentos Estatísticos

O estudo estatístico associado ao presente trabalho incluiu análises descritivas e inferências sobre os dados resultantes das verificações periódicas, efetivadas em relação ao desenvolvimento motor dos componentes dos grupos, em quatro conjuntos de fatores desse desenvolvimento: controle de cabeça, controle de tronco, apoio e uso dos braços, suporte de peso nas pernas, mudanças de postura, independência motora, reflexos e reações primitivas. No que se refere à estatística descritiva, utilizaram-se a média e o desvio-padrão na aquisição das etapas do desenvolvimento motor dos grupos, com plotagem referente aos vários períodos de testagem. Para o teste da hipótese principal, foi utilizado um instrumento estatístico não paramétrico (Mann/Whitney-test), com referência de testagem projetada em um valor de $\alpha < $ ou $= 0,05$. Este teste foi efetivado a cada período determinado para tal, de acordo com o delineamento metodológico proposto.

A comparação entre os grupos de intervenção imediata e intervenção tardia foi realizada pelo teste de Mann/Whitney, tendo $\alpha < $ ou $= 0,05$. Objetivamos avaliar se o desempenho médio do grupo experimental de intervenção imediata foi igual ou superior ao do grupo experimental de intervenção tardia. Assim, as hipóteses estatísticas avaliadas foram:

- *H0:* grupo experimental de intervenção imediata (GII) igual ao grupo experimental de intervenção tardia (GIT).
- *H1:* grupo experimental de intervenção imediata maior que o grupo experimental de intervenção tardia.

A regra de decisão utilizada foi se *p-valor* $< \alpha$, então H0 seria rejeitada. Considerando-se, então, os valores resultantes obtidos pelo teste de Mann/Whitney, verifica-se que a hipótese da não diferença entre os grupos deve ser rejeitada referentemente a todas as variáveis estudadas nas Tabelas 10-2 a 10-5. Isto porque o resultado do teste faz concluir que o grupo experimental de intervenção imediata (GII) mostrou desempenho médio superior ao apresentado pelo grupo experimental de intervenção tardia (GIT) para as dez variáveis avaliadas. Sendo, dessa forma, tal conclusão estatisticamente significativa, em nível de significância sucessiva de 0,05, em todas as avaliações a seguir. É necessário observar que a primeira avaliação foi proposta para coincidir com a idade corrigida do GII, ocorrendo no 4º mês da aplicação do programa, ou 4 meses pós-programa.

Análise do 4º Mês Pós-Programa: Primeira Avaliação (Tabela 10-2)

Para facilitar o entendimento do resultado desses testes, mostrar-se-á a plotagem da média dos valores da *performance* dos itens do estudo em questão, dos dois grupos de intervenção, nas variáveis mencionadas a seguir na Figura 10-1.

Tabela 10-2. Resultados do Teste de Mann/Whitney para o 4º mês, referentes às três primeiras variáveis de interesse: controle da cabeça, apoio dos braços e suporte de peso nas pernas

4º Mês	Controle da cabeça (prono)	Apoio dos braços (prono)	Suporte de peso nas pernas (colocado e mantido em pé)
Σ Intervenção imediata	495	505	610
Σ Intervenção tardia	325	315	210
U	115	105	0
p-valor	0,01273325	0,00409369	$2,4532 \times 10^{-09}$
Decisão	Rejeitar H0	Rejeitar H0	Rejeitar H0

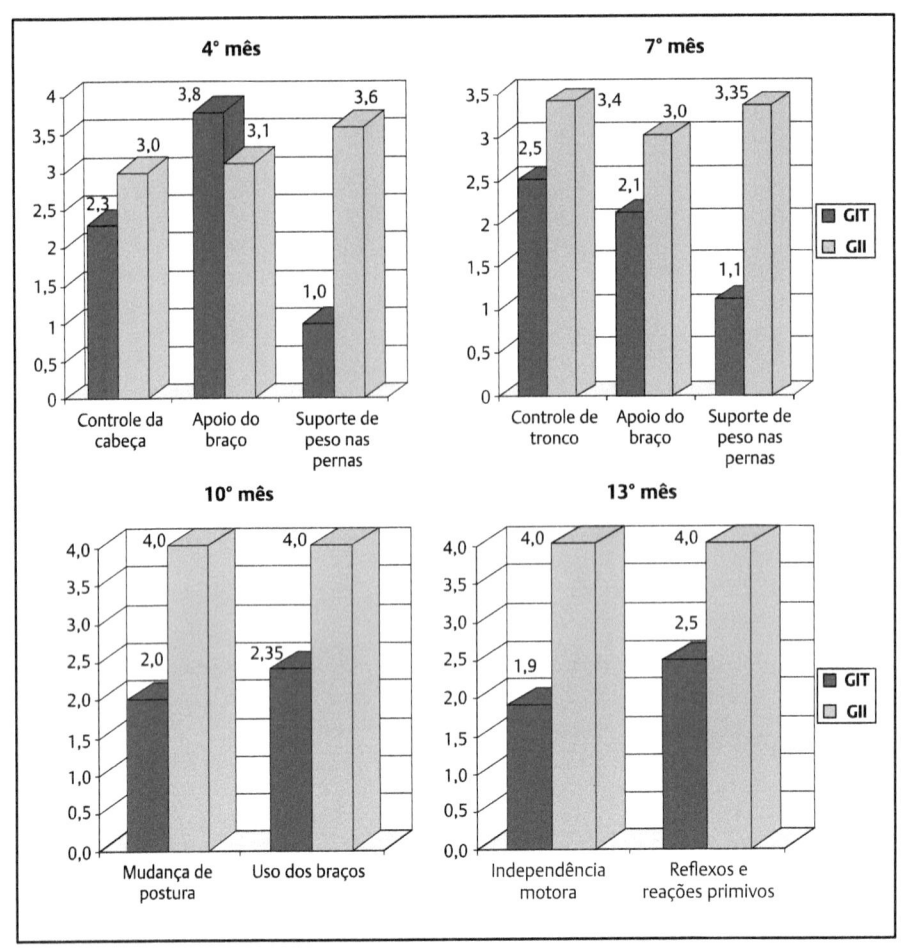

Fig. 10-1. Média dos escores obtidos pelo GII e GIT nas 10 variáveis estudadas nos quatro blocos de avaliação que ocorreram nos 4º, 7º, 10º e 13º meses pós-programa.

Análise do 7º Mês Pós-Programa: Segunda Avaliação (Tabela 10-3)

Com base nesses resultados, observa-se que o programa ISME mostrou-se eficaz nos dois grupos, demonstrando aumento no escore relativo ao controle de tronco. Esta etapa é decorrente do controle de cabeça, que, também, logicamente, teve aumento absoluto e significativo. No item relativo ao apoio dos braços, observa-se diminuição do escore obtido em relação ao da primeira avaliação pós-programa, e este resultado foi decorrente da inibição total da espasticidade no grupo de intervenção imediata e na diminuição da espasticidade no grupo de intervenção tardia. Esta condição torna-se bem clara ao se fazer uma comparação entre os escores destes fatores da primeira avaliação com a segunda. A diminuição e a inibição da espasticidade também justificam os escores do item do suporte de peso nas pernas.

Tabela 10-3. Resultados do Teste de Mann/Whitney para o 7º mês, referentes às três variáveis de interesse: controle de tronco, apoio dos braços com extensão de cotovelos e suporte de peso nas pernas

7º mês	Controle do tronco	Apoio dos braços com extensão de cotovelos	Suporte de peso nas pernas (colocado e mantido)
Σ Intervenção imediata	550	540	610
Σ Intervenção tardia	270	280	210
U	60	70	0
p-valor	$2,6009 \times 10^{-05}$	$2,0941 \times 10^{-05}$	$6,6358 \times 10^{-09}$
Decisão	Rejeitar H0	Rejeitar H0	Rejeitar H0

Análise do 10º Mês Pós-Programa: Terceira Avaliação (Tabela 10-4)

Ao se fazer uma análise conjunta da Tabela 10-4 com a Figura 10-1, conclui-se que o GII obteve o escore máximo (4) na terceira avaliação.

Análise do 13º Mês Pós-Programa: Quarta Avaliação (Tabela 10-5)

Talvez possa parecer um paradoxo o fato de o GIT na primeira avaliação ter obtido um escore mais alto no item do apoio dos braços, contudo, este fato é justificável pela presença da espasticidade, principalmente na região da cintura escapular, oferecendo a esse grupo uma falsa força muscular. O mesmo fato não se mostrou presente no grupo de intervenção imediata, em que se observou inibição do padrão espástico na região da cintura escapular.

Tabela 10-4. Resultados do Teste de Mann/Whitney para o 10º mês, referentes às duas variáveis de interesse: mudanças de postura e uso funcional dos braços

10º mês	Mudanças de postura	Uso funcional dos braços
Σ Intervenção imediata	610	610
Σ Intervenção tardia	210	210
U	0	0
p-valor	$4,1432 \times 10^{-09}$	$4,6223 \times 10^{-09}$
Decisão	Rejeitar H0	Rejeitar H0

Tabela 10-5. Resultados do Teste de Mann/Whitney para o 13º mês, referentes às duas variáveis de interesse: independência motora e reflexos e reações primitivas

13º mês	Independência motora (controle motor)	Reflexos e reações primárias
Σ Intervenção imediata	610	610
Σ Intervenção tardia	210	210
U	0	0
p-valor	$5,496 \times 10^{-09}$	$3,9517 \times 10^{-09}$
Decisão	Rejeitar H0	Rejeitar H0

Conforme se pode observar nos resultados obtidos nas avaliações a seguir, este fato não mais ocorreu, como mostram os gráficos adiante. Esses resultados levam-nos a crer que a possibilidade do início da normalização do tônus ocorreu a partir do primeiro quadrimestre pós-intervenção.

Com base nesses resultados, observa-se que o programa ISME mostrou-se eficaz nos dois grupos, demonstrando aumento no escore relativo ao controle de tronco no 7º mês. No item que diz respeito ao apoio dos braços, observa-se diminuição do escore obtido em relação ao da primeira avaliação pós-programa, resultado este decorrente da inibição total da espasticidade no grupo de intervenção imediata e da diminuição da espasticidade no grupo de intervenção tardia.

De acordo com os dados apresentados na avaliação do 10º mês, verifica-se que o GII atingiu o escore máximo (4) nas etapas de desenvolvimento relativas à idade corrigida nessa avaliação. Os dados seguintes complementam o cronograma de avaliação, incluindo fatores de independência motora e reflexos e reações primitivas, conforme mostra a Figura 10-1 relativa ao 13º mês, em que o GII atingiu o escore máximo, apresentando total independência motora, assim como a integração dos reflexos e das reações primitivas. Isto significa, com base na análise destes parâmetros, que 100% dos bebês que iniciaram o programa de intervenção imediata adquiriram as etapas motoras relativas à idade corrigida, com referência à Escala de Denver II.

A seguir, estão representados, em sumário, as médias, os erros e os desvios-padrão dos dois grupos de intervenção (imediata e tardia), em todos os testes realizados por todas as variáveis de interesse do presente estudo, facilitando a comparação dos resultados obtidos. Estas variáveis abrangem: I4= controle de cabeça; II4 = apoio dos braços; III4 = suporte de peso nas pernas; I7 = controle de tronco; II7 = apoio dos braços com extensão de cotovelos; III7 = suporte de peso nas pernas; I10 = mudança de postura; II10 = uso funcional dos braços; I13 = independência motora e II13 = reflexos e reações primitivas.

Na visualização da Figura 10-2, os dados são claros na amostragem da significância do desenvolvimento do grupo de intervenção imediata sobre o de intervenção tardia. Destaque deve ser dado às variáveis I10; II10; I13 e II13, que, nas últimas avaliações, em 100% do GII apresentam desempenho completo das funções, confirmando a hipótese substantiva deste estudo, como também, mostrando que o objetivo geral foi alcançado.

Com base nesses resultados, observa-se que os programas, tanto de intervenção imediata quanto de intervenção tardia, foram eficazes no sentido de melhorar essas etapas do desenvolvimento e, por consequência, otimizaram o aprendizado hábil motor dos dois grupos.

Discussão dos Resultados

Neste estudo pode-se observar que é possível evitar que o bebê prematuro, portador de disfunções neuromotoras, automatize os movimentos anormais, que impedem ou dificultam a instalação do desenvolvimento motor "normal". Verificou-se, também, que as crianças que receberam intervenção imediata apresentaram marcha espontânea independente aproximadamente aos 13 meses de idade corrigida. Quanto à comparação dos resultados dos dois grupos, aquele que recebeu intervenção imediata atingiu escores máximos a partir dos 10 meses de aplicação do programa e de idade corrigida. Porém, o de intervenção tardia manteve média de escore entre 1 e 2,6, não adquirindo a marcha independente, e apresentou persistência dos reflexos e reações primitivas.

Com os resultados obtidos sob a forma de resgate total dos padrões motores, e com o aprendizado das etapas do desenvolvimento motor dentro dos períodos propícios, o estudo

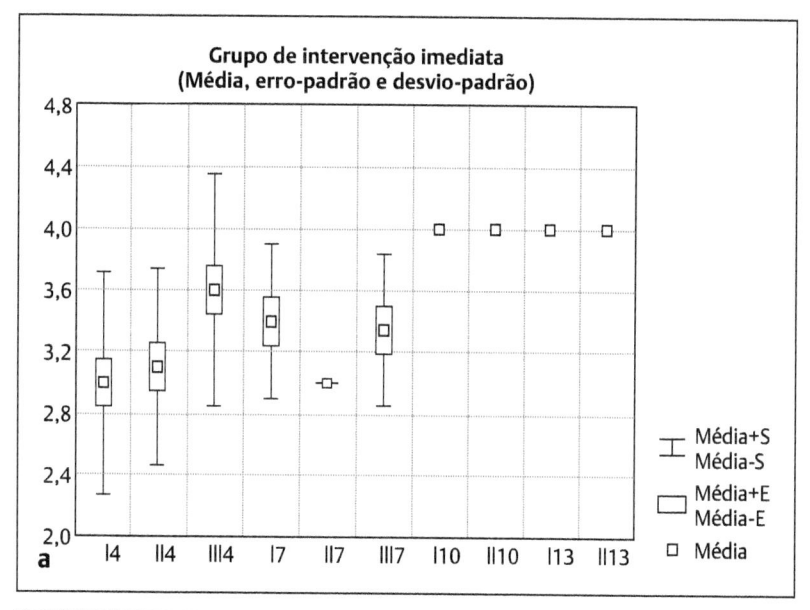

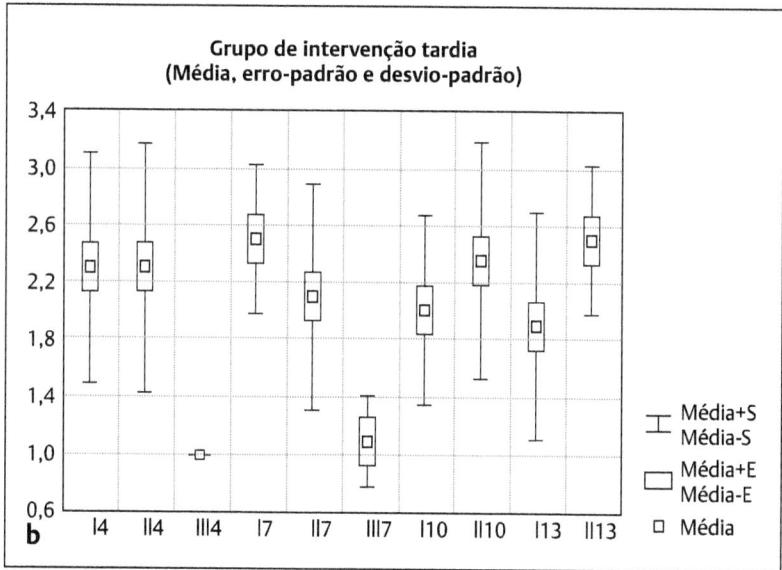

Fig. 10-2. (**a**) Média, erro-padrão e desvio-padrão da aquisição das etapas do desenvolvimento motor do Grupo de Intervenção Imediata. (**b**) Média, erro-padrão e desvio-padrão da aquisição das etapas do desenvolvimento motor do Grupo de Intervenção Tardia.

confirma estatisticamente os achados de Gonçalves,[19] quando este acrescentou que estudos realizados na época sugeriam que o período mais importante para o desenvolvimento motor axial começa antes do nascimento. Como o programa aplicado teve início antes de o bebê atingir 40 semanas, isto recomenda que realmente pode-se e deve-se intervir ao nascimento, de imediato à identificação dos sinais neurológicos. Sugere, também, que a plasticidade neural do bebê é muito rica em relação à possibilidade da ampliação das árvores dendríticas e aos brotamentos neuronais.

Essa reciprocidade entre desenvolvimento comportamental e neural é de fundamental importância no contexto abordado, apesar de essa possibilidade não ter sido objeto do presente estudo. Em função de sua importância, mais estudos precisam ocorrer sob este enfoque em particular para que se possa afirmar se um programa como o proposto é capaz de promover alterações estruturais no cérebro, como afirmado por Kendall, McGreary e Provance.[33] Este estudo, certamente, será possível através de uma metodologia que tenha acesso a exames de ativação neural com uso de imagem por ressonância magnética funcional, uma vez que este estudo não teve acesso a este tipo de exame.

Quanto aos sinais de lesão neurológica presentes no momento do exame de admissão para este estudo no grupo de intervenção imediata. Verificou-se que houve abolição total dos mesmos. Referentemente ao grupo de intervenção tardia, observou-se diminuição da influência dos mesmos, porém, persistentes. Isto sugere que a experimentação do movimento anormal, assim como seu aprendizado, impediu a aquisição do desenvolvimento motor normal do grupo de intervenção tardia.

Em relação aos resultados obtidos, evidenciou-se que o grupo de intervenção imediata obteve resultados altamente significativos, quando comparados aos obtidos pelo grupo que recebeu intervenção tardia, o que demonstra procederem às afirmações de Harry Chugani,[34] quando este relata que as primeiras experiências da vida são tão importantes que podem mudar por completo a maneira como as pessoas se desenvolvem. Este é hoje um dos princípios abrangentes da noção da plasticidade neuronal.

Além disso, confirma-se o achado de Degroot[35] e de Tafner,[36] afirmando que "a plasticidade neuronal é a propriedade do sistema nervoso que permite o desenvolvimento de alterações estruturais em resposta à experiência, e como adaptações a condições mutantes e a estímulos repetidos". Concluindo, este estudo demonstrou a ocorrência de alterações funcionais observáveis pelo ganho do desenvolvimento motor, assim como pela integração das reações e dos reflexos primitivos, sugerindo que estas alterações tornaram-se possíveis devido à nobreza da plasticidade neuronal do bebê e à estimulação adequada nos períodos propícios.

Com base nos resultados obtidos, afirma-se que este estudo também mostrou relevância clínica, porque se obteve estatisticamente comprovação da evolução do quadro motor, tanto do grupo de intervenção imediata, quanto do de intervenção tardia, demonstrando que a metodologia utilizada foi relevante.

Assim sendo, podem-se compreender as mudanças positivas evidenciadas no grupo de intervenção imediata, fato que realça a necessidade de se fazer, indiscutível e necessariamente, a implantação de programas voltados para a área das disfunções neuromotoras decorrentes de injúrias cerebrais, tratando os recém-natos pré-termos ainda nos primeiros meses de vida, ou até mesmo nos primeiros dias de vida. Providências desse tipo certamente irão viabilizar maiores ganhos na reabilitação de crianças prematuras portadoras de disfunções neuromotoras.

Por conseguinte, fez-se necessário este estudo sobre a possível reorganização neuronal para resgatar o funcionamento cerebral nas disfunções neuromotoras, utilizando-se como diferencial o início da entrada da intervenção, que deverá ocorrer o mais precocemente possível. O período em que se deve iniciar a intervenção motora, por enquanto, ainda é muito questionado, porque os profissionais atuantes na área encontram-se bastante enraizados no paradigma vigente, que preconiza que o início da intervenção motora deverá ocorrer após o 3º/4º mês de vida, tomando como referência os bebês nascidos a termo.

Assim sendo, a recuperação/reabilitação das disfunções neuromotoras continua sendo um dos esforços científicos para os estudiosos no assunto, tendo como objetivo a implantação de um processo intervencional eficaz na minimização das sequelas neuromotoras.

Vários modelos de intervenção foram propostos com essa finalidade, porém, nenhum dos apresentados propôs a entrada da intervenção motora ativa desde o período da UTI neonatal. Também não se identificaram nesses modelos a lógica da neuromaturação, nem o alicerce para que ocorra o aprendizado hábil motor dentro do constructo da Ciência da Motricidade Humana.

Já os avanços da neurociência possibilitaram a reflexão sobre a possibilidade da comprovação científica de se o cérebro humano lesionado também é capaz de aprender padrões de movimentos normais, quando estimulados dentro dos períodos sensitivos e propícios, ou seja, antes que o aprendizado do movimento patológico tenha ocorrido pela experimentação e da repetição dos mesmos, porque todo e qualquer tipo de aprendizado é decorrente da experimentação intencional ou ocasional.

Sabendo-se, então, que o processo da aprendizagem motora ocorre durante a instalação do desenvolvimento motor, seja ele normal seja patológico. Este ficará gravado e armazenado no sistema da memória somestésica, tornando-se um hábito, portanto, automatizando-se.

Acreditou-se, portanto, na possibilidade empírica de sanar essas deficiências a partir da aplicação do programa ISME desde a UTI neonatal, e na influência que o programa de intervenção imediata poderia promover na aquisição das etapas do desenvolvimento motor nos bebês prematuros portadores de disfunções neuromotoras.

De acordo com os autores mencionados neste estudo, a síndrome hipóxico-isquêmica designa, na criança, o quadro clínico da paralisia cerebral, que se traduz pelas disfunções neuromotoras, gerando a dificuldade da execução dos movimentos voluntários, vencendo a ação da gravidade, e, principalmente nas quadriplégicas, acarretando a impossibilidade de adquirir as etapas neuroevolutivas necessárias ao desenvolvimento motor e à marcha espontânea.

Assim sendo, tornou-se de extrema relevância a pesquisa sobre qual o melhor período para se iniciar a intervenção motora, visando abolir ou minimizar as nefastas consequências das lesões ocorridas nas áreas motoras cerebrais sobre o desenvolvimento motor e a aprendizagem motora.

A pesquisa ora trabalhada buscou o ganho efetivo das etapas neuroevolutivas, através da ativação de novas redes neurais e da formação dos programas motores necessários para o desempenho de cada comportamento motor, como: controle de cabeça e tronco; uso dos braços para apoio; manuseio e exploração de objetos e preensão; sentar; engatinhar; ficar de pé e andar; assim como, também, todas as mudanças de posturas, possibilitando o desenvolvimento motor "normal" dos bebês nascidos prematuramente portadores de disfunções neuromotoras.

Esperava-se que, com a aplicação do programa proposto, fosse permitida a instalação do desenvolvimento motor nesses bebês. E, com isto, mostrar-se a significância do estudo, tanto científica quanto socialmente, porque esses bebês não se tornariam, *a posteriori*, deficientes físicos; pois este é um dos pré-requisitos necessários para se chegar à condição de cidadão, apresentando totais condições de ser inserido no contexto sociocultural, com posse para exercer e desfrutar de sua cidadania.

Espera-se, portanto, que os resultados aqui obtidos, somados aos já existentes, possam contribuir com dados e informações comprovadas cientificamente para a fomentação de novos rumos quanto ao início da aplicação de programas de intervenção dentro das UTIs neonatais. Assim como contribuir para o avanço científico, no que tange à recuperação/reabilitação e à aquisição do aprendizado motor nas disfunções neuromotoras, e para o aperfeiçoamento dos profissionais que atuam na área de estimulação "precoce" com bebês prematuros de risco.

Assim sendo, este estudo poderá contribuir teórica e tecnicamente para os profissionais que atuam na área da neonatologia e da Neuropediatria, corroborando, também, para o avanço do conhecimento científico nessas áreas.

Este estudo delimitou-se aos bebês prematuros nascidos abaixo de 36 semanas de gestação, de ambos os sexos, portadores de disfunções neuromotoras, na forma de quadriplegia. Foram excluídos deste estudo os bebês que apresentavam malformação congênita, epilepsia com convulsões de difícil controle, deficiência mental, síndromes genéticas e comportamento sugestivo de déficit cognitivo, associado ao quadro motor.

O estudo limitou-se a pesquisar os efeitos da intervenção imediata através de exercícios do programa de Intervenção Sensório-motora Essencial quando aplicado desde a UTI neonatal, e compará-los aos efeitos da intervenção do mesmo programa aplicada tardiamente. Desta forma, este estudo não esgotará as múltiplas possibilidades da conduta motora do *Ser do Homem*, em questão, principalmente quando se reflete sobre este prisma, na visão da teoria da complexidade proposta por Edgar Morin,[37] refletindo-se sobre a motricidade humana na sua unidade-totalidade, ou mais precisamente, na complexidade do *Ser* em movimento.

O pré-teste assegurou que todos os bebês apresentavam disfunções neuromotoras na forma de quadriplegia e que não haviam participado de nenhum outro programa intervencional.

As limitações do estudo dizem respeito à grande dificuldade de acesso na rede pública aos exames de alta resolução, como a imagem por ressonância magnética funcional (fMRI) e ultrassom transfontanela, para associar à pesquisa.

A literatura pertinente à intervenção sensório-motora questiona e contraindica a aplicação de programas de exercícios intervencionais num período anterior aos três/quatro meses de vida, tanto em bebês a termo, quanto em bebês prematuros, sugerindo que os bebês não se beneficiam com os manuseios devido a o organismo neuromotor apresentar, nos três primeiros meses de vida, uma motricidade norteada pelos reflexos primitivos. Afirmam, então, que os programas de intervenção não são necessários nesse período, optando somente pelos posturamentos, estimulações sensoriais e humanização do ambiente.

Esta pesquisa baseou-se nos pressupostos teóricos que explanaremos a seguir, tendo-se proposto um programa audacioso quanto ao início de sua aplicação, que poderá ser a partir da 32ª semana pós-concepção. Este programa teve sua fundamentação nos avanços da neurociência relativos aos princípios da neuroplasticidade humana.

Quanto ao limite mínimo (tempo) para se iniciar a aplicação do programa ISME, tomou-se, como constructo lógico, a teorização do desenvolvimento do comportamento da neuromaturação descrita em Vitor da Fonseca,[8] e Shepherd,[21] propondo que o processo de mielinização das vias medulocerebelar e medulotalâmicas se inicia na 28ª semana após a concepção.

Gabbard,[38] *apud* Gonçalves,[19] afirma que as habilidades motoras apendiculares se iniciam logo após o nascimento e terminam aproximadamente aos nove anos de vida. São as "janelas de oportunidade" dizendo que quanto mais se expuser a criança a estímulos benéficos, mais ela poderá aproveitar as potencialidades do seu cérebro. Gonçalves[19] acrescenta ainda que *"Estudos recentes sugerem que o período mais importante para o desenvolvimento motor axial começa antes do nascimento e termina aproximadamente aos cinco anos de idade".* Degroot, *apud* Tafner,[36] diz que "a plasticidade neural é a propriedade do sistema nervoso que permite o desenvolvimento de alterações estruturais em resposta à experiência, e como adaptações a condições mutantes e a estímulos repetidos".

Sem dúvida, a *"aprendizagem pode levar a alterações estruturais no cérebro",* afirmam Kendall, McGreary e Provance.[33] E de acordo com as novas experiências em sujeitos com lesões cerebrais, as redes neurais são rearrumadas, e diversas possibilidades de respostas ao ambiente tornam-se, então, possíveis. Considera-se, pois, a possibilidade da formação de um novo programa motor através da ativação de novas redes neurais, promovidas pelo INPUT proprioceptivo aplicado pela periferia, ativando novos caminhos para chegar aos centros superiores - "Lei de Shunting", estabelecida por Magnus, em 1924, *apud* Bobath B.[12]

CONCLUSÕES DOS RESULTADOS DO PROGRAMA ISME

O período compreendido entre o nascimento e o final do segundo ano de vida caracteriza-se como sendo um dos períodos mais críticos e mais importantes no desenvolvimento da criança. Nesse período instalam-se as etapas do desenvolvimento motor, processo que deve ser atingido pelo bebê no período de 0 a 24 meses. Nessa fase, predomina o estágio sensório-motor, ocorrendo, em larga escala, alterações dramáticas no crescimento e no desenvolvimento da criança.

Durante os primeiros dias de vida, o bebê só é capaz de reagir às sensações táteis, gustativas, sonoras, aos movimentos e às imagens visuais, e depende inteiramente de alguém que o alimente, que o proteja e o suporte contra a ação da gravidade durante seu manuseio no meio ambiente.

Entretanto, aos 2 anos de idade, a criança possui uma noção básica do meio em que vive, é capaz de locomover-se independentemente, explora o próprio corpo, o outro, os objetos e o meio. É capaz de alimentar-se, colabora ao ser vestido e despido, possui alguma comunicação verbal, conhece a função dos objetos de uso diário, porém seus movimentos e sua coordenação ainda são imprecisos e desajeitados quando comparados aos de uma criança de 6 anos de idade, segundo Burns.[14]

Porém, para que o bebê possa atingir todas as etapas do desenvolvimento motor, é necessário apresentar integridade do sistema neuromotor e do SNC, porque, na presença de lesão cerebral nas áreas respectivas ao movimento, ocorrem a manifestação e o aprendizado de um desenvolvimento motor anormal, que impedirá ou dificultará a aquisição das etapas neuroevolutivas.

E com o objetivo de amenizar ou até mesmo normalizar os padrões motores anormais, para que o desenvolvimento motor se instale, foi proposto um modelo de intervenção sensório-motora essencial aplicada desde a UTI neonatal até os 14 meses de vida, quando ocorre a aquisição da marcha espontânea, segundo a Escala de Denver II.

De acordo com a literatura utilizada, esse modelo de intervenção ainda não tinha sido experimentado. Embora exista uma vasta literatura abordando o tema de intervenção precoce nas UTIs neonatais, nenhuma delas ousou propor uma terapia em que o RNPT tivesse que mostrar respostas ativas aos exercícios sensório-motores.

O programa ISME preocupou-se de forma intensiva para que esses bebês não atingissem nenhuma forma de estresse. Com base nestas afirmativas, ao final do estudo pode-se concluir que: o grupo experimental de intervenção imediata mostrou desempenho médio superior ao apresentado pelo grupo experimental de intervenção tardia para as dez variáveis avaliadas.

Quanto ao período de quatorze meses de intervenção, mostrou-se suficiente para o grupo de intervenção imediata, para que atingissem todas as etapas neuroevolutivas do desenvolvimento motor, já que 100% do grupo apresentou marcha espontânea e instalação de todas as reações e reflexos normais à idade corrigida, por volta do 13º mês.

Dessa forma, percebeu-se também que o número de sessões semanais e a duração das mesmas foram suficientes para a inibição dos padrões motores anormais do grupo de intervenção imediata, presentes no senso de admissão ao programa.

Após o término da aplicação do programa no grupo de intervenção imediata, foi observado o ganho das etapas neuroevolutivas do desenvolvimento motor, como: controle de cabeça, controle do tronco, uso funcional dos braços, execução de todas as mudanças de postura ativamente (passar para sentado, para gatas, engatinhar, passar para *de pé*, ficar de pé e andar), assim como a normalização dos padrões de comportamento do movimento na situação estática e dinâmica, com a manifestação do mecanismo automático de reajuste postural.

Na comparação dos efeitos do programa entre os dois grupos, ficou claro que o início da aplicação do programa foi de fundamental importância na normalização dos padrões motores quanto aos resultados dos grupos, confirmando a hipótese de que o fator determinante para a normalização dos padrões motores e da aquisição do desenvolvimento motor dentro do período propício foi a precocidade da aplicação do programa intervencional.

Os resultados encontrados comparados à Escala de Denver, relativos ao desenvolvimento motor, indicam que o cérebro lesionado também é capaz de aprender novos programas motores, uma vez que não tenha aprendido e automatizado o padrão patológico, confirmando a capacidade de reorganização neural progressiva e extensiva o suficiente para "normatizar" o compêndio operacional da funcionalidade neuromotora através da ampliação da arborização dendrítica, processo este emanante da plasticidade neuronal.

Dentre as recomendações deste estudo, com base nos resultados da pesquisa, encontra-se a de que parece ser altamente sugestivo que os programas de intervenção neonatal, voltados para a recuperação dos padrões motores encontrados nos quadros das disfunções neuromotoras, devem ser implantados desde o nascimento, após a 32ª semana de idade gestacional, respeitando as condições clínicas do recém-nato.

Tal implantação destaca-se aqui, com relação aos bebês que obtiveram recuperação total de sua motricidade, e também aos que não adquiriram independência motora, como importante dimensão de favorável condição para a boa qualidade de vida. Elucida-se, portanto, o incentivo do comportamento motor que atenda ao teor motivacional de maior prioridade para os pais e bebês, fazendo com que o programa intervencional proporcione simultaneamente movimento e prazer, sendo este uma das molas mestras para a busca ou para a continuidade de qualquer circunstância em que esteja envolvido.

De posse deste conhecimento, sugere-se, então, a implantação do programa de intervenção imediata também quando a suspeita das disfunções neuromotoras são de caráter, "talvez", transitório. Pois, como mostrou este estudo, o grupo de intervenção tardia apresentou pequeno aumento nos escores, porém os movimentos anormais persistiram. Entretanto, outros estudos fazem-se necessários para se explorar mais o assunto, uma vez que a incógnita persiste quanto às lesões cerebrais do RNPT, também poderem ser de caráter transitório. Como afirmar se são transitórias ou permanentes?

Mais estudos também se fazem necessários relativos à recuperação/reabilitação dos bebês que têm o diagnóstico realizado tardiamente. Uma vez o grupo de intervenção tardia apresentou persistência dos movimentos anormais, persistência dos reflexos tônicos patológicos, e não atingiu condições para uma vida independente.

E, no decorrer do estudo, quando na fase da intervenção, verificou-se a importância da visão da antropologia fundamental no momento intervencional, que tornou possível a realização do trabalho com a ausência de sinais de estresse, tanto dos bebês, quanto das famílias dos dois grupos intervencionais. A antropologia fundamental baseia-se numa teoria aberta, reconhecendo o homem como *Ser Vivo*, distinguindo-o dos outros vivos, dando à biologia humana e à cultura humana um papel mais importante, já que são papéis recíprocos.

Portanto, educadores ou reabilitadores da motricidade humana precisam buscar os fundamentos dos instrumentos de intervenção na lógica da complexidade e da auto-organização, com princípios da teoria dos sistemas abertos, auto-organizadores, em que se poderá situar a complexidade e a hipercomplexidade ontológicas.

Este estudo foi norteado para manter-se dentro dos princípios da nova ciência, que propõe um novo paradigma para o estudo da antropologia fundamental, exigindo, assim, uma reestruturação da configuração geral do saber, tratando da necessidade de uma teoria (um pensamento) transdisciplinar que se esforce por abranger o objeto, o único objeto ao mesmo tempo contínuo e descontínuo da ciência, a *Physis*, tentando estabelecer a articulação entre a física e a vida, o vivo e o humano.

Convém lembrar que, para que se possa iniciar um programa de intervenção imediato, com o objetivo de prevenir a entrada da manifestação da motricidade reflexa patológica, se torna de fundamental importância a realização do diagnóstico precoce das disfunções neuromotoras.

Um *terceiro estudo* foi realizado para verificar se o programa sendo utilizado por outros profissionais treinados manteria o mesmo percentual de recuperação motora dos prematuros portadores de sequelas após sofrerem síndrome hipóxico-isquêmica. Este estudo, também, tomou como base a importância do diagnóstico precoce, e o desenvolvimento motor normal que é constituído pela aquisição das etapas neuroevolutivas como, por exemplo, os marcos motores, como: (controle de cabeça, sentar, engatinhar, levantar-se e andar). Convém lembrar que o aprendizado se processa pela formação de esquemas motores e engramas sensoriais,[39] possibilitados pela maturação do cérebro intacto; pela interação com o meio; pelo estado motivacional e pelas habilidades cognitivas.[40]

O programa ISME propõe que a intervenção seja iniciada antes que o bebê experimente e automatize os movimentos patológicos, para que este possibilite a aquisição das etapas neuroevolutivas que constituem o desenvolvimento motor normal, em pré-termos portadores de disfunções neuromotoras decorrentes da Paralisia Cerebral, em que obtiveram um resultado altamente significativo quanto à aquisição das etapas neuroevolutivas. No primeiro estudo de Gonçalves e Silva,[18] 95,6% dos prematuros apresentaram aquisição da marcha independente com padrões estáticos e dinâmicos dentro da normalidade, e somente 4,4% mantiveram a persistência dos padrões patológicos. Convém ressaltar que a eficácia do programa ISME mostra-se diretamente relacionada com a realização do diagnóstico precoce das disfunções neuromotoras como mostrado no trabalho de Gonçalves e Silva (segundo estudo),[41] onde 100% do grupo que teve o diagnóstico precoce apresentou recuperação total dos padrões motores.

A população deste estudo foi composta de bebês prematuros que necessitaram de cuidados especiais, tendo que permanecer na UTI Neonatal de um hospital público do Município de Petrópolis. Foi realizada uma amostra ocasional estratificada, composta por (N = 348) bebês pré-termos, nascidos abaixo de 36 semanas, que no período neonatal apresentaram sinais positivos da síndrome hipóxico-isquêmica, no exame neurocomportamental, foram encontrados sinais de lesão do sistema nervoso central, como: hipertonia, resistência à movimentação passiva, sinal da roda denteada, reflexos patológicos, ausência de reflexos e reações normais à idade, desorganização comportamental e irritabilidade. O critério de exclusão utilizado neste estudo foi o não comprimento de todas as etapas do programa ISME no período de julho/2001 a julho/2005.

Como instrumentos de avaliação foram utilizados nas Escalas de sinais neurológicos de Dubowitz *et al.*[42] Este protocolo é consistido em 10 itens: observação da postura em supino; verificação da extensibilidade do punho (nesta pesquisa foi utilizada a verificação da extensibilidade da flexão dorsal do punho); dorsiflexão do pé; retorno da flexão do braço; retorno da flexão da perna; ângulo poplíteo; calcanhar-orelha; sinal do cachecol; sentado, observar a queda da cabeça; a suspensão ventral foi substituída pela observação da reação labiríntica de retificação na postura em prono.

Teste de Tônus Postural do Conceito Bobath

Trata-se de um teste de alta validação (validação lógica) editada por Berta Bobath, desde os anos 1950 e ainda preconizado em todos os cursos de aperfeiçoamento do Conceito Neuroevolutivo (com reconhecimento mundial), sendo assim utilizado nos cinco continentes como instrumento de avaliação de tônus postural por todos os NDTs (terapeutas do conceito neuroevolutivo). Tanto como critério de avaliação clínica, quanto em estudos de pesquisa na área. Este teste propõe a identificação do tipo de tônus muscular, pela avaliação das adaptações dos músculos "variando as atitudes", pelos padrões posturais normais impostos nos músculos. Berta Bobath,[13] já preconizava que a identificação do tipo tônus muscular deve ser avaliado por padrões posturais e não pelo teste da resistência do músculo ao estiramento. Podem-se encontrar:

a) Se a atividade reflexa postural for normal, rápida e imediato ajuste do músculo para as mudanças posturais.

b) Se a espasticidade e a rigidez estiverem presentes, resistência às mudanças de postura e atraso no ajuste das reações.

c) Se a atetose estiver presente, intermitente resistência dos músculos para mudanças posturais, alternando com completa ausência de resistência.

d) Se a flacidez estiver presente, falta de resistência e hiperextensibilidade das articulações nas mudanças dos padrões posturais. Entretanto, este teste pode ser executado e analisado em concomitância com o teste dos sinais neurológicos de Dubowitz *et al.*

Tabela das Reações do Desenvolvimento

Esta tabela referencial foi elaborada pelos autores: André-Thomas, Dargassies, Illingworth e Minkowski. Mais de 70 reflexos primitivos já foram detectados no período neonatal.[8] Porém, foram selecionados os mais significativos em termos de ontogênese da motricidade. Como:

- Moro.
- Gallant.

- Reflexo tônico-cervical assimétrico.
- Reação positiva de suporte.
- Marcha automática.
- Preensão palmar e plantar.
- Reação cervical de retificação.
- Reação corporal de retificação.
- Reação labiríntica de retificação.
- Landau.
- Reação de extensão protetora dos braços para frente, para os lados e para trás.
- Reação de colocação dos braços e das pernas.
- Astasia.
- Sucção.

Esta tabela tem validade lógica sendo utilizada, como instrumento de avaliação por todos os profissionais desenvolvimentistas.

Escala Evolutiva do Desenvolvimento Motor de Denver II

Esta escala foi revista por Frankenburg e Dodds, em 1992,[43] tendo sido utilizado somente o protocolo do desenvolvimento motor, (assunto pertinente da pesquisa). Esta tabela preconiza que o bebê deve apresentar as etapas neuroevolutivas do desenvolvimento motor nos referidos períodos: controle da cabeça entre o 3º/5º mês; sentar sem apoio entre o 6º/9º mês; engatinhar entre o 8º/11º mês e andar sozinho entre o 12º/14º mês. Esta escala obteve validade por critério, com índice de 0,99.[44]

Procedimentos de Diagnose

Foi aplicado o teste dos sinais neurológicos de Dubowitz *et al.* na UTI- neonatal, teste de tônus postural (Bobath), pesquisa dos reflexos primitivos, análise da Tabela do Ballard para indicar a idade cronológica do pré-termo e as condições de nascimento através do Apgar. Obedeceu-se, no estudo, o critério de exclusão em que todos os RN que não apresentavam os sinais positivos sugestivos da disfunção neuromotora.

Procedimento de Intervenção

O programa ISME foi iniciado na UTIN intermediária, depois no alojamento (materno-infantil) sendo feitas 2 sessões semanais com duração de 20 minutos, respeitando o estado geral do RN principalmente os estados da consciência[27] e monitorando o bebê pela abordagem síncrono-ativa.[28]

Após a alta hospitalar, no 1º mês de tratamento ambulatorial foi feita 1 sessão semanal, e a partir do 2º mês foram feitas duas sessões semanais. As sessões intervencionais até os 6 meses de idade corrigida tiveram o tempo de duração de 30 minutos, em que o principal objetivo foi a normalização do tônus e a entrada das reações automáticas. Após os 6 meses tiveram a duração em média de 40 minutos, o atendimento foi realizado em conjunto com outros educadores, cada qual com um bebê, onde as idades variaram de 6 a 12 meses; nesta fase se estabelece o processo intervencional, objetivando o ganho das etapas do desenvolvimento motor, inerentes à idade corrigida do bebê. O educador exerceu dois papéis fundamentais: de facilitador do movimento propriamente dito, e facilitador da interação do bebê com o objeto, com o outro, e com o meio, sendo, portanto, assim, facilitador da motricidade. Estes prematuros após receberem alta fisioterapia por volta de

13 meses de idade corrigida, foram mantidos em *follow-up* com retestagem aos 18 meses, aos 2 anos, aos 3 anos, para controle dos padrões motores. O *follow-up* será mantido até os 7 anos de idade.

Protocolo de Intervenção do Programa ISME

Tem como principais objetivos:

a) Facilitar a entrada das reações automáticas, inibindo simultaneamente os padrões motores patológicos.
b) Promover a entrada da aquisição das etapas neuroevolutivas e a integração dos reflexos primitivos.
c) Promover a formação e a experimentação de programas motores normais (plasticidade neuronal).
d) Promover tônus adequado para otimizar a função respiratória (principalmente na fase neonatal).

Procedimento Estatístico

Os dados obtidos na entrada (sequencial) e pós-programa (trimestralmente) foram tratados por análise qualitativa e não paramétrica sobre avaliações trimestrais, tendo como referência as etapas motoras aprendidas, segundo a escala do desenvolvimento motor, proposta por Denver II.

Resultados e Discussão

Em primeira instância, convém observar o quantitativo de entrada e saída do programa experimentado pela pesquisa, o que demonstra uma satisfatória permanência dos prematuros dela participantes, conforme pode-se observar por uma inspeção da Figura 10-3.

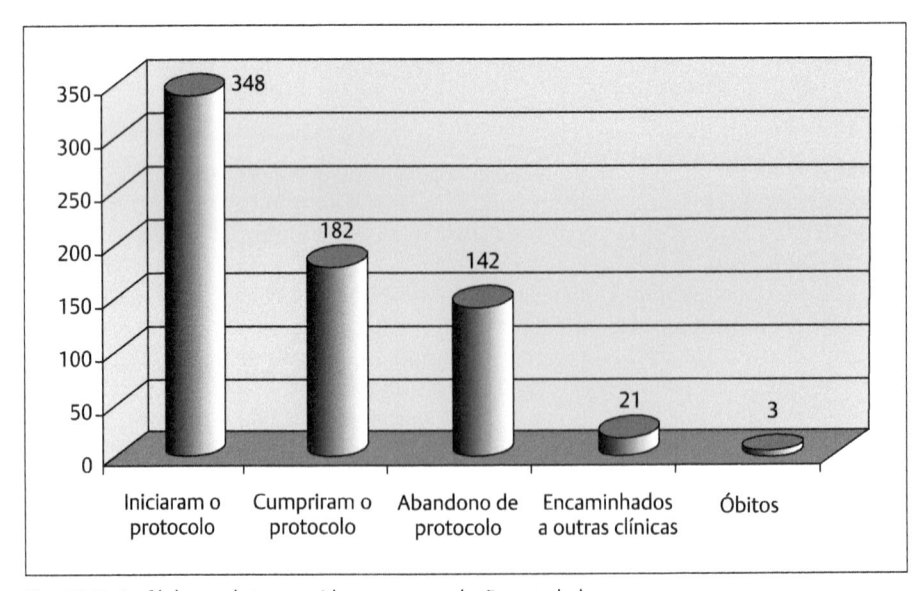

Fig. 10-3. Perfil de conduta ocorrida com a população estudada.

A análise de variância Chi², previamente definida para qualificar os dados resultantes da experimentação, revelou significância estatística entre os dados de entrada e saída dos membros do grupo em todos os trimestres da aplicação do programa. Os índices das comparações trimestrais indicaram significância sucessiva em termos de p < 0,05 em todas as avaliações. Os dados em termos percentuais finais foram dos 182 bebês que cumpriram o protocolo, 173 pré-termos (95,1%) apresentaram normalidade nas etapas do desenvolvimento motor no período proposto na escala de Denver II e, aos 12 meses de idade corrigida, adquiriram marcha independente com os padrões motores dentre da normalidade. Esta normalidade foi demonstrada pela presença de padrões de posturas estática e dinâmica dentro da referência normal, além de presença normal do mecanismo de reflexo postural (mecanismo de reajuste automático). Do grupo que aderiu totalmente o programa, somente 9 pré-termos (4,9%) não revelaram os padrões motores dentro da normalidade, observando-se persistência dos padrões motores patológicos e dos reflexos e reações primitivas (Fig. 10-4).

Diante dos resultados encontrados neste estudo, comparando-os aos resultados dos estudos realizados por Gonçalves & Silva,[18] em que participaram 69 pré-termos, sendo que 66 bebês (95,6%) apresentaram normalidade relativamente às etapas neuroevolutivas do desenvolvimento motor em bebês prematuros portadores de disfunções neuromotoras, e somente 3 pré-termos (4,4%) apresentaram persistência dos padrões patológicos. Em outro estudo realizado por Gonçalves & Silva,[41] em que foram excluídos os bebês que apresentavam problemas associados, como: malformação congênita; epilepsia com convulsões de difícil controle; síndromes genéticas; déficit cognitivo; qualquer tipo de microcefalia, 100% dos bebês que tiveram o diagnóstico realizado precocemente e iniciaram o tratamento interventivo imediatamente desde a UTIN, apresentaram recuperação total das disfunções neuromotoras, que receberam alta fisioterápica aos 13 meses de idade corrigida.

Quarto estudo foi feito com a utilização de um "N" maior para se verificar a relevância estatística sobre os resultados do programa ISME. Este estudo foi aceito e apresentado, em 2017, no congresso português de Fisioterapia, com o titulo de "Programa de Intervenção Sensório-Motora Essencial (ISME): Efeitos Na Reabilitação De Prematuros Com Disfunção Neuromotora".

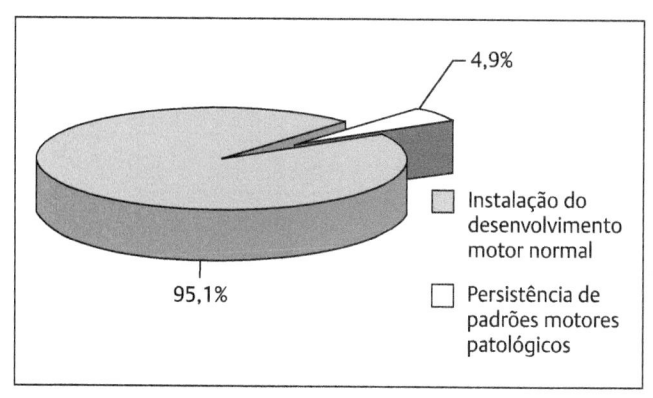

Fig. 10-4. Resultados obtidos com a implementação do Programa ISME, na recuperação motora de prematuros portadores de disfunções neuromotoras diagnosticadas precocemente.

O pressuposto substantivo definiu a possibilidade de que a intervenção imediata pode ser mais efetiva do que os métodos tradicionais que preconizam intervenção após o 3º mês de vida. O presente estudo investigou os efeitos da aplicação deste programa aplicado em cárácter imediato, desde o período neonatal logo após a triagem neuromotora até a aquisição do levantar-se sem apoio. Material e Métodos: foi realizado um estudo de coorte por amostra de conveniência. Participaram deste estudo 554 recém-nascidos pré-termos. Critério de inclusão: neonatos nascidos abaixo de 37 semanas, Apgar de quinto minuto igual ou abaixo de seis, de ambos os sexos, com alterações motoras decorrentes de lesão do SNC, como: resistência muscular à movimentação passiva dos membros; alterações dos reflexos primitivos e das reações arcaicas de endireitamento. Os testes foram realizados por uma única examinadora 30 minutos antes da dieta, tanto no hospital, quanto no ambulatório no Estado 5 de consciência.[6]

O Programa ISME – Intervenção Sensório-Motora Essencial -- foi elaborado, em 1995. O início da intervenção se deu na unidade hospitalar em que foram realizadas 2 sessões semanais de 20 minutos; após a alta hospitalar, no 1º mês de tratamento ambulatorial foi feita 1 sessão semanal, e a partir do 2º mês foram feitas 2 sessões semanais; as sessões intervencionais até os 6 meses de idade corrigida tiveram o tempo de duração de 30 minutos, em que o principal objetivo foi a normalização do tônus e a entrada das reações automáticas, o controle de cabeça e o sentar; após os 6 meses mantiveram a duração em média de 30 minutos, em conjunto com outros educadores, cada qual com um bebê, em que as idades variam de 6 a 12 meses; com o objetivo de que um lactente seja modelo para o outro; o fisioterapeuta exerce dois papéis fundamentais: de facilitador do movimento propriamente dito, e facilitador da interação do bebê com o objeto, com o outro, e com o meio, sendo, portanto, facilitador da motricidade.

Realizou-se a análise de variância (ANOVA) pelo teste χ^2 para verificar a diferença entre as médias das variáveis categorias e do teste t as variáveis contínuas previamente definidas para quantificar os dados resultantes da experimentação entre os dados de entrada e saída dos lactentes relativos à aquisição dos marcos motores a cada trimestre da aplicação do programa. Os índices das comparações trimestrais para indicar significância estatística aceita foram de $p < 0,05$ em todas as avaliações, com intervalo de confiança de 95%. A amostra totalizou 554 RNPT.

Características gerais dos RNPT da amostra:

- Peso de nascimento = 2.075 g (DP ± 538 g).
- Peso no dia do exame = 2.101 g (DP ± 368 g).
- Idade gestacional = 33 semanas (DP ± 2 semanas).
- Classificação dos RNPT: AIG = 87,8%, PIG = 7,6% e GIG = 4,6%.
- Distribuição por sexo; 283 (51,1%) eram do sexo masculino.
- Primeiro exame foi realizado: em média com 35/36 semanas de idade.

Foi observado que 95,6 % dos recém-nascidos pré-termos apresentaram normalidade na aquisição dos marcos motores do desenvolvimento no período proposto na escala de Denver II, com aquisição do controle de cabeça aos 5 meses, sentar com 7 meses, engatinhar aos 10 meses, marcha independente aos 12 meses com padrão motor postural estático e dinâmico normal e levantar-se sem apoio aos 13 meses de idade corrigida. Apenas 4,4% da população estudada não se beneficiaram do programa ISME, persistindo os sinais patológicos previamente observados (Figs. 10-5 e 10-6).

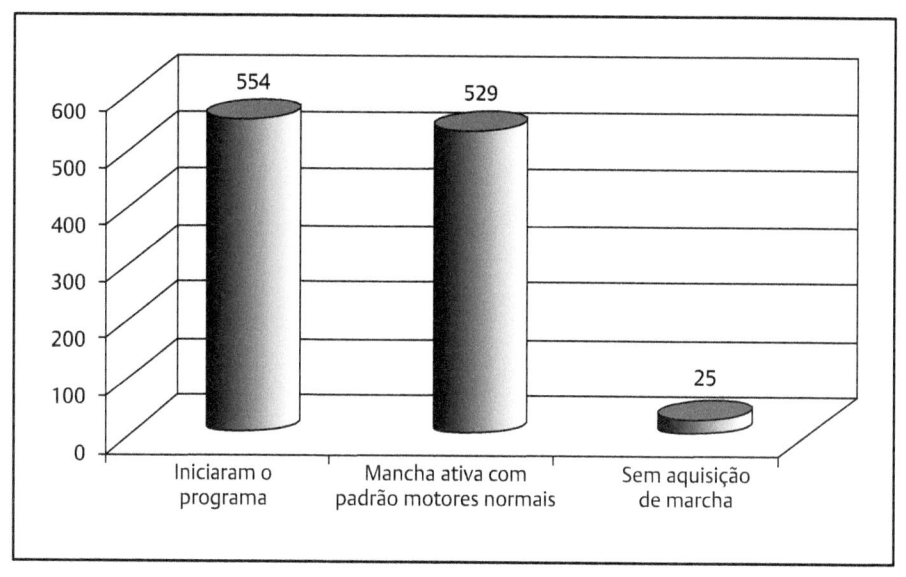

Fig. 10-5. Desfecho dos recém-nascidos que iniciaram tratamento pelo programa ISME.

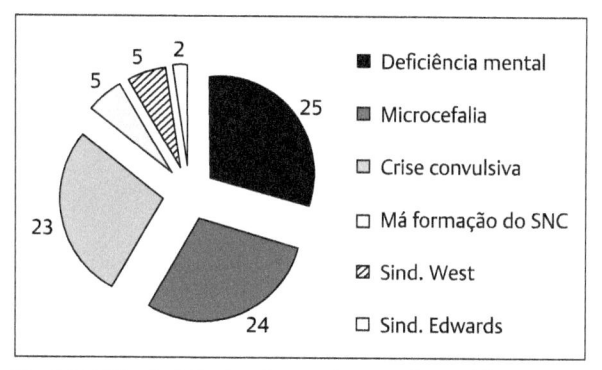

Fig. 10-6. Distribuição do número de casos dos problemas associados dos RNPT que não ganharam controle motor.

Os dados em termos percentuais finais foram de 529 pré-termos (95,6%), apresentando normalidade nas etapas do desenvolvimento motor no período proposto na escala de Denver II, com aquisição do controle de cabeça aos 5 meses, sentar 7 meses, engatinhar 10 meses e marcha independente com padrão motor postural estático e dinâmico aos 12 meses de idade corrigida. Vinte e cinco lactentes (4,4%) não fizeram a aquisição do controle motor.

O programa ISME quanto à aquisição dos marcos motores apresentou significância estatística com valor de *p* < 0,001 em *todas as variáveis* do estudo com intervalo de confiança de 95%. Pelo teste *t* no emparelhamento de diferenças na relação da *paralisia cerebral pura* com a *paralisia cerebral com problemas associados* o P - valor foi de (p< 0,001) dentro do intervalo de confiança de 95% (Figs. 10-7 e 10-8 e Tabela 10-6).

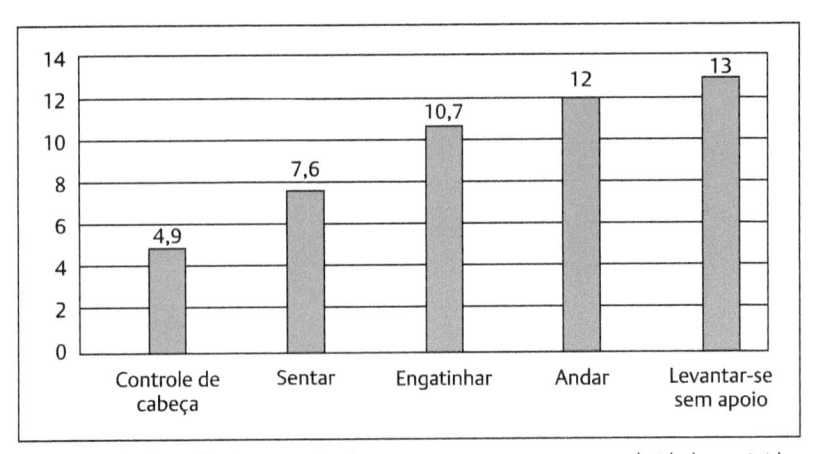

Fig. 10-7. Idade média da aquisição dos marcos motores em meses de idade corrigida.

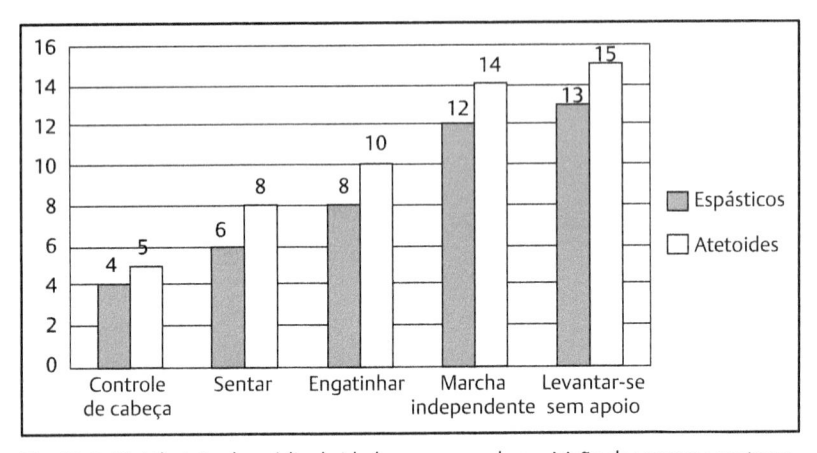

Fig. 10-8. Distribuição da média da idade em meses da aquisição dos marcos motores em idade corrigida.

Tabela 10-6

Variáveis do estudo	Média e desvio-padrão da aquisição dos marcos motores nas idades corrigidas
Controle de cabeça	$4,9 \pm 1,1$
Sentar	$7,6 \pm 1,9$
Engatinhar	$10,7 \pm 2,3$
Marcha independente	$12,6 \pm 2,6$
Levantar-se sem apoio	$13,8 \pm 2,9$

Discussão deste Estudo

Em função de o programa ISME preconizar a intervenção imediata, desde a UTI neonatal é possível promover a integração dos reflexos primitivos, a inibição total da espasticidade e dos reflexos patológicos, permitindo assim o aprendizado das etapas do desenvolvimento motor. Ao contrário do que se preconiza na reabilitação pediátrica, a qual propõe o início da intervenção a partir do 3º ou 4º mês de vida, com a justificativa de que o tratamento fisioterapêutico antes deste período é contraindicado em função da motricidade reflexa, fato este não observado no presente estudo.

Pode-se observar que os lactentes diagnosticados com o tipo de tônus hipertonia ou espásticos fizeram a aquisição dos marcos motores mais cedo quando comparados aos lactentes do grupo de atetoides, isto se justifica em função de o tônus flutuante dos atetoides dificultar o controle motor, principalmente para desenvolverem atividades que exigem vencer a ação da gravidade quando comparados aos espásticos.

Conclusões

- O programa ISME é uma ferramenta útil e de baixo custo, que estimula, de maneira eficaz, o desenvolvimento motor em recém-nascidos pré-termos com disfunção neuromotora.
- Com base na neurociência, acredita-se que os resultados obtidos pelo programa ISME são possíveis, porque nesta fase de vida em que se preconiza o inicio do programa de exercícios, o organismo neuromotor ainda não experimentou e automatizou o movimento patológico, não criando, assim, o esquema motor do movimento anormal. E que, através da ampliação da arborização dendrítica estimulada, através dos exercícios sensório-motores essenciais, criam-se, então, novos programas motores, promovendo assim o desenvolvimento das etapas motoras.
- Observa-se que os resultados obtidos se mostram altamente significativos, uma vez que em todos os trabalhos realizados pela presente autora os bebês que tiveram o diagnóstico das disfunções neuromotoras realizado precocemente e iniciaram o programa ISME ainda dentro da UTIN, apresentaram recuperação total dos distúrbios motores com percentuais acima de 95% dos casos. Não tendo sido encontrados na literatura dados tão significativos de ganhos obtidos com este objetivo.
- Com os resultados mostrados pode-se concluir que houve grande significância na obtenção da reabilitação total dos padrões motores nos pré-termos que tiveram o SNC lesionado no período pré-natal ou neonatal. Que conseguiram adquirir as etapas neuroevolutivas necessárias ao desenvolvimento motor, quando a implementação do programa de Intervenção Sensório-Motora Essencial foi iniciada, já na UTI neonatal. Desde que os pré-termos não apresentem, associada à síndrome hipóxico-isquêmica, déficit cognitivo, microcefalia frontal, epilepsia fora de controle, outras síndromes, descontinuidade no tratamento, e o diagnóstico tenha sido realizado precocemente.
- Com a implementação do programa ISME desde a UTI neonatal houve a integração dos reflexos primitivos, inibição total da espasticidade e dos reflexos patológicos, permitindo assim o aprendizado das etapas do desenvolvimento motor. Ao contrário do que se preconiza na reabilitação pediátrica, a qual propõe o início da intervenção a partir do 3º ou 4º mês de vida, alegando que o tratamento antes deste período possa ser agressivo ao SNC, fato este não observado nas pesquisas realizadas pela autora. Entretanto, também se mostrou de alta significância a presença de problemas associados aos distúrbios neuromotores, que envolvam os estados da motivação, cognição e epilepsia fora

de controle, serem de caráter incisivo para o não sucesso do programa ISME quanto ao ganho da aquisição das etapas do desenvolvimento motor normal.

- Acreditamos que como o programa ISME teve início antes de o bebê atingir 40 semanas de idade gestacional, isto sugere que realmente pode e deve-se intervir desde o nascimento, tão imediato quanto à identificação dos sinais neurológicos. Isto sugere, também, que a plasticidade neuronal do bebê é muito rica com relação à possibilidade da ampliação das árvores dendríticas, e que a eficiência deste trabalho tenha sido possível porque nesta fase de vida, em que preconizamos o início do programa ISME, o organismo neuromotor ainda não experimentou o movimento patológico, não criando assim o esquema motor deste movimento. E que através da ampliação da arborização dendrítica, estimulada, através dos exercícios sensório-motores essenciais, criam-se então novos esquemas motores, promovendo o desenvolvimento das etapas motoras.

- Utilizando-se também como base os resultados mostrados nestes estudos, pode-se concluir que a intervenção imediata pelo programa ISME promoveu a reabilitação total dos padrões motores associados aos atos de controle de cabeça, sentar, engatinhar e andar dos pré-termos participantes deste trabalho, que tiveram o SNC lesionado no período pré-natal ou neonatal. Estes conseguiram adquirir as etapas neuroevolutivas necessárias ao desenvolvimento motor, desde que os pré-termos não apresentassem, associada à síndrome hipóxico-isquêmica, déficit cognitivo, microcefalia frontal, epilepsia fora de controle e outras síndromes, ou tivessem seus diagnósticos realizados tardiamente.

- Com a implementação do programa desde a UTI neonatal, e o diagnóstico realizado precocemente foram otimizadas condições junto à integração dos reflexos primitivos, inibição total da espasticidade e dos reflexos patológicos, permitindo assim o aprendizado de novos programas motores necessários para a aquisição das etapas do desenvolvimento motor.

- De acordo com a literatura utilizada, em 1995, o modelo de intervenção imediata ainda não tinha sido experimentado por outros pesquisadores, embora exista uma vasta literatura abordando o tema de intervenção precoce nas UTIs neonatais, nenhuma delas ousou em propor uma terapia, em que o RNPT tivesse que mostrar respostas ativas aos programas intervencionais. O programa proposto por ISME preocupou-se de forma intensiva para que estes bebês não atingissem nenhuma forma de estresse.

- Quanto ao período de quatorze meses de intervenção mostrou-se suficiente para todos os bebês que participaram dos estudos, para que atingissem todas as etapas do desenvolvimento motor no período propício, proposto na grande maioria de tabelas de desenvolvimento motor normal, com a instalação de todas as reações e reflexos normais à idade corrigida, e por volta do 13º mês de idade corrigida, apresentando uso funcional dos braços, com execução de todas as mudanças de postura ativamente (como: passar para sentado, para gatas, engatinhar, passar para de pé, ficar de pé e andar), assim como a normalização dos padrões de movimento na situação estática e dinâmica, com a manifestação do mecanismo de reajuste postural automático.

- Os resultados encontrados comparados à Escala de Denver, relativos ao desenvolvimento motor, sugerem que de fato o cérebro lesionado também é capaz de aprender novos programas motores, uma vez que não tenha automatizado o padrão patológico, confirmando, assim, a capacidade de reorganização neural progressiva e extensiva o suficiente para "normatizar" o compêndio operacional da funcionalidade neuromotora, através da ampliação da arborização dendrítica, possibilitada pela plasticidade neuronal.

REFERÊNCIAS BIBLIOGRÁFICAS

1. Dubowitz L, Mushin J, De Vries L. Visual Function in the normal and neurologically compromised newborn infant. In: Evrard S, Minãoski A. Development. Neurobiology. New York: Raven; 1989.
2. Apgar V. Proposal for a new method of evaluation of newborn infant. Anesth Analg. 1950;32:260.
3. Dubowitz L, Dubowitz, V, Mercuri E. The Neurological Assessment of the Preterm and Full-term Newborn Infant. 2nd Ed. London: Cambridge University; 1999.
4. Braselton TB, Scholl ML, Robey JV. Visual Response in the Newborn. Pediatrics. 1966;37:284-90.
5. Bornstein MH. Attention in Infancy and the Prediction of Cognitive Capacities in Childhood. Sem Perinat. 1989;13:450-7.
6. Braselton TB, Cramer BG. Os cinco sentidos do recém-nascido. Estado de consciência, primeiras relações. São Paulo: Martins Fontes; 1992.
7. Amiel-Tison C. Neurological evaluation of the maturity of newborn infants. Arch Dis Child. 1986;43:89-93.
8. Fonseca V. Da filogênese à ontogênese da motricidade. Porto Alegre: Artmed; 1988.
9. Gherpelli JLD. Avaliação neurológica do recém-nascido prematuro. In: Neurologia Infantil - Lefèvre. 2. ed. Rio de Janeiro/São Paulo: Atheneu; 1989.
10. Andrade CRF. Fonoaudiologia em berçário normal e de risco: atualidades em fonoaudiologia. São Paulo: Lovise; 1996.
11. Bly L. Motor skills acquisition in the first year. Arizona: Therapy Skill Builders, 1994.
12. Bobath B. Abnormal postural reflex activity: caused by brain lesions. 3. ed. London: Willian Heinemann; 1985.
13. Bobath B. Students papers: second course. Bobath Centre, Londres; 1986.
14. Burns YR, McDonald J. Fisioterapia e crescimento na infância. São Paulo: Santos; 1999.
15. Coriat LF. Maturação psicomotora no primeiro ano de vida da criança. São Paulo: Cortez e Moraes; 1977.
16. Flehmig I. Desenvolvimento normal e seus desvios no lactente: diagnóstico e tratamento precoce do nascimento até o 18º mês. Rio de Janeiro/São Paulo: Atheneu; 1987.
17. Girolami G, Campbell S. Efficacy of a neuro-developmental treatment program to improve motor control in infants born prematurely. Pedriatr Phys Ther. 1994;6:175-84.
18. Gonçalves Céu MP, Silva VF. A influência da intervenção sensório-motora essencial no desenvolvimento motor em bebês prematuros portadores de disfunções neuromotoras. XXIV Simpósio Internacional de Ciência do Esporte: Vida Ativa para o Novo Milênio, São Paulo, 2001(24). p. 171.
19. Gonçalves Céu MP. Importância do diagnóstico precoce: sinais precoces de lesão cerebral em RN. Rev Soc Med. (Petrópolis). 1999;IV(8):4-7.
20. Gusman S, Meyerhof PG. Intervenção precoce em prematuros e neonatos de alto risco: neonatologia clínica e cirúrgica. Rio de Janeiro: Atheneu; 1986.
21. Shepherd RB. Fisioterapia em Pediatria. 3. ed. São Paulo: Santos; 1996.
22. Dubowitz V. Assessment of gestational age in newborn infants. In: Dev. Med. Child Neurology. 1972; 14.
23. Meyerhof PG. O neonato de risco: proposta de intervenção no ambiente e no desenvolvimento. In: Kudo AM, Marcondes E, Lins MLF, et al. (Coords.) Fisioterapia, fonoaudiologia e terapia ocupacional em pediatria. São Paulo: Sarvier; 1994.
24. Meyerhof PG, Prado TAF. Intervenção precoce na Paralisia Cerebral. São Paulo: Memnon, 1998.
25. Fernandes Filho J. A Prática da avaliação física: testes, medidas em escolares, atletas e academias de ginástica. Rio de Janeiro: Shape; 1999.
26. Frankenburg W, Camp B. Validity of the Denver developmental screening test. Child Developmental. 1971;42:475-85.
27. Klaus MH, Klaus PH. O surpreendente recém-nascido. Porto Alegre: Artmed; 1989.

28. Als H. A synactive model of neonatal behavioral organization: framework the assessment of neurobehavioral development in the premature infant and for support of infants and parents in the neonatal intensive care environment. Phys Occup Ther Pediatr. 1986;(6):3-4.
29. Wallon H. De L'acte a la pensée. Paris: Flamarion; 1970.
30. Merleau-Ponty M. Fenomenologia da Percepção. Tradução de Alberto Ribeiro de Moura. São Paulo: Martins Fontes; 1994.
31. Beresford H. Valor: saiba o que é. Rio de Janeiro: Shape; 1999.
32. Dolto F. Imagem inconsciente do corpo. Porto Alegre: Artmed; 1991.
33. Kendall PF, McGreary KE, Provance GP. Músculos, provas e funções. 4. ed. São Paulo: Manole; 1995.
34. Chugani H. O cérebro precisa de ginástica. Newsweek; 1996.
35. Degroot J. Neuroanatomia. 21. ed. Rio de Janeiro: Guanabara; 1994.
36. Tafner MA. Redes neurais artificiais: aprendizado e plasticidade. Revista Cérebro e Mente; Universidade Estadual de Campinas. Mar/Mai, 1998.
37. Morin E. O enigma do homem: para uma nova antropologia. 2. ed. Rio de Janeiro: Zahar; 1979.
38. Gabbard C, Santos DCC, Gonçalves VMG. Postural influences on manipulative behavior during infancy: a naturalistic observation. In: Klappenbach H, Gabbard C, Johnson PB, Keller RT. (Org.) Advances in Psychology Research. Nova Science; 2005.
39. Schmidt RA. Motor control and learning: a behavioral emphasis. Champaign, IL: Human Kinetics; 1982.
40. Fonseca V. Aprender a aprender: a educabilidade cognitiva. Porto Alegre: Artmed; 1998.
41. Gonçalves Céu MP, Silva VF. Prática Sensório-Motriz Construtiva: Efeitos no Desenvolvimento de Prematuros com Disfunções Neuromotoras. Revista Fisioterapia Brasil. 2002;(3)5:319-26.
42. Dubowitz LM, Dubowitz V, Goldberg C. Clinical assessment of gestational age in the newborn infant. J Pediatr. 1970 Jul;77(1):1-10.
43. Frankenburg WK, Dodds J, Archer P, Shapiro H, Bresnick B. The Denver II: a major revision and restandardization of the Denver Developmental Screening Test. Pediatrics. 1992 Jan;89(1):91-7.
44. Tecklin JS. Fisioterapia Pediátrica. 3. ed. Porto Alegre: Artmed; 2002.

BIBLIOGRAFIA COMPLEMENTAR

Als H, Lawhon G, Brown E, Gibes R, Duffy FH, McAnulty G, et al. Individualized behavioral and environmental care for the very low birth weight preterm infant at high risk for bronchopulmonary dysplasia: Neonatal intensive care unit and developmental outcome. Pediatrics. 1986;78(6):1123-8.

Bussad VSR. Plasticidade e estereotipia no desenvolvimento de padrões instintivos. Psicologia (SP, São Paulo). 1995;6:195-230.

Duus P. Diagnóstico Topográfico em Neurologia. Rio de Janeiro: Cultura; 1997.

Ferrareto I, Souza AMC. Paralisia Cerebral: Aspectos Práticos. São Paulo: Memnon; 1998.

Gherpelli JLD. Congresso Brasileiro de Fonoaudiologia Neonatal e Jornada Multidisciplinar de UTI Neonatal e Pediatria. São Paulo, 2003.

Gonçalves Céu MP. Desenvolvimento motor normal e seus desvios. Apostila do curso ministrado na Universidade Católica de Petrópolis, com organização da Fundação Municipal da Saúde de Petrópolis, 2000.

Labraba RC, White JL. The effects of tactile and kinesthetic stimulation on neonatal development in the premature infant. Developmental Psychobiology, 1976;(9)6:569-77.

Lundy-Ekman L. Fundamentos da neurociência para a reabilitação. Rio de Janeiro: Guanabara Koogan; 2000.

Newcombe N. Desenvolvimento Infantil: Abordagem de Mussen. 8. ed. Porto Alegre: Artmed; 1999.

Wajnszteijn R. Prevenção na UTI neonatal. Artigo apresentado no XV Congresso de Neurologia e Psiquiatria Infantil – Diagnósticos de Novas Terapêuticas e Novos Paradigmas. Rio de Janeiro: ABENEPI, 1999.

ANEXOS

Anexo 10-1
Escala de Sinais Neurológicos de Dubowitz *et al.* (1970)

Nome: _____

Data nasc._____   Data do exame:_____

Sem. ao nasc._____   Idade corrigida:_____

Sinais neurológicos	RESULTADO					
	0	1	2	3	4	5
Postura						
Extensibilidade da mão	90°	80°	45°	30°	0°	
Dorsiflexão do pé	90°	75°	45°	20°	0°	
Retorno da flexão do braço	180°	90–100°	90°			
Retorno da flexão da perna	180°	90–100°	< 90°			
Ângulo poplíteo	180°	180°	130°	110°	90°	< 90°
Calcanhar-orelha						
Sinal de cachecol						
Queda da cabeça						
Suspensão ventral						

Anexo 10-2
Cronologia dos reflexos e reações do desenvolvimento*

	− + Esboçada				+ Presente				+ − Fraca				
Meses	1	2	3	4	5	6	7	8	9	10	11	12	24
Moro	+	+	+	+	+/−								
Gallant	+	+	+/−										
RTCA		+											
Positiva de suporte	+	+											
Marcha automática	+	+											
Preensão palmar	+	+	+	+/−									
Plantar	+	+	+	+	+	+	+	+					
Sucção	+	+	+	+/−									
Reação cervical retificação	+	+	+	+	+/−	+/−	+/−	+/−	+/−	+/−	+/−		
Reação corporal ret.					−/+	+	+	+	+	+	+	+/−	+/−
Reação labiríntica	−/+	+	+	+	+	+	+	+	+	+	+	+	+
Landau								+	+	+	+	+	+/−
Extensão protetora frente						+	+	+	+	+	+	+	+
Lados								+	+	+	+	+	+
Atrás										+	+	+	+
AStasia			−/+	+	+	+/−	+/−						

(*) Etapas de aparecimento, persistência e desaparecimento das reações de desenvolvimento.
Com base em material do curso Bobath, Método Neuroevolutivo.[13]

Anexo 10-3
Escala do Desenvolvimento de Denver

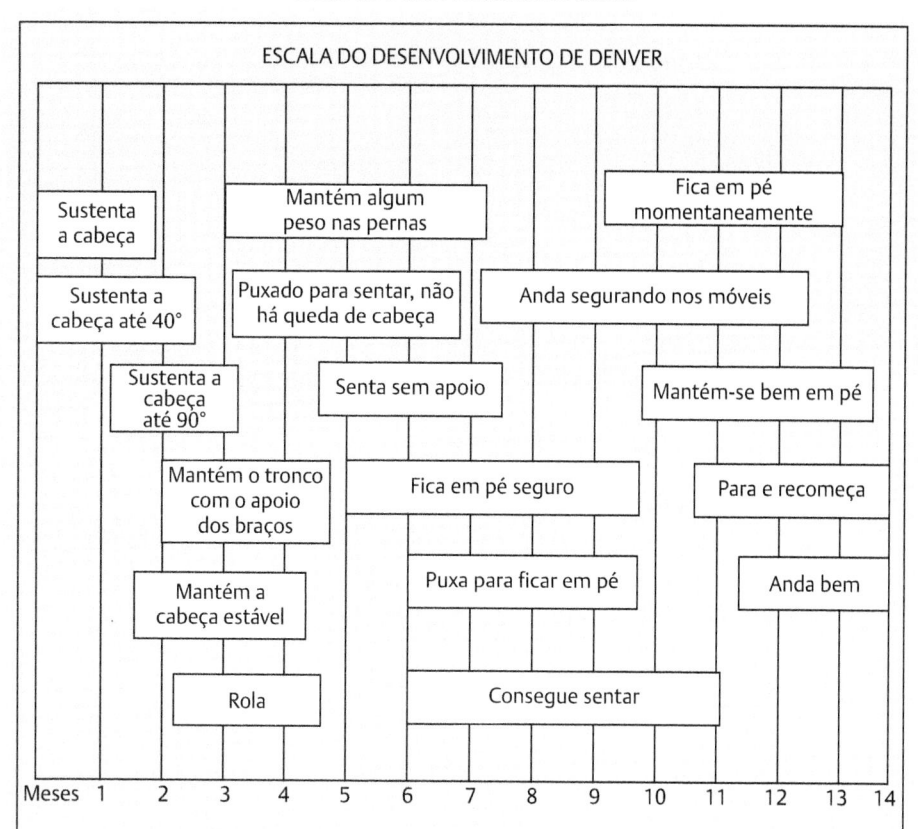

ESCALA DO DESENVOLVIMENTO DE DENVER

Meses 1   2   3   4   5   6   7   8   9   10   11   12   13   14

Nota: Foi realizada uma ampliação da Escala do Desenvolvimento de Denver referente somente ao desenvolvimento motor de 0 a 14 meses, com o objetivo de elucidar as etapas motoras que se desenvolvem neste período.

Anexo 10-4
Protocolo de avaliação do lactente[19]

Nome: _____ Data: _____
Data de Nasc.: _____ Semana Gestacional: _____
Idade Corrigida.: _____ 40ª Semana em: _____

4º mês de idade corrigida

I – Controle da cabeça (prono):

A) Vira a cabeça para os lados.   = 1   ( )

B) Eleva a cabeça e vira-a para os lados.   = 2   ( )

C) Eleva a cabeça a ± 45º.   = 3   ( )

D) Eleva e mantém a cabeça elevada a 90º.   = 4   ( )

II – Apoio dos braços (prono):

A) Peso corporal deslocado sobre a cintura escapular, braços fletidos, cabeça com   = 1   ( )
pequeno grau de liberdade.

B) Peso corporal deslocado sobre os antebraços assimétricos.   = 2   ( )

C) Peso corporal deslocado sobre os antebraços abduzidos, cotovelos atrás dos   = 3   ( )
ombros.

D) Peso corporal nos cotovelos fletidos a 90º perpendiculares aos ombros.   = 4   ( )

III – Suporte de peso nas pernas (colocado e mantido em pé):

A) Peso nos antepés, tornozelos, joelhos e quadril. Terminar sem nenhum grau de   = 1   ( )
liberdade (positiva de suporte = espasticidade).

B) Peso nos antepés, marcha automática, cruzando as pernas.   = 2   ( )

C) Peso nos antepés com tendência à inversão (instabilidade).   = 3   ( )

D) Peso nos antepés com pernas em extensão, intercaladas com a não tomada de   = 4   ( )
peso fazendo flexão das mesmas.

Avaliador: _____   Data: _____

7º mês de idade corrigida

I – Controle do tronco:

A) Quando colocado sentado, a cabeça e o tronco caem para trás sem condições de   = 1   ( )
alinhamento.

B) Tronco apoiado, cabeça alinhada.   = 2   ( )

C) Tronco inclinado para a frente com apoio dos braços.   = 3   ( )

D) Permanece sentado sem ajuda com braços livres e manuseia objetos   = 4   ( )

II – Apoio dos braços (prono):

A) Braços ao lado do corpo, com peso nos antebraços   = 1   ( )

B) Apoio de braços com padrões fragmentados. Por exemplo: um (dir.), com apoio   = 2   ( )
no cotovelo; e o outro (esq.), apoio com extensão de cotovelo, peso na palma da
mão, e vice-versa.

C) Rola de prono para supino.   = 3   ( )

D) Apoio de braços estendidos com deslocamento do corpo para trás.   = 4   ( )

Anexo 10-4
Protocolo de avaliação do lactente[19] *(Cont.)*

III – Suporte de peso nas pernas (colocado e mantido em pé)

A) Toma peso corporal na ponta dos pés com extensão de joelhos e rotação interna das pernas. = 1 ( )

B) Tenta alinhamento corporal, peso nos pés com padrões de imaturidade (movimentos de inversão e eversão). = 2 ( )

C) Pés totalmente apoiados na superfície, apresentando movimentos de flexão e extensão de joelho. = 3 ( )

D) Toma peso nos pés, busca o alinhamento do quadril, aos ombros e tornozelos = 4 ( )

Avaliador: _____ Data: _____

10º mês de idade corrigida

I – Mudanças de postura:

A) Quando colocado sentado, não mantém a postura. = 1 ( )

B) Passa para sentar, sozinho. = 2 ( )

C) Passa para gatas, engatinha e volta para sentado. = 3 ( )

D) Passa para de pé, com apoio. = 4 ( )

II – Uso funcional dos braços:

A) Supino, não faz extensão total contra a gravidade. = 1 ( )

B) Em prono, intercala apoio de cotovelos com braços em extensão. = 2 ( )

C) Sentado, usa os braços para apoio, manuseio e mudança de postura. = 3 ( )

D) Usa os braços em padrões adequados para executar mudanças de postura do rolar até o de pé, e manipula objetos = 4 ( )

Avaliador: _____ Data: _____

13º mês de idade corrigida

I – Independência motora (controle motor):

A) Permanece sentado, passa ativamente para a mesma. = 1 ( )

B) Rola, passa para sentado e para gatas, e vice-versa. = 2 ( )

C) Engatinha, passa para de pé com apoio. = 3 ( )

D) Anda sozinho com os padrões motores dentro da normalidade. = 4 ( )

II – Reflexos e Reações Primitivos:

A) Reflexos primitivos presentes, bloqueando a entrada das reações corporais. = 1 ( )

B) Reflexos primitivos fracos, com reações corporais deficientes. = 2 ( )

C) Reflexos primitivos ausentes, com reações de retificação corporal presentes. = 3 ( )

D) Reações de proteção, retificação e equilíbrio presentes. = 4 ( )

Avaliador: _____ Data: _____

PROTOCOLO DE TRIAGEM NEUROMOTORA NEONATAL

Na presença de lesão do Sistema Nervoso Central (SNC), devido ao quantitativo de áreas associadas à motricidade, no cérebro, quase sempre uma lesão cerebral tende a interferir negativamente na *performance* motora do indivíduo[1-9] e, nos bebês prematuros, interfere no desenvolvimento neuropsicomotor, levando ao aparecimento de disfunções neuromotoras.

Vasta literatura mostra que os bebês que nascem prematuramente são mais suscetíveis às lesões do SNC devido à imaturidade do sistema nervoso central e à fragilidade da rede vascular cerebral. Atualmente observa-se que esta população vem aumentando devido aos grandes avanços da alta tecnologia das UTI neonatais, tanto em termos de aparelhos e medicamentos, quanto em melhor capacitação dos profissionais que estão cada vez mais especializados, possibilitando, assim, a preservação da vida do pré-termo de risco.[10,11]

Entretanto, esta condição aumenta, também, assim, o número de bebês de alto risco que sofreram a síndrome hipóxico-isquêmica e Kernicterus pela hiperbilirrubinemia. A literatura afirma que aproximadamente 25% a 30% dos prematuros de alto risco desenvolvem alguma forma de disfunções neuromotoras nos primeiros meses de vida.[10,12-14]

Em função da grande importância do diagnóstico precoce, vários protocolos de avaliação foram criados por: Prechtl (1964);[15] Brazelton (1992);[16] Amiel Tison (1986);[17] Dubowitz e Dubowitz (1999);[5] Gonçalves (1999)[18] e Campbell & Girolami (2001).[19] Assim como várias propostas de intervenção foram implementadas, com o objetivo de minimizar e/ou prevenir a instalação indevida de padrões motores, os protocolos de intervenção apresentaram resultados significativos,[12,20-23] porém nenhum destes programas intervencionais propôs a intervenção Sensório-Motora na forma de exercícios, requisitando do neonato, pré-termo, respostas corporais ativas.

O desenvolvimento motor instala-se pela formação de esquemas motores e engramas sensoriais, possibilitados pela presença de um sistema nervoso intacto, na sua interação com o meio, decorrente da capacidade percepto-cognitiva do bebê norteada pela motivação. Entretanto, na presença de lesão do sistema nervoso central (SNC), devido ao quantitativo, no cérebro, de áreas associadas à motricidade, quase sempre uma lesão tende a interferir negativamente no desempenho motor do indivíduo; e, nos bebês prematuros de alto risco, interfere no desenvolvimento neuropsicomotor, levando ao aparecimento de disfunções neuromotoras.

Portanto, quando esse complexo mecanismo que abrange a motricidade humana é alterado, faz surgir a manifestação da motricidade reflexa patológica, que promoverá a formação de padrões de posturas e movimentos anormais. Estes impedirão a instalação das etapas sequenciais do desenvolvimento motor normal, instalando-se, assim, os padrões motores das disfunções neuromotoras que se refletem na presença de padrões de postura e de movimento não observáveis no desenvolvimento motor normal.

Segundo a literatura pesquisada, aproximadamente 25% a 30% dos prematuros de alto risco desenvolvem alguma forma de distúrbios neuromotores nos primeiros meses de vida.[10,12,24] Essa pesquisa foi reafirmada pela Organização Mundial de Saúde.[13]

Como as consequências do acometimento das áreas motoras se refletem diretamente na instalação das etapas do desenvolvimento motor do bebê pela alteração do tônus muscular, este altera a amplitude articular e a extensibilidade muscular, como, também, interfere nos reflexos primitivos e nas reações arcaicas de endireitamento, tendo em vista que o período propício para a especialização celular ocorre com o processo de maturação neuroplástica que se inicia na fecundação, e deve estar pronto até os dois anos de idade. Após esse período, o mecanismo prolonga-se por vários longos anos. Entretanto, quando se trata do tema relativo à recuperação motora dos bebês nascidos prematuramente portadores de disfunções neuromotoras, ela só se faz possível frente à estimulação e facilitação do aprendizado de novos programas motores. Entretanto, essa possibilidade só existe quando se intervém motoramente antes que o SNC experimente e automatize os padrões motores patológicos.[11,25-27] Portanto, convém salientar que este fato é consequência direta do diagnóstico precoce das disfunções.

Vários são os autores que fundamentam o princípio do aprendizado de novos programas motores na plasticidade neuronal.[28-34] Eles afirmam que a neuroplasticidade é a tendência que o sistema nervoso tem de ajustar-se perante influências provindas do ambiente durante o desenvolvimento, e de estabelecer ou reorganizar funções desorganizadas por condições patológicas ou experimentais.

Na interpretação ampla do termo, incluem-se a aprendizagem e a memória, que requerem do organismo mudanças internas, em resposta à prática e às experiências por ele vivenciadas e internalizadas, ocorrendo e promovendo simultaneamente o desenvolvimento do processo da maturação neurológica.[35]

Em função dessa possibilidade de recuperação motora total, desde que o diagnóstico das disfunções neuromotoras seja realizado precocemente,[11,18,25] emergiu, portanto, a grande necessidade de um instrumento, um protocolo de avaliação, que fosse ao mesmo tempo objetivo, prático e eficaz para o diagnóstico precoce das disfunções neuromotoras nos bebês de risco em qualquer condição socioeconômica.

Segundo Girolami e Campbell,[12] e Wajnszteijn,[10] cerca de 30% a 40% dos prematuros de alto risco desenvolvem disfunções neuromotoras. O que de fato é um número muito expressivo se considerarmos que, atualmente, 10% a 15% dos partos são prematuros*, levando ao crescente aumento do número das unidades de UTIN.

Convém refletir que, segundo dados atualizados, no mundo nascem mais de 15 milhões de prematuros por ano;[36] anualmente no mundo, cerca de 30 milhões de bebês nascem prematuros ou com baixo peso;[37] entretanto, mais de 1 milhão deles morre dias após o parto;[36] em 2017, em torno de 2,5 milhões de recém-nascidos morreram nos primeiros 28 dias de vida, a maioria por causas evitáveis. Cerca de 65% eram prematuras;[37] entre os recém-nascidos com maior risco de morte e deficiência, estão aqueles com complicações relacionadas à prematuridade, lesão cerebral durante o parto, infecção bacteriana grave, icterícia e/ou condições congênitas;[37] o Brasil está entre os 10 países no mundo com o maior número de partos prematuros, num total de 280 mil partos por ano (2012). Atualmente no Brasil nascem cerca de 340 mil bebês prematuros a cada ano, taxa de 11,5% (2019); estima-se que nasçam de 15 a 20 mil bebês /ano com asfixia perinatal; do total de mortes infantis, 5,3 milhões ocorrem nos primeiros 5 anos de vida, quase metade delas no primeiro mês de vida. A prematuridade é a segunda causa de morte de crianças com menos de cinco anos de idade, ficando atrás somente

---

* Dados do Ministério da Saúde, 2006.

da pneumonia. A taxa de mortalidade brasileira dos bebês prematuros é de 9,2%.[37] Aproximadamente de 30% a 40% dos RNPT sofre injúria cerebral. O estado brasileiro de Alagoas tem maior taxa de mortalidade infantil do país, com 30,2 mortes de crianças com idades menores que 1 ano, em 2010; Santa Catarina tem o menor índice: 9,2 óbitos. O Sudeste do país foi a região com maior redução em pontos percentuais - queda de 78,1% nas últimas três décadas (de 57,7 para 12,6 por mil nascidos vivos). O Nordeste foi o que apresentou a maior redução absoluta do índice, de 97,1 para 76,3%. Ainda assim, segue sendo a região com mortalidade mais alta. No Norte, a diminuição foi de 65,2%. No Centro-Oeste houve decréscimo de 64,3% nos óbitos de crianças com menos de um ano de vida. O Sul, que teve queda de 78,0%, apresenta o menor índice absoluto: 10,1 óbitos a cada mil nascidos vivos.

Portanto, em função da importância do tema proposto, existem na literatura clássica vários modelos de protocolos de avaliação com o objetivo do diagnóstico precoce das disfunções neuromotoras. Entretanto, observa-se que todos os protocolos de avaliação são extensos, exigindo um longo período para sua aplicação, apresentando grande número de itens a serem pesquisados, fato que acaba por dificultar a aplicação dos mesmos, principalmente nos serviços públicos, onde a demanda de atendimento aos bebês se torna cada vez maior.

Por outro lado, na prática clínica, podemos observar, ao longo dos mais de 40 anos no exercício da fisioterapia, como o comportamento motor se estabelece, e como se dá sua recuperação frente às lesões neurológicas. Portanto, procurei idealizar um protocolo o mais objetivo possível nas questões das alterações do tônus muscular global, tanto refletidas no sistema musculoesquelético, quanto na manifestação dos reflexos primitivos, reações arcaicas e atividade reflexa patológica.[38]

Dentre os protocolos existentes, que apresentam condições de alta fidedignidade, tive maior identificação com os trabalhos de Dubowitz e Dubowitz,[5] que propõem uma avaliação neurocomportamental, que, de fato, traça o perfil real do recém-nato de risco. Porém, trata-se de um protocolo que exige um tempo longo para sua aplicação, não que seja longo demais, mas porque Dubowitz preconiza que o bebê deve ser avaliado no seu melhor momento do dia, para que não sejamos "desonestos" com suas competências, o que, na realidade, torna necessário, às vezes, realizar o exame em duas ou três etapas no mesmo dia.

Quando se busca refletir sobre a real situação da saúde que o poder público pode oferecer no momento à população, defrontamo-nos com a cruel realidade de uma grande demanda, que é superior ao número de profissionais provedores da saúde. Na realidade, somos uma população que vive as condições de um país de terceiro mundo, não no que concerne às condições tecnológicas ou de capacitação de profissionais. Nesses requisitos estamos no plano do primeiro mundo. Mas quando se trata da demanda, essa cresce assustadoramente. Portanto, o protocolo de Dubowitz torna-se inviável para que possamos realizar, em nossa rotina, a avaliação, seguida da intervenção terapêutica.

Assim sendo, na procura de um protocolo prático, objetivo e eficaz, foi criado o Protocolo de Triagem Neuromotora Neonatal com base no protocolo da Escala dos Sinais Neurológicos de Dubowitz et al.,[39] que foi elaborado para designar a idade gestacional dos bebês recém-nascidos prematuramente.

O Protocolo de Triagem Neuromotora Neonatal[18,27] tem-se mostrado competente, confiável, prático, objetivo e eficaz para tal função. Após vários estudos realizados, pode-se afirmar que o protocolo é um grande identificador das disfunções neuromotoras, servindo, portanto, como instrumento de avaliação para o diagnóstico precoce das mesmas.

Para se testar a validade do Protocolo de Triagem Neuromotora Neonatal foi realizado um estudo para verificar as vantagens e as desvantagens do mesmo comparado ao Exame Neonatal Neurocomportamental, para o diagnóstico precoce das disfunções neuromotoras nos bebês de risco. Dos trinta recém-natos pré-termos estudados, cem por cento conseguiram finalizar a avaliação pelo Protocolo de Triagem Neuromotora Neonatal.[18,27] Durante o exame, nenhum dos bebês examinados apresentou sinal de estresse. Entretanto, somente 15 bebês - que representam (50%) da amostra - conseguiram concluir o protocolo de Dubowitz;[5] com nove bebês - que compõem (30%) da amostra estudada - a avaliação ficou incompleta, porque os bebês começaram a apresentar sinais de estresse; e seis bebês - 20% da amostra - apresentavam-se acima da idade preconizada para o exame de Dubowitz, que avalia até quarenta e duas semanas de idade gestacional.

Convém descrever as vantagens e desvantagens do Protocolo de Triagem Neuromotora Neonatal. As vantagens: tempo médio para a avaliação é de sete minutos; de fácil realização, devido a apresentar todos os itens de pesquisa em gravura, em uma só folha, o que favorece, também, uma melhor visibilidade dos resultados, permitindo a conclusão do exame, quanto ao tônus postural, de forma mais rápida. Rápido, fácil de ser aplicado; aplicável em 100% da amostra; conclusão diagnóstica de fácil realização obtida pela soma dos escores. Em função de ser rápido, não leva ao estresse, e pode ser realizado em tempo único. Já desvantagens não foram identificadas em nenhum dos aspectos abordados, quanto ao exame e conclusão diagnóstica.

Trabalhos recentes têm mostrado que, quando esses sinais são detectados ainda na fase neonatal, isso possibilita a entrada imediata da Intervenção Sensório-motora Essencial (programa ISME descrito no Capítulo 9) que, se aplicada dentro dos períodos propícios, proporciona a normalização dos padrões motores anormais, desde que os bebês não apresentem lesões associadas às lesões das áreas motoras.[11,25-27]

Portanto, um protocolo de exame físico mostrará eficácia em relação à identificação das disfunções neuromotoras, o que viabilizará o diagnóstico precoce das mesmas, podendo ser utilizado por profissionais treinados, facilitando, assim, o atendimento imediato desses RNPT (recém-nascidos pré-termos), população que vem aumentando gradativamente pelos avanços da tecnologia.[28-34]

O Protocolo de Triagem Neuromotora Neonatal[40] realizado por exame físico, além de criar uma linguagem uniforme, possibilita o diagnóstico precoce das disfunções neuromotoras em qualquer cidade brasileira, ou município distante, carente ou não, sem trazer ônus para a União.

Assim sendo, este estudo se propôs a elaborar um protocolo de exame físico do bebê para viabilizar rapidez no diagnóstico das disfunções neuromotoras decorrentes da síndrome hipóxico-isquêmica neonatal, uma vez que os exames de alta tecnologia sejam de caráter muito oneroso, e, no caso da fMRI (imagem por ressonância magnética funcional) e do PET (tomografia por emissão de pósitrons), nem toda a rede pública tem o equipamento, e, quando tem, o acesso ao mesmo é difícil devido à grande demanda, tendo-se que esperar por um período muito longo, o que acaba descaracterizando o diagnóstico precoce. Além disso, como esses exames são de caráter invasivo, poder-se-iam deixar os exames de alta resolução para auxiliarem nas conclusões diagnósticas do grupo clínico que necessita de uma pesquisa mais precisa quanto às estruturas cerebrais.

Por outro lado, atualmente, na maioria dos grandes centros tem-se acesso ao exame de USTF (ultrassom transfontanela), porém, este não tem mostrado coerência entre a imagem e as disfunções neuromotoras. Têm aparecido resultados com conclusão do exame normal em bebês portadores de disfunções neuromotoras, e resultados de imagens anormais em bebês com motricidade normal, falsos negativos, o que vem reforçar a necessidade de um exame físico voltado para os padrões motores do bebê.

O presente estudo justificou-se pela inexistência de um Protocolo de Triagem Neuromotora Neonatal validado para ser utilizado, tanto para a realização do diagnóstico precoce de sequelas neuromotoras, quanto para possibilitar mais avanços nas pesquisas relacionadas aos padrões motores normais e anormais do RNPT. Vários estudos têm mostrado a consequência que uma lesão encefálica pode promover na vida dos bebês de risco que sofrem a síndrome hipóxico-isquêmica.

Por outro lado, na prática diária, observa-se uma grande incoerência entre os resultados de exames de imagem, que ainda não mostram total eficácia no diagnóstico dos transtornos do movimento. Além de apresentarem um custo financeiro inviável ao poder aquisitivo da população, aos planos de seguro de saúde, que não conseguem arcar com o ônus dos mesmos, assim como à União.

Por essas razões, optou-se pela elaboração de um protocolo que apresentasse objetividade, praticidade e rapidez na conclusão diagnóstica.

O protocolo é composto de 18 itens de fácil visualização, fácil realização e fácil identificação. O exame propõe critérios de pesquisa realizados diretamente nas regiões por onde se inicia a instalação da hipertonia. Pode ser realizado num curto período de tempo, no máximo 10 minutos, fato este, que proporciona otimização do tempo nos serviços públicos, mesmo com a grande demanda que lhes é característica, podendo, também, ser aplicado nas regiões distantes dos grandes centros.

O Protocolo de Triagem Neuromotora Neonatal[18,27] levou 10 anos para ser concluído. Nesse período foram realizadas todas as modificações necessárias para que qualquer avaliador, *após treinamento*, tenha capacidade de conclusão diagnóstica através da identificação dos sinais neurológicos dos distúrbios neuromotores de recém-natos prematuros e a termo de alto risco, ou de qualquer neonato, o mais precoce possível.

Neste estudo, foram utilizados, como padrão-ouro, o Exame Neurocomportamental de Dubowitz[5] e testes de reflexos primitivos André-Thomas, Dargassies, Illingworth e Minkowski.

Para a elaboração do Protocolo de Triagem Neuromotora Neonatal tivemos, como base, o protocolo da Escala dos Sinais Neurológicos de Dubowitz *et al.*,[39] que foi elaborado para designar a idade gestacional dos bebês recém-nascidos prematuramente. A partir deste modelo, foram elaboradas possibilidades clínicas quanto à postura, tônus passivo, tônus ativo, reflexos primitivos e reações corporais de reajuste automático.

No dia do exame, o bebê deve estar clinicamente estável, ou seja, sem nenhum mal--estar que possa vir a prejudicar sua competência nesse dia. O exame deverá ser aplicado num ambiente o mais tranquilo possível e de preferência 30 minutos antes da dieta, para evitarmos a interferência de barulhos e da alteração de tônus decorrente de fome. Também será necessária a observação dos seus estados da consciência (que oscilam do estado 1 ao estado 6), devendo ser examinado nos estados de alerta, ou seja, estados 4 e/ou 5 (Anexo 11-1).

A aplicação do protocolo deve ser iniciada pela observação da postura com a marcação do escore que mais se aproxima da postura do bebê, seguida da avaliação do tônus passivo dos membros superiores, membros inferiores, avaliação do tônus ativo, reflexos primitivos e reações de alinhamento. A conclusão diagnóstica é realizada pela soma dos escores obtidos, associada aos dados clínicos do bebê.

Exame físico através do Protocolo de Triagem Neuromotora Neonatal®.[18,27] Versão 6.0. Bebê com um mês de idade corrigida (Fig. 11-1).

No exame físico, anota-se o escore manifestado no item avaliado de cada situação proposta no Protocolo de Triagem Neuromotora Neonatal,[18,27] e, ao final do exame, somam-se todos os itens, sempre utilizando o escore de maior valor. Para a conclusão diagnóstica, é necessário associar o escore total à manifestação dos reflexos primitivos, porque os bebês que tiveram hiperbilirrubinemia tendem a apresentar um escore total que, quando analisado isoladamente, sugere normotonia.

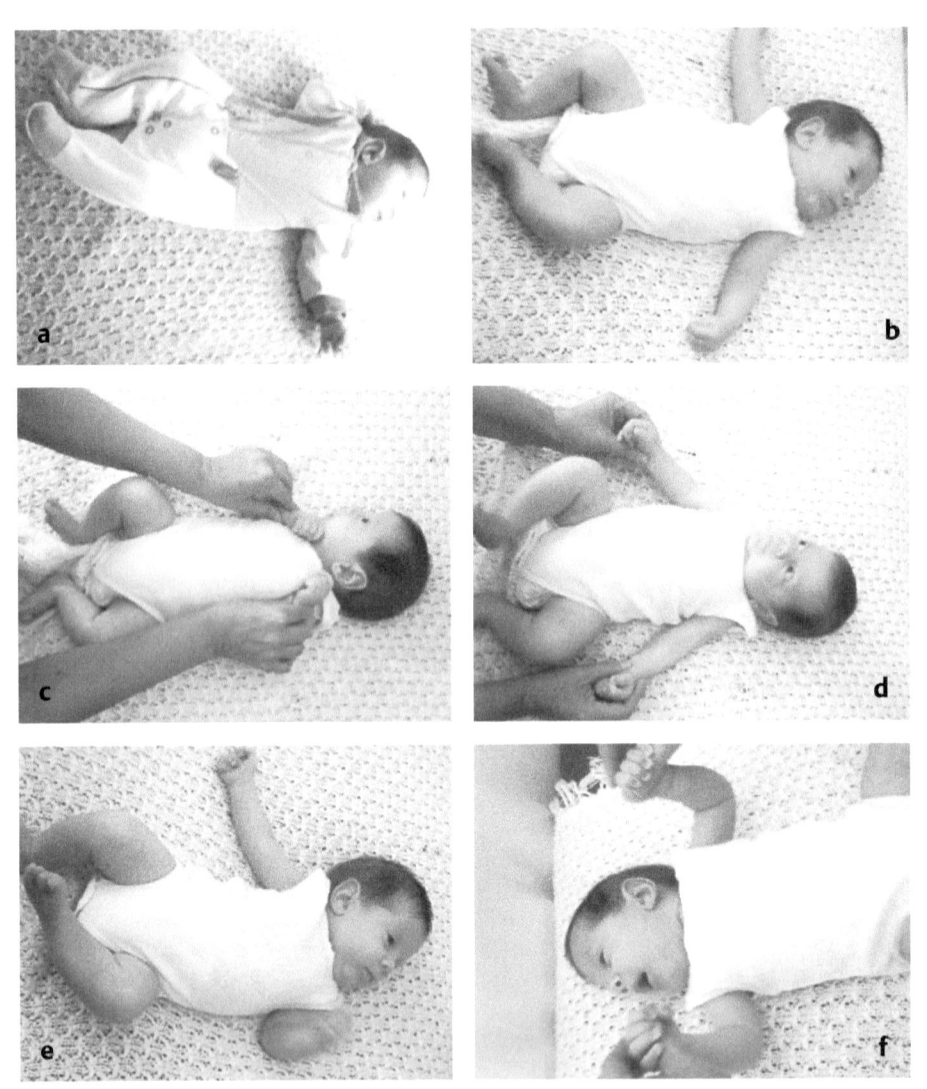

Fig. 11-1. (a) Postura. **(b)** Postura. **(c)** Retorno à flexão dos braços, primeira fase. **(d)** Retorno à flexão dos braços, segunda fase. **(e)** Retorno à flexão dos braços, terceira fase. **(f)** Reflexo de preensão palmar. *(Continua)*

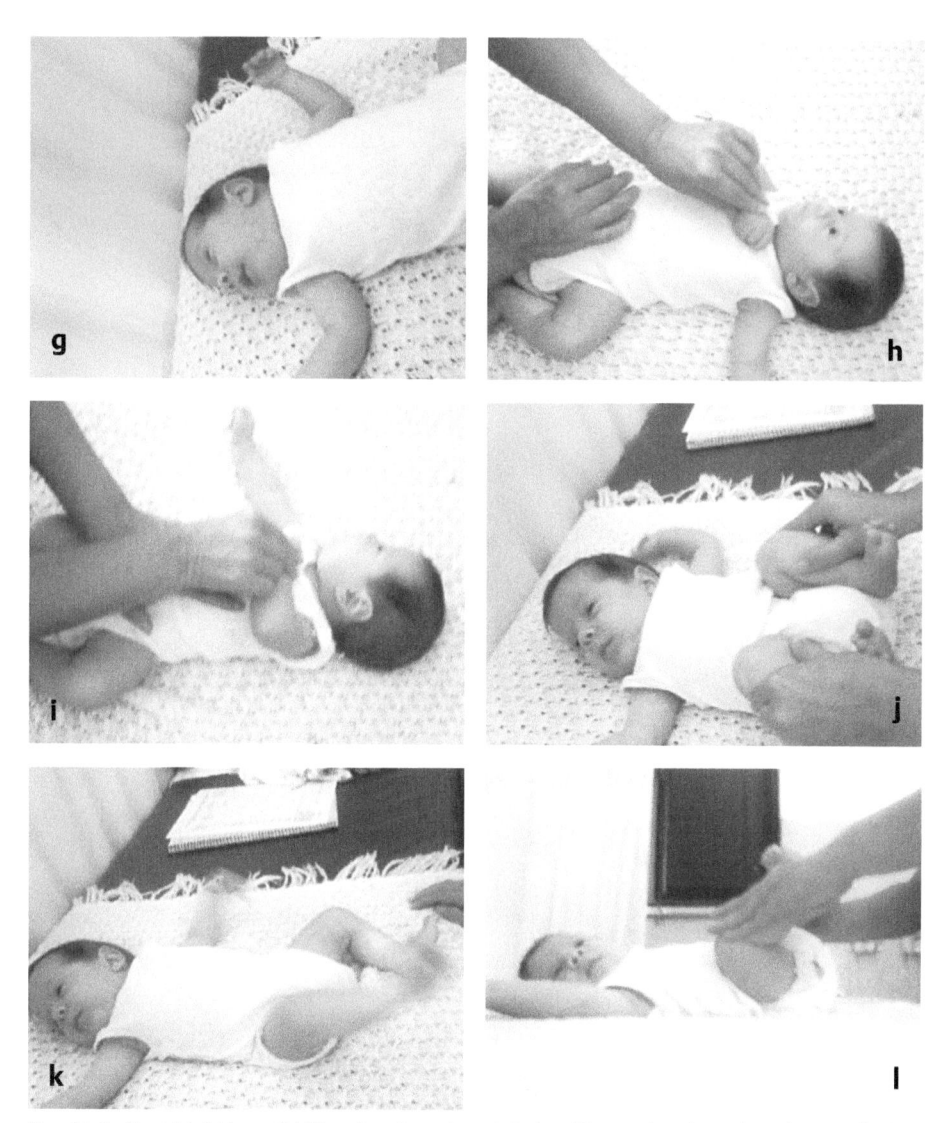

Fig. 11-1. *(Cont.)* (**g**) Moro. (**h**) Manobra do cachecol direita. (**i**) Manobra do cachecol esquerda. (**j**) Retorno à flexão das pernas, primeira fase. (**k**) Retorno à flexão das pernas, terceira fase. (**l**) Ângulo poplíteo. *(Continua)*

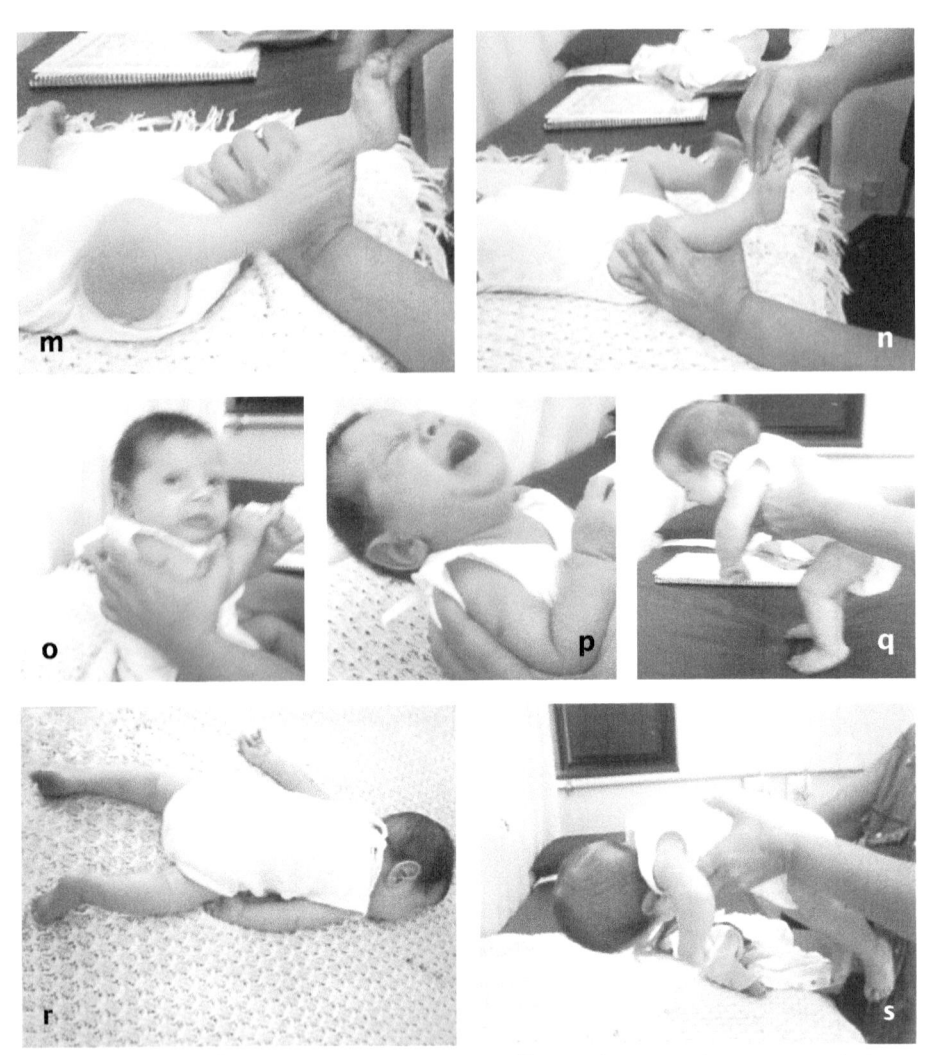

Fig. 11-1. *(Cont.)* **(m)** Ângulo tibiotársico esquerdo. **(n)** Ângulo tibiotársico direito. **(o)** Queda da cabeça com estabilização escapular. **(p)** Queda da cabeça sem estabilização escapular. **(q)** Apoio plantar. **(r)** Elevação de cabeça e Reação Labiríntica de Retificação. **(s)** Suspensão ventral.

A PRATICIDADE E A EFICÁCIA DO PROTOCOLO DE EXAME FÍSICO PARA TRIAGEM NEUROMOTORA NEONATAL: VANTAGENS E DESVANTAGENS QUANDO COMPARADO AO EXAME NEUROCOMPORTAMENTAL DE DUBOWITZ

Visto que a literatura especializada afirma que cerca de 30% a 40% dos prematuros de alto risco apresentaram disfunções neuromotoras. Realizamos mais um estudo com o objetivo de verificar as vantagens e as desvantagens da utilização do Protocolo de Triagem Neuromotora Neonatal quando comparado ao Exame Neonatal Neurocomportamental, para o diagnóstico precoce das disfunções neuromotoras nos bebês de risco. Metodologia, como Instrumentos de avaliação nesta pesquisa, foram utilizados dois protocolos de avaliação: Exame Neonatal Neurocomportamental[5] e o Protocolo de Triagem Neuromotora Neonatal.[18,27] Durante a elaboração do protocolo foram realizados testes de confiabilidade, utilizando-se como padrão-ouro o Exame Neonatal Neurocomportamental Dubowitz.[5]

A população deste estudo foi composta de 300 bebês nascidos prematuramente, que necessitaram de cuidados especiais, tendo que permanecer na UTIN de um hospital público da região serrana do Rio de Janeiro/Brasil. Foi realizada coleta de dados de forma randomizada, onde no dia do exame era feito um sorteio, de dois nomes das mães dos recém-natos para a realização dos exames. Só participaram os bebês que estavam clinicamente estáveis, permanecendo na Unidade de Terapia Intermediária ou no alojamento conjunto com o objetivo de ganho de peso ou terminando esquema medicamentoso.

Para o procedimento de avaliação primeiro foi aplicado o Protocolo de Triagem Neuromotora Neonatal,[18,27] este exame foi realizado no período da manhã sempre no período, obedecendo ao critério de uma hora antes da dieta das doze horas. O Exame Neurocomportamental[5] foi realizado no período da tarde, obedecendo ao critério de uma hora antes da dieta das dezoito horas. Os exames foram realizados, respeitando-se os estados da consciência.[41]

Tratamento estatístico para responder as questões instituídas na presente pesquisa, os dados associados aos Protocolos utilizados foram tratados por estatística descritiva. Para a análise de associação ou comparação das variáveis entre os exames foi utilizado o teste qui-quadrado de Pearson.

Resultados Obtidos

A análise de variância Chi^2, previamente definida para quantificar os dados resultantes da experimentação, revelou significância estatística entre as variáveis estudadas do grupo. Os índices das comparações indicaram significância, sendo $p < 0,05$ em todas as variáveis.

Dos trezentos recém-natos pré-termos estudados (Tabela 11-1), (100%) conseguiram finalizar a avaliação pelo Protocolo de Triagem Neuromotora Neonatal.[18,27] Durante o exame nenhum dos bebês examinados apresentou sinal de estresse, que podem ser norteados e identificados pela teoria síncrono-ativa.[42] Entretanto, somente 150 bebês que representam (50%) da amostra conseguiram concluir o protocolo de Dubowitz,[5] em noventa bebês que compõem (30%) da amostra estudada, a avaliação ficou incompleta porque os bebês começaram a apresentar sinais de estresse, e sessenta bebês (20%) apresentavam-se acima da idade preconizada para o exame de Dubowitz, que avalia até quarenta e duas semanas de idade gestacional (Fig. 11-2).

Os sessenta bebês, que não realizaram o exame neurocomportamental porque são considerados velhos para a aplicação do mesmo, nasceram no período pós-termo. Na aplicação do Protocolo de Triagem Neuromotora Neonatal[18,27] 30 RN mostraram positividade para a disfunção neuromotora em todos os itens do exame (Tabela 11-1).

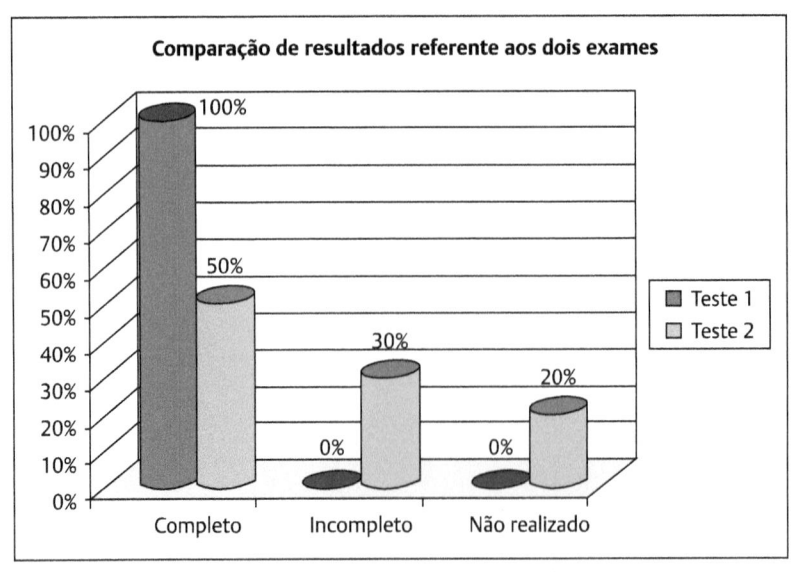

Fig. 11-2. Correlação da aplicação dos exames quanto à finalização ou não nos 30 bebês. O Teste 1 representa os resultados obtidos com a aplicação do Protocolo de Triagem Neuromotora Neonatal.[18,27] O Teste 2 demonstra os resultados da aplicação do exame neurocomportamental de Dubowitz.[5]

Tabela 11-1. Características do grupo na aplicação dos dois protocolos

Exames	Protocolo de Triagem Neuromotora Neonatal (Nº = 300) n (%)	Exame Neurocomportamental de Dubowitz (Nº = 300) n (%)
Concluíram o exame	300 (100)	150 (50)
Apresentaram sinais de estresse durante o exame	0	90 (30)
Impedimento para a realização do exame	0	60 (20)

Com relação ao tempo gasto para realização dos exames, este estudo demonstrou que o Protocolo de Triagem Neuromotora Neonatal[18,27] apresentou um tempo médio de 7 minutos por exame. Enquanto, que, para a realização do exame neurocomportamental,[5] o tempo médio de aplicação por bebê foi de 30 minutos.

Portanto, quando se compara o resultado dos dois protocolos à relação ao tempo gasto na aplicação, pode-se observar que o Protocolo de Triagem Neuromotora Neonatal[18,27] proporciona a otimização de tempo de forma indiscutível em relação ao tempo gasto na aplicação do exame neurocomportamental.[5]

Convém descrever as vantagens e desvantagens do Protocolo de Triagem Neuromotora Neonatal. Vantagens: tempo médio para a avaliação é de 7 minutos; fácil de realização devido a apresentar todos os itens de pesquisa em gravura, em uma só folha. O que favorece também uma melhor visibilidade dos resultados, permitindo a conclusão do exame quanto ao tônus postural, de forma mais rápida (Tabela 11-2).

Tabela 11-2. Apresentação das vantagens e desvantagens do grupo na aplicação dos dois protocolos

Variáveis	Protocolo de Triagem Neuromotora Neonatal	Exame Neurocomportamental de Dubowitz
Média de tempo gasto na realização dos exames	7 minutos	30 minutos
Apresentação dos protocolos	Folha única com 18 itens	4 folhas com 34 itens
Apresentação gráfica	Figuras de fácil visualização	Figuras pequenas com texto de letras de difícil visualização
Itens importantes para a conclusão da presença de hipertonia	Todos	Falta a manobra do Sinal do Cachecol
Vantagens	Rápido, fácil de ser aplicado Aplicável em 100% da amostra Conclusão diagnóstica de fácil realização obtida pela soma dos escores. Em função de ser rápido não leva ao estresse, pode ser realizado em tempo único	Trata-se de um exame complexo, avalia os aspectos motores e comportamentais do neonato
Desvantagens	Não foram identificadas em nenhum dos aspectos abordados quanto ao exame e conclusão diagnóstica	Por se tratar de um exame complexo demanda de um tempo maior para sua aplicação e, portanto, na conclusão Precisa-se de ambiente e tempo adequado para aplicação e no SUS temos uma demanda grande para assistência

O protocolo de Triagem Neuromotora Neonatal apresenta poucos itens para avaliação, entretanto altamente objetivo porque avalia diretamente as regiões corporais de manifestação precoce da alteração do tônus, como:

a) Amplitude articular dos punhos, dos cotovelos, dos ombros, tornozelos, joelhos e quadris. Porque, quando se apresentam fora da referência normal, indicam possível alteração do tônus postural.

b) Reações de ajuste automático da cabeça e pescoço (reação labiríntica de retificação) e reflexos primitivos.

O protocolo apresenta o exame do sinal do cachecol, que é de grande importância para o diagnóstico precoce, porque possibilita a identificação da presença ou não da espasticidade na região da cintura escapular, esta é considerada positiva quando a manobra se apresenta incompleta ou com hiperextensibilidade. Dra. Kong e Mrs. Quiton[43] precursoras do tratamento precoce, em seus estudos, concluíram que a espasticidade se instala no sentido cefalocaudal.

Através da pesquisa do retorno a flexão pode-se identificar se há ou não o sinal do canivete (sinal positivo da lesão de primeiro neurônio). Através da movimentação passiva identifica-se se há ou não sinal da roda denteada (sinal positivo da lesão de primeiro neurônio). O protocolo pode ser aplicado por um período longo, que abrange do nascimento até os três meses de idade corrigida. Este estudo não identificou nenhuma desvantagem na sua aplicação. Entretanto recomendamos para complementação da avaliação global do neonato a avaliação neurocomportamental visual e auditivo, proposto por Dubowitz. Assim como a triagem para TEA (transtorno do espectro autista).

Vantagens e desvantagens do Exame Neurocomportamental de Dubowitz. [5] Vantagens: este protocolo possibilita uma avaliação complexa do estado neurocomportamental do RNPT, assim como o sistema visual e auditivo e maturacional do SNC. Desvantagens: trata-se de um teste que requer um tempo maior para que sua testagem seja fidedigna às competências do RNPT, e como nossa realidade no auxílio, da Saúde Pública, é de uma grande demanda, com sobrecarga dos profissionais da área, torna-se inviável. Como o objetivo do protocolo também é de identificar as disfunções neuromotoras. Torna-se necessário e de fundamental importância incluir na avaliação o item do sinal do cachecol, para detectar sinais de hipertonia na região da cintura escapular.

Estas condições reforçam a ideia de que a utilização do Protocolo de Triagem Neuromotora Neonatal[18,27] quando aplicado, se este detectar qualquer alteração de tônus postural, permite que o terapeuta examinador possa intervir imediatamente, uma vez que o exame seja realizado num tempo relativamente curto.

Em função da praticidade e confiabilidade apresentada nos estudos realizados, o protocolo está implantado em vários hospitais e clínicas públicos e privados no território brasileiro, assim como vem sendo utilizado na realização de algumas pesquisas científicas voltadas para estudos de recém-natos prematuros. A utilização do Protocolo de Triagem Neuromotora Neonatal possibilitará a assistência a um número maior de bebês, assim como, também, a entrada da intervenção fisioterapêutica em tempo hábil para impedir a fixação dos padrões motores patológicos.

O presente estudo permite concluir que o Protocolo de Triagem Neuromotora Neonatal[18,27] apresenta mais pontos positivos (vantagens) do que pontos negativos (desvantagens), quando comparado ao exame neurocomportamental de Dubowitz.[5]

Pode-se concluir, também, que a presença da positividade para a disfunção neuromotora em todos os itens do exame dos sinais neurológicos, realizado nos sessenta bebês nascidos pós-termo, sugere que o protocolo é válido também para identificação das disfunções neuromotoras após 42 semanas de idade gestacional. Para esta afirmação, tomou-se como referência a escala motora infantil de Alberta.[44]

O uso do Protocolo de Triagem Neuromotora Neonatal,[18,27] na prática clínica do SUS, possibilita o exame de todos os recém-natos da unidade, com a conclusão diagnóstica imediata, podendo então o fisioterapeuta iniciar a intervenção motora nos bebês triados pelo exame, minimizando, assim, os efeitos da lesão cerebral.

REFERÊNCIAS BIBLIOGRÁFICAS

1. Bobath B. Abnormal Postural Reflex Activity Caused by Brain Lesions. 3. ed. London: Heinemann Physiotherapy; 1985, p. 18-55.
2. Bly L. Motor Skills Acquisition in the first year. Arizona: Therapy Skill Builders; 1994.
3. Burns YR, MacDonald J. Fisioterapia e Crescimento na Infância. São Paulo: Santos; 1999.
4. Coriat LF. Maturação Psicomotora no Primeiro Ano de Vida da Criança. São Paulo: Centauro; 2007.
5. Dubowitz LMS, Dubowitz V, Mercuri E. The neurological assessment of the preterm and full term newborn infant. 2nd ed. London: Mac Keith Press; 1999.
6. Ferreto I, Souza AMC. Paralisia Cerebral: aspectos práticos. São Paulo: MEMNON; 1998.
7. Newcombe N. Desenvolvimento infantil: abordagem de Mussen. 8. ed. Porto Alegre: Artmed; 1999.

8. Shepherd RB. Desenvolvimento da motricidade e da habilidade motora. In: Fisioterapia em Pediatria. 3. ed. São Paulo: Santos; 1996, p. 9-42.

9. Flehming I. Desenvolvimento normal e seus desvios no lactente – diagnóstico e tratamento precoce do nascimento até o 18º mês. Rio de Janeiro: Atheneu; 1987.

10. Wajnszteijn R. Prevenção na UTI neonatal. XV Congresso de Neurologia e Psiquiatria Infantil – Diagnósticos, novas terapêuticas e novos paradigmas. Rio de Janeiro: ABENEPI; 1999.

11. Gonçalves Céu MP, Silva VF. A influência da intervenção sensório-motora essencial no desenvolvimento motor em bebês prematuros portadores de disfunções neuromotoras. XXIV Simpósio Internacional de Ciência do Esporte: Vida ativa para o novo milênio. Revista Brasileira de Ciência e Movimento São Paulo. 2001;(171).

12. Girolami G, Campbell S. Efficacy of a neuro-developmental treatment program to improve motor control in infants born prematurely. Pedriatric Physical Therapy. 1994;6:175-84.

13. Ministério da Saúde. Brasil esta entre os dez países com o maior numero de partos prematuros, aponta OMS. 2012. Disponível em: http://www.brasil.gov.br

14. Gherpelli JLD. Propedêutica neurológica do recém-nascido e sua evolução. Rev Med (São Paulo). 2003;82(1-4):22-33.

15. Prechtl HFR, Beintema D. The neurological examination of the full term new-born infant. Clinics in Development Medicine Spastics. Soc Med Educ England. 1964;(1)12.

16. Braselton TB, Cramer BG. Os cinco sentidos do recém-nascido/ Estado de consciência, primeiras relações. Martins Fontes; 1992.

17. Amiel-Tison C. Neurological evaluation of the maturity of newborn infants. Arch Dis Child. 1986;43:89-93.

18. Gonçalves Céu MP. Importância do diagnóstico precoce: Sinais precoces de lesão cerebral em RN. Rev Soc Med (Petrópolis). 1999;(4)8:4-7.

19. Campbell SK, Girolami GL, Kolobe THA, Osten ET, Lenke MC. Test of infant motor performance. 3. ed. Chicago: [s/ed]; 2001.

20. Achenback TM, Howell CT, Aoki, MF, Rauh VA. Nine-year outcome of the Vermont intervention program for low birth weight infants. American Academy of Pediatrics. 1993 Jan;91(1).

21. White JL, Labraba RC. The Effects of Tactile and Kinesthetic Stimulation on Neonatal Development in the Premature Infant. Developmental Psychobiology. 1976;9(6):569-577.

22. Gusman S, Meyerhof PG. Intervenção precoce em prematuros e neonatos de alto risco. Neonatologia Clínica e Cirúrgica. Rio de Janeiro: Atheneu; 1986.

23. Meyerhof PG. O neonato de risco: Proposta de intervenção no ambiente e no desenvolvimento. Monografias Médicas - Série "Pediatria" vol. XXXII. 2. ed. São Paulo: Sarvier; 1998.

24. Mello RR, Meio MD, Morsch DS, Silva KS, Dutra MV, Monteiro AV, et al. Ultrassonografia cerebral neonatal normal no prematuro - é possível tranquilizar os pais? J Pediatr (Rio J). 1999;75:45-9.

25. Gonçalves Céu MP, Silva VF. Prática Sensório-Motriz Construtiva: Efeitos no desenvolvimento de prematuros com disfunções neuromotoras. Revista Fisioterapia Brasil (Rio de Janeiro). 2002;3(5):319-26.

26. Gonçalves Céu PM. A importância da intervenção sensório-motora essencial aplicada desde a UTI neonatal, na recuperação motriz de bebês prematuros, portadores de disfunções neuromotoras decorrentes da síndrome hipóxico-isquêmica. Dissertação de Mestrado em Ciência da Motricidade Humana. Universidade Castelo Branco-RJ, 2002.

27. Gonçalves Céu MP, Silva VF, Porto MACSC. Effects of Essential Sensory-Motor Intervention Program (ISME) in the Motor Rehabilitation of premature Newborns with Neuromotor Dysfunctions. FIEP BULLETIN. Special Edition-Article-I. 2008;78:444-8.

28. Annunciato NF. O processo plástico do sistema nervoso. Apostila. Rio de Janeiro: Curso de plasticidade do Sistema Nervoso, 1995.

29. Bussad VSR. Plasticidade e estereotipia no desenvolvimento de padrões instintivos. Psicologia USP (São Paulo). 1995;1(6):195-230.

30. Banich MT. Neuropsychology: The neural bases of mental function. New York: Houghton Mifflin Company; 1997.

31. Kandel ER, Schwarpz JH. Principles of neural science. 2. ed. New York: Elsevier/North Holland; 1985.
32. Kandel ER, Schwarpz JH, Jessell TM. Fundamentos da neurociência e do comportamento. Rio de Janeiro: Prentice-Hall do Brasil; 1997
33. Lundy-Ekman L. Fundamentos da neurociência para a reabilitação. Rio de Janeiro: Guanabara Koogan; 2000.
34. Leite LP, Terra-Bustamante VC. Plasticidade cerebral e epileptogênese: evidências a partir de estudos neuropatológicos humanos e experimentais, 2000. Disponível em: http://www. biotecnologia.com.br/9j.htm.
35. Schimidt RA. Motor Control and Learning: a behavioral emphasis. Champaign, Illinois: Human Kinetics Publishers; 1982.
36. World Health Organization. 15 Million babies born too soon, 2012. Disponível em: https:// www.who.int/news/item/02-05-2012-15-million-babies-born-too-soon
37. World Health Organization. Preterm birth. 2008. Disponível em: https://www.who.int/ news-room/fact-sheets/detail/preterm-birth
38. Hortwitz SJ, Amiel-Tison C. Problemas Neurológicos. In: Alto Risco em Neonatologia. 2. ed. Rio de Janeiro: Interamericana; 1982.
39. Dubowitz L. Clinical Assessment of gestational age in the newborn infant. J Pediatrics. 1970;77:1.
40. Gonçalves Céu MP, Silva VF. Practicality and effectiveness of the physical examination protocol for neonatal neuromotor scanning. FIEP BULLETIN. Special Edition-Article-II. 2010;80:431-5.
41. Klaus M, Klaus PH. O surpreendente recém-nascido. Porto Alegre: Artmed; 1989.
42. Als H. A synactive model of neonatal behavioral organization: framework the assessment of neurobehavioral development in the premature infant and for support of infants and parents in the neonatal intensive care environment, Phys Occup Ther Pediatr. 1986;6:3-4.
43. Kong E. Diagnóstico e tratamento precoce dos distúrbios do movimento causados por lesões centrais. Original o: Kinderarztliche Práxis. 1999;4:222-34.
44. Piper MC, Pinnell LE, Darrah J, Byrne PJ, Watt MJ. Early developmental screening: Sensitivity and specificity of chronological and adjusted scores. J Dev Behav Pediatr. 1992;13(2):95-101.

ANEXO

Anexo 11-1.

Protocolo de Triagem Neuromotora Neonatal[®]
Gonçalves, Céu (1998/2008). Versão 6.0

Nome:			DN: / /	
Idade gest:	40 sem: / /	Idade corrigida:	Exame: / /	
Peso de nasc:	Apgar: / /	DBP ( ) DMH ( ) Hipoglicemia ( )	Tempo de O_2:	

BTmax: *Fototerapia:

Sinais neurológicos	RESULTADO					OBS
	0	1	2	3	4	
Postura						
Retorno à flexão dos braços	180°	90–100°	180°	90°	< 90°	
Sinal de cachecol	Mão ultrapassa ombro oposto	Mão toca ombro oposto	Mão chega mamilo oposto	Mão chega linha média	Mão chega mamilo ipsilateral	
Retorno à flexão das pernas	180°	90–100°	180°	90°–110°	< 90°	
Ângulo poplíteo	180°	130°	110°	90°	< 90°	
Calcanhar-orelha	180°	150°	130°	110°	90°	
Dorsiflexão do Pé	0°	20°	45°	75°	90°	
Queda da cabeça						
Suspensão ventral						
Elevação de cabeça						

Reações de Desenvolvimento	AUSENTE	PRESENTE	FRACO	ANORMAL	OBS.:
Reflexo de preensão palmar					
Inclusão dos polegares					
Reação de Moro					
Apoio plantar					
Marcha automática					
Reação labiríntica retificação					
Sinal da roda denteada					
Recuo dos braços					

Pontuação: ( )   < 15 = Hipotonia   15-29 = Normotonia*   > ou = 30 = Hipertonia

Impressão diagnóstica:

—————————————
  Examinador

ÍNDICE REMISSIVO